Kohlhammer

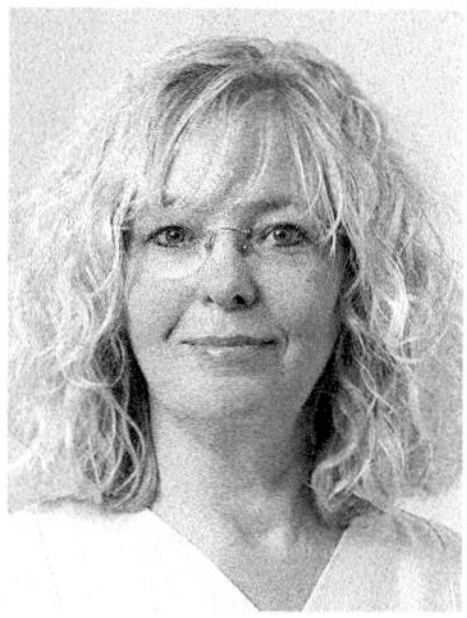

Elke Hauser (ehem. Urban), Krankenschwester mit Palliativ-Fachausbildung, RN (Louisiana/USA), arbeitet seit 2006 als Palliativ-Pflegefachkraft in einem stationären Hospiz in Nordrhein-Westfalen.

Elke Hauser

Transkulturelle Pflege am Lebensende

Umgang mit Sterbenden und Verstorbenen unterschiedlicher Religionen und Kulturen

4., aktualisierte Auflage

Verlag W. Kohlhammer

4., aktualisierte Auflage 2026

Gesamtherstellung: W. Kohlhammer GmbH, Heßbrühlstr. 69, 70565 Stuttgart
produktsicherheit@kohlhammer.de

Print:
ISBN 978-3-17-046828-3

E-Book-Formate:
pdf: ISBN 978-3-17-046829-0
epub: ISBN 978-3-17-046830-6

Inhalt

Einleitung

Dieses Buch soll denjenigen eine Hilfestellung sein, die mit der Betreuung Sterbender und dem Umgang mit Verstorbenen verschiedener Religionen und Kulturen betraut sind, wie zum Beispiel Pflegekräfte, ehrenamtliche Betreuer, Seelsorger, Hospizgruppen, Sozialarbeiter, Ärzte und Bestatter. Ziel dieses Buchs ist es, verschiedene Glaubensrichtungen und Kulturen vorzustellen und den Umgang mit Sterbenden und Verstorbenen des jeweiligen Glaubens zu beschreiben. Damit soll ein Beitrag zur Verständigung und zur Erlangung von mehr Sicherheit in der transkulturellen Pflege geleistet werden.

Ein gemeinsamer Aspekt aller Religionen ist, dass der Tod nicht als das Ende der Existenz, sondern als Übergang in eine andere Daseinsform betrachtet wird. Im Allgemeinen schöpfen Menschen daher gerade am Lebensende Kraft aus ihrem Glauben. Dies hilft vielen, ihre Sterblichkeit zu akzeptieren sowie mit einer eventuellen Angst vor ihrem Tod umzugehen. Daher ist es besonders in der Sterbe- und Trauerbegleitung wichtig, die religiösen Bedürfnisse der Betroffenen ernst zu nehmen. Es kommt dabei durchaus vor, dass Betreuende für bestimmte Denkweisen, Rituale oder Handlungen kein Verständnis aufbringen können. Es ist jedoch nicht vorrangig, diese Dinge selbst nachvollziehen zu können, sondern sie zu respektieren und die Betreffenden zu unterstützen. Die sinnvolle Betreuung eines Sterbenden beinhaltet vor allem, dafür Sorge zu tragen, dass dieser auf seine persönliche Weise in Würde sterben kann. Betreuende können dazu entscheidend beitragen, indem sie ihm den Raum und die Möglichkeiten dazu bieten. Dies kann die Lebensqualität in der letzten Lebensphase positiv beeinflussen. Natürlich sind hierbei auch immer die eigenen Möglichkeiten bzw. die der Einrichtung, in der sich ein Sterbender eventuell befindet, zu berücksichtigen.

Für Sterbende und deren Angehörige kann es also ein bedeutender Beistand sein, wenn die sie betreuenden Personen ihre religiösen Bedürfnisse erkennen und darauf angemessen eingehen. Das ist heutzutage jedoch nicht immer einfach, da in unserer Gesellschaft zunehmend Menschen verschiedenster Glaubensrichtungen leben. Viele Menschen sehen sich daher mit Problemen konfrontiert, wenn sie Sterbende betreuen, mit deren Religion, Kultur, Traditionen und Gebräuchen sie nicht vertraut sind. Nicht nur Kranke und Sterbende, sondern auch deren Angehörige brauchen Unterstützung in einer für sie wahrscheinlich sehr schwierigen Situation. Wie mögen sich Menschen fühlen, die gerade einen Trauerfall in ihrer Familie erleben und mit ihren andersartigen Sitten und Gebräuchen hilflos, wenn nicht gar verständnislos behandelt werden?

Kenntnisse über den Umgang mit Menschen verschiedener Glaubensrichtungen und Kulturen zu besitzen, ist daher wichtig und notwendig. Rituale geben sowohl den Betroffenen als auch den Betreuenden Sicherheit. Wichtig ist vor allem, dass die betreuenden Personen möglichst einfühlsam mit Sterbenden fremder Religionen und Kulturen sowie deren Angehörigen umgehen. Kleine Gesten, wie zum Beispiel für einen Menschen jüdischen Glaubens am Sabbat eine Kerze anzuzünden oder einem Menschen muslimischen Glaubens bei der Ermittlung der Gebetsrichtung behilflich zu sein, können dieses Einfühlungsvermögen zum Ausdruck bringen.

Die Vermittlung von transkultureller Kompetenz in Aus- und Weiterbildung ist in der heutigen Zeit von großer Bedeutung. Es ist dabei hilfreich, verschiedene Religionen nicht nur in der Theorie kennen zu lernen, sondern auch praktisch zu erleben. Dies kann durch Besuche von Synagogen, Moscheen, Hindutempeln und Kirchen ebenso geschehen wie durch Gespräche mit Angehörigen verschiedener Religionen und Kulturen, die einen Einblick in ihren Glauben sowie ihre Denk- und Lebensweise geben. Partnerschaften mit Pflegeschulen in Ländern mit anderen Religionen und Kulturen sind darüber hinaus eine gute Möglichkeit für gegenseitigen persönlichen Erfahrungsaustausch.

Im theoretischen Teil der Aus- und Weiterbildung können zur Erlangung transkultureller Kompetenzen verschieden Formen der Kommunikation (z. B. Körpersprache, Mimik, Gesten, nonverbale Kommunikation) behandelt werden. Rollenspiele – besonders solche, die ausschließlich in nonverbaler Kommunikation stattfinden – können das Einfühlungsvermögen trainieren. Eine Aufgabe könnte sein, dass derjenige, der einen Menschen mit einer fremden Kultur darstellt, einer von einem anderen Teilnehmer gespielten betreuenden Person gegenüber nonverbal verständlich machen soll, dass beispielsweise die Einhaltung einer bestimmten Ernährungsform, der Besuch eines Religionsvertreters oder gleichgeschlechtliche Pflege gewünscht wird. Die betreuende Person erfährt dabei im Vorfeld nicht, was ihr vermittelt werden soll, und ist somit darauf angewiesen, es zu erkennen und dabei ebenso nonverbal zu reagieren. Im Anschluss an das Rollenspiel können die Teilnehmer ihre Gefühle reflektieren und gemeinsam nach Lösungsmöglichkeiten bei Kommunikationsbarrieren suchen.

In diesem Buch wird nicht nur auf die Betreuung von Sterbenden, sondern auch auf verschiedene Bestattungsformen und -rituale eingegangen. Es ist ein besserer Einblick in die jeweiligen Kulturen möglich, wenn vermittelt wird, wie dort mit Verstorbenen und dem Thema Tod im Allgemeinen umgegangen wird. Eine Vorstellung davon, wie Menschen verschiedener Religionen und Kulturen trauern, kann dabei helfen, sich besser in ihre Situation einzufühlen. Dies kann für die Betreuung am Lebensende und den Umgang mit Angehörigen sehr hilfreich sein. Zudem ist es, unabhängig von Religion oder Kultur, den meisten Menschen wichtig zu wissen, was nach dem Tod mit ihrem Körper geschieht. Es gibt Trauerrituale, die Sterbenden die ihnen oft sehr wichtige Sicherheit vermitteln, nach ihrem Tod nicht alleingelassen zu werden. Dies sind zwei der Gründe dafür, dass überhaupt spezielle Begräbnisrituale existieren.

Bei allen in diesem Buch enthaltenen Informationen ist jedoch zu beachten, dass es große individuelle Unterschiede in den religiösen Überzeugungen und Praktiken gibt. Nicht jeder Mensch, der offiziell einer bestimmten Glaubensrichtung angehört, ist auch tatsächlich gläubig. Manche Menschen sind allein durch ihre Abstammung Angehörige eines Glaubens, denn oft wird eine Gesellschaft über ihre Religionszugehörigkeit definiert. Nicht alle gläubigen Menschen halten sich streng an die Vorschriften ihrer Religion – manche richten sich nur nach den Verhaltensregeln, die ihnen persönlich wichtig sind. Es ist daher ausgesprochen wichtig, dass Betreuende schon ganz zu Anfang mit den ihnen anvertrauten Betroffenen besprechen, wie sie in angemessener Weise auf deren individuelle spirituelle und kulturelle Bedürfnisse eingehen können.

Sterbende lehren uns – unabhängig davon, welchem Glauben sie folgen – dadurch, wie sie ihre Situation ertragen und erleben und wie sie ihren ganz persönlichen Tod sterben, viel über unser eigenes Leben. Pflegepersonal und Begleiter sollten sich immer darüber im Klaren sein, dass Sterbende ihnen einen Schritt voraus sind. Was sie erleiden und erfahren, steht ihnen noch bevor; Sterbende sind in diesem Sinne die Experten. Wie Hilde Domin es ausdrückte: Sie geben kostbarsten Unterricht an den Krankenbetten (Domin 2006, S. 79). Kranke und Sterbende als Lehrer wahrzunehmen, verändert die Perspektive auf sie; sie sind nicht mehr nur passiv Empfangende, sondern auch aktiv Gebende. So können alle, die Sterbende begleiten, von deren spirituellen Haltungen oder nicht-spirituellen Ansichten lernen und dadurch für das eigene Leben – und vielleicht sogar für das eigene spätere Sterben – profitieren.

Die Informationen im vorliegenden Buch wurden von Vertretern der jeweiligen Glaubensrichtungen auf inhaltliche Richtigkeit überprüft. Gleichwohl erhebt dieses Buch keinen Anspruch auf Vollständigkeit, sondern behandelt nur eine Auswahl verschiedener Religionen und Kulturen. Weitere Auskünfte und Informationen können über die im Anhang aufgeführten Fachstellen eingeholt werden.

Aufgrund der leichteren Lesbarkeit wird auf die weiblichen Formen der Personenbezeichnungen verzichtet. Es sind selbstverständlich trotzdem Menschen jeden Geschlechts gemeint.

Elke Hauser, im Januar 2026

1 Die Betreuung Sterbender verschiedener Religionen und Kulturen

1.1 Bahá'í

1.1.1 Grundwissen

Die Bahá'í-Religion ist eine nach-islamische Offenbarungsreligion. Sie entstand Mitte des 19. Jahrhunderts und ist damit die jüngste aller Weltreligionen. Derzeit zählt sie weltweit über 7 Millionen, vor allem in Indien, im Iran, Afrika, Süd- und Nordamerika (Bahai Chemnitz 2025). Das Ursprungsland der Bahá'í ist der Iran, wo sie heute die größte religiöse Minderheit bilden. Die mit etwa 4 Millionen Mitgliedern weltweit größte Bahá'í-Gemeinde befindet sich in Indien Im Iran leben derzeit ca. 300.000 Bahai, in Deutschland etwa 6.000 (Bahai Chemnitz 2025). Viele der in Deutschland lebenden Bahá'í stammen aus dem Iran, die meisten sind jedoch Deutsche. In Langenhain (Hofheim am Taunus) steht seit 1964 das erste und bisher einzige Haus der Andacht der Bahá'í in Europa.

Geschichte

Die Bahá'í-Religion nahm ihren Anfang im Jahr 1844, als der junge persische Kaufmann Siyyid Ali Muhammad (1819–1850) in Shíráz erklärte, er sei dazu berufen, der Menschheit eine Botschaft Gottes zu überbringen, die deren Spiritualität verändern würde. Er erhielt den Titel »Báb« (»das Tor«) und hielt seine Offenbarungen in mehreren Schriften, unter anderem dem Bayán, fest. Darin kündigte er das Erscheinen eines zweiten Botschafters Gottes sowie ein Zeitalter des Friedens und der Gerechtigkeit an. Zudem erklärte er das islamische Gesetz, die Scharia, für ungültig und räumte Frauen und einfachen Menschen mehr Rechte und religiösen Führern weniger Macht ein. Sein Ziel war die Erneuerung der Religion und der Gesellschaft. Die Menschheit sollte die politischen, rassischen und religiösen Grenzen überwinden und einem gemeinsamen Glauben angehören. All dies machte ihn in den Augen der islamischen Führer zu einem gefährlichen Rebellen. Nach mehreren Jahren unter strengen Haftbedingungen wurde der Báb am 9. Juli 1850 wegen Hochverrats in Persien hingerichtet. Sein Grab befindet sich heute an den Hängen des Berges Karmel in Haifa (Israel). Innerhalb weniger Jahre hatte der Báb zuvor viele Anhänger gewonnen. Einer davon war Mírzá Husayn-›Ali (1817–1892), der ursprünglich ein schiitischer Moslem war und zum persischen Adel gehörte. Nach der Hinrichtung des Báb wurde er in Teheran inhaftiert. In der Haftzeit hatte er 1852 die Vision, der vom Báb angekündigte nächste Bote Gottes zu sein und nahm den Namen Bahá'u'lláh (»Herrlichkeit Gottes«)

an. Unter der Auflage, Persien innerhalb eines Monats zu verlassen, kam er im Jahr 1853 frei und ging zusammen mit anderen Glaubensanhängern ins Exil nach Bagdad.

Im Jahr 1863 offenbarte er seine Vision den Anhängern des Babaismus. Dies war der Beginn der Bahá'í-Religion. Bahá'u'lláh wurde später nach Edirne (Türkei) verbannt, von wo aus er den damaligen Königen und Herrschern seine Offenbarungen mitteilte und sie zu friedlicher Koexistenz und gerechtem Umgang mit ihren Untertanen aufforderte. Zu den von ihm angeschriebenen wichtigen Persönlichkeiten gehörten unter anderem Kaiser Franz-Josef, Napoleon III., Kaiser Wilhelm I. und Papst Pius IX. 1868 wurde Bahá'u'lláh nach Akka (Israel) verbannt. Dort verfasste er die wichtigsten Schriften der Bahá'í-Religion, zu denen das Heiligste Buch (Kitáb-i-Aqdas) gehört. Gläubige aus Persien, dem Irak und der Türkei pilgerten in dieser Zeit zu ihm. Bahá'u'lláh starb 1892 und wurde nahe Bahjí, am Rande von Akka, beigesetzt. Seine Nachfolge trat sein Sohn ›Abdu'l-Bahá an. Zu diesem Zeitpunkt hatte die Bahá'í-Religion Anhänger in zwölf Ländern. Durch das Erscheinen Bahá'u'lláhs erfüllten sich nach dem Glauben der Bahá'í die Verheißungen der hebräischen Bibel, des Evangeliums und des Korans. Im Laufe ihrer über 170-jährigen Geschichte entwickelte sich die Bahá'í-Religion zu einer weltweiten religiösen Gemeinschaft. In ihrem Ursprungsland, dem Iran, werden die Bahá'í-Anhänger auch heute noch verfolgt. Die Grabmäler des Báb und Bahá'u'lláhs in Haifa und ›Akka sind Wallfahrtsorte gläubiger Bahá'í.

Heilige Schriften der Bahá'í

Der vom Báb geschriebene Bayan beschreibt die spirituelle Einheit aller Menschen, unabhängig von deren Religion. Er enthält ein für alle Religionen gültiges Gesetz, das an die Stelle der religiösen Regeln aller Weltreligionen treten sollte. Die Heiligen Schriften der Bahá'í wurden von Bahá'u'lláh verfasst und enthalten unter anderem die Glaubensgrundlagen und ethischen Regeln für das Leben der Gläubigen. Zu den heiligen Schriften gehören: das Heiligste Buch (Kitáb-i-Aqdas), das Buch der Gewissheit, Die Verborgenen Worte und Die Sieben Täler.

Neben den Schriften Bahá'u'lláhs und des Báb erkennen Bahá'í auch die heiligen Schriften anderer Religionen, wie die Bibel, den Koran und die Bhagavad Gita, als Gottes Wort an. Der Bahá'í-Glaube hat islamische Wurzeln, ähnlich wie das Christentum und das Judentum den gleichen Ursprung haben. So hat der Koran einen ähnlichen Stellenwert wie das Alte Testament in der christlichen Bibel. Er ist für das tägliche Leben der Bahá'í nicht bindend, weil das neuere Gottesgesetz Bahá›u'lláhs sehr von den Regeln des Islams abweicht.

Glaubensgrundsätze

Nach den Glaubensgrundsätzen der Bahá'í-Religion beruhen alle großen Weltreligionen auf einem einzigen Gott. Moses, Jesus, Bahá›u'lláh, Buddha, Krishna und Mohammed waren die Propheten dieses einen Gottes. Die Aufgabe des Propheten Bahá›u'lláh war es, die religiösen Unterschiede durch einen allen gemeinsamen Glauben zu überwinden. Die wichtigsten Werte der Bahá'í-Religion sind die Einheit der Menschheit, universeller Friede, Nächstenliebe, Dankbarkeit, Geduld, Demut und Vertrauenswürdigkeit, Toleranz, die Gleichheit von Mann und Frau und die Bekämpfung von Vorurteilen jeglicher Art. Gott hat alle Menschen, unabhängig von deren Geschlecht, ethnischer Zugehörigkeit und Religion, gleich geschaffen. Die Umsetzung dieser religiösen Ethik in das Alltagsleben ist für Bahá'í ein sehr wichtiger Bestandteil ihrer Religionslehre. Das Leben ist nach dem Glauben der Bahá'í sowohl im Diesseits wie auch im Jenseits ein ständiger, spiritueller Weg zu Gott, auf dem Krankheit und Tod unvermeidliche Begleiter sind. Die menschliche Seele ist unsterblich.

Aufnahme in die Glaubensgemeinschaft

Die Aufnahme in die Glaubensgemeinschaft der Bahá'í ist ab Vollendung des 15. Lebensjahres möglich. Sowohl der Eintritt als auch der Austritt aus der Glaubensgemeinschaft erfolgen durch eine schriftliche Erklärung und ohne besondere Zeremonien. In der Bahá'í-Religion existieren keine geistigen Führer wie z. B. Priester. Die Glaubensgemeinschaft wird von Geistigen Räten geleitet, die von den Gläubigen der Gemeinden als Körperschaften gewählt werden. In Deutschland gibt es derzeit etwa 100 dieser Geistigen Räte. Bahá'í dürfen in Behörden und Verwaltungen arbeiten, jedoch keiner politischen Partei angehören. Sie unterliegen der Verpflichtung, die Gesetze des Staates, in dem sie leben, zu befolgen und sich gewaltlos für dessen Einhaltung der Menschenrechte einzusetzen. Gläubigen Bahá'í ist es nicht erlaubt, Bahá'u'lláh bildlich darzustellen. Seine persischen bzw. arabischen Schriften dürfen sie jedoch in die jeweilige Landessprache übersetzt lesen.

Feiertage der Bahá'í

- *26. Februar–1. März:* Ayyám-i-Há (Tage des Miteinanders, Vorbereitung der Fastenzeit)
- *2.–20. März:* Fastenmonat ›Alá (ab dem Alter von 15 Jahren)
- *21. März:* Neujahrsfest (Naw-Rúz) und das Ende der Fastenzeit. Falls die Tag- und Nachtgleiche erst nach Sonnenuntergang eintritt, findet das Neujahrsfest einen Tag später statt.
- *21. April–2. Mai:* Ridván-Fest (Verkündigung Bahá,u'lláhs) mit drei besonderen Feiertagen: 21. April, 29. April und 2. Mai
- *23. Mai:* Verkündigung des Báb
- *29. Mai:* Todestag Bahá,u'lláhs
- *9. Juli:* Märtyrertod des Báb
- *20. Oktober:* Geburtstag des Báb
- *12. November:* Geburt Bahá,u'lláhs
- *26. November:* 4 Qawl-Tag des Bundes (kein Ruhetag) – wird anstelle der Geburt des ‚Abdu'l-Bahâ gefeiert, die auf denselben Tag wie die Erklärung des Báb fällt)

Diese Feiertage sind – mit Ausnahme des 26. November – arbeits- und schulfreie Tage. Sie werden von den Gemeinden festlich begangen – mit Lesungen, musikalischen und künstlerischen Darbietungen und geselligem Beisammensein.

Besonderheiten

Bahá'í Kalender

Die Glaubensgemeinschaft der Bahá'í richtet sich nach dem Kalender, den der Báb eingeführt hat. Nach diesem Bahá'í-Kalender wird das Jahr in 19 Monate zu jeweils 19 Tagen eingeteilt. Dazu kommen vier zusätzliche Tage und, falls es laut Berechnungen erforderlich ist, ein Schalttag. Der letzte Monat des Bahá'í-Jahres ist ein Fastenmonat. Der Beginn des neuen Jahres fällt auf die Tag- und Nachtgleiche am 21. März. An jedem ersten Tag eines neuen Monats feiern Bahá'í das Neunzehntagefest. Dabei beten die Gemeindemitglieder gemeinsam, lesen aus den heiligen Schriften, beraten sich untereinander und erhalten neue Informationen über Gemeindeaktivitäten und Pläne vom Geistigen Rat, der auch Anregungen und Bitten der Gemeindemitglieder entgegennimmt. Zum Schluss gibt es ein Festmahl mit geselligem Beisammensein.

1.1.2 Körperpflege

Die Bahá'í-Religion betrachtet den Körper als Tempel, der die unsterbliche Seele eine Zeit lang beherbergt. Ein wertschätzender Umgang mit ihrem Körper ist den Bahá'í sehr wichtig, was sich in sorgfältiger Körperpflege und bewusster Ernährung ausdrückt.

1.1.3 Ernährung und Kleidung

Fasten

Jedes Jahr vom 2.–20. März fasten Angehörige der Bahá'í: Sie enthalten sich von Sonnenaufgang bis Sonnenuntergang sämtlicher Speisen und Getränke (▶ Kap. 1.1.1, Feiertage). Reisende, Schwangere und Kinder unter 15 Jahren sind ebenso vom Fasten befreit wie kranke und alte Menschen. In dieser für Bahá'í besonderen und wichtigen Zeit im Jahr möchten sich jedoch oft auch sehr kranke Gläubige am Fasten beteiligen. Falls aus medizinischer Sicht nichts dagegen spricht, sollte es ihnen ermöglicht werden.

Die Nahrung sollte möglichst wenig verarbeitet und natürlich sein. Alkoholhaltige Speisen und Getränke sind nicht erlaubt. Viele Bahá'í sind Vegetarier. Generell richten sich kranke Bahá'í bezüglich ihrer Ernährung nach den Empfehlungen ihrer behandelnden Ärzte.

In Bezug auf Bekleidung gibt es nichts Besonderes zu beachten.

1.1.4 Kommunikation

Die größte Gruppe der in Deutschland lebenden Bahá'í ist deutschstämmig. Viele Glaubensanhänger stammen aus vielen unterschiedlichen Ländern, vor allem aus dem Iran. Es ist gut möglich, dass bei manchen Betroffenen die Deutschkenntnisse nicht ausreichen, um eine ausreichende Kommunikation mit Deutsch sprechenden Ärzten und Pflegepersonal zu gewährleisten. In diesen Fällen ist es hilfreich, eine Person zu finden, die in der jeweiligen Landessprache übersetzen kann.

1.1.5 Bewegung, Beschäftigung und Schlaf

Es ist wahrscheinlich, dass ein Patient, der der Glaubensgemeinschaft der Bahá'í angehört, das Neujahrsfest (Naw-Rúz) am 21. März zu Hause oder in Anwesenheit von Familie und Freunden in der Pflegeeinrichtung feiern möchte. Wenn dem keine organisatorischen oder gesundheitlichen Einwände entgegenstehen, sollte ihm dies ermöglicht werden.

1.1.6 Umgang mit Arzneimitteln

Die Bahá'í-Religion schreibt keine besondere Form der Behandlung vor und kennt auch keine Einschränkungen für Behandlungsmaßnahmen. Schulmedizin, gesunde Ernährung und Gebete sollen sich ergänzen, um die Heilung zu fördern. Kranke Bahá'í sollen sich daher an die Anweisungen ihrer Ärzte halten. Im Heiligsten Buch (Kitáb-i-Aqdas) steht geschrieben, dass der Konsum von Dingen, die den Verstand beeinträchtigen, die Würde nehmen und den Körper schädigen können, nicht erlaubt ist (► Kap. 1.1.3 Ernährung und Kleidung). Dazu gehören Glücksspiel, Drogen und alkoholische Getränke. Bei medizinischer Notwendigkeit ist die Einnahme von Alkohol – zum Beispiel bei Medikamenten in Tropfenform – jedoch kein Problem. In Bezug auf Medikamente, die das Bewusstsein beeinträchtigen können, gibt es keine Einwände, wenn sie aus medizinischer Sicht angeraten sind.

1.1.7 Besondere Gebete und Gebräuche

Gebete

Es existieren nur sehr wenige vorgegebene Riten, da in der Bahá'í-Religion die innere Einstellung zum Glauben wichtiger ist als die Einhaltung äußerer Formen. Die Bahá'í-Religion lehnt die Etablierung von Traditionen und kultischen Handlungen ab. Die wichtigsten Gebote sind das jährliche Fasten, das tägliche Lesen in den heiligen Schriften und das individuell ausgeführte Pflichtgebet. Bahá'í verrichten dieses Gebet mindestens einmal täglich. Dafür stehen ihnen drei Gebete in verschiedenen Längen und Ausführungen zur Auswahl: ein langes Gebet (einmal in 24 Stunden), ein mittleres Gebet (morgens, mittags oder abends zu beten) und ein kurzes Gebet (zwischen 12 und 18 Uhr). Dieses Gebet wird vom Gläubigen alleine und zurückgezogen gesprochen oder gesungen. Das einzige Pflichtgebet, das in Gemeinschaft rezitiert wird, ist das Totengebet. Für andere Anlässe verwenden die Gläubigen offenbarte Gebete des Báb, Bahá'u'lláhs und ›Abdu'l-Bahás.

Was ich von dir erbitte, o mein Gott, ist: Mache mich fähig, bevor meine Seele den Körper verlässt, Dein Wohlgefallen zu erlangen, sei es auch nur für einen Augenblick, kürzer als der kleinste Bruchteil eines Senfkorns. Denn wenn meine Seele scheidet, während Du zufrieden mit mir bist,

> bin ich frei von jeder Angst und Sorge; doch verließe sie mich, während Du mir zürnst, so nützte mir keine gute Tat, hätte ich auch alle vollbracht, und nichts könnte mich erhöhen, hätte ich auch alle Ehre und allen Ruhm erworben.
>
> *So flehe ich inbrünstig zu Dir, o mein Gott, gewähre mir gnädig Dein Wohlgefallen, wenn Du mich emporsteigen lässt zu Dir und mich in Deine heilige Gegenwart rufst, bist du doch seit aller Ewigkeit der Gott grenzenloser Güte für das Volk Deines Reiches, der Herr unübertroffener Gaben für alle, die im erhabensten Himmel Deiner Allmacht weilen.*
>
> (Der Báb, Eine Auswahl aus Seinen Schriften, 7:18:3,4)

1.1.8 Hilfreiches Verhalten in der Sterbephase

Nach dem Glauben der Bahá'í endet die menschliche Existenz nicht mit dem Tod, da die Seele unsterblich ist. Die Individualität und das Bewusstsein der Seele bleiben nach dem Tod erhalten; die Seele des Verstorbenen kann mit anderen Seelen in Verbindung treten und beginnt eine neue, umfassende Entwicklung auf einer neuen Daseinsstufe. An die Wiedergeburt glauben Bahá'í jedoch nicht. Der Zeitpunkt des Todes gilt als der Moment, in dem sich der Mensch für seine Taten verantworten muss. Da Gott jedoch barmherzig ist, brauchen gläubige Menschen den Tod nicht zu fürchten. Die Seele eines sterbenden Menschen zieht nach dem Glauben der Bahá'í die Seelen seiner verstorbenen Freunde und Familienmitglieder an. Sie nehmen die Seele ihres Angehörigen nach dessen Tod in Empfang und begleiten ihn ins Jenseits, wo er Gott begegnen wird.

Anwesenheit von Angehörigen und anderen Mitgliedern der Glaubensgemeinschaft

Für einen sterbenden Bahá'í ist es wahrscheinlich am hilfreichsten, wenn seine Angehörigen und andere Mitglieder der Glaubensgemeinschaft bei ihm sind, um für ihn und mit ihm zu beten. Dies sollte auf jeden Fall ermöglicht werden. Es gibt mehrere sogenannte »Heilungsgebete«, die in den Gebetsbüchern und den heiligen Schriften der Bahá'í entsprechend ausgewiesen sind und in der Sterbephase gesprochen werden können. Falls weder ein Gebetbuch oder eine Heilige Schrift vorhanden sind, kann auch aus dem Koran, der Bibel oder der Bhagavad Gita gelesen werden, denn diese Bücher werden im Bahá'í-Glauben als Heilige Schriften angesehen.

1.1.9 Umgang mit dem Verstorbenen

Respektvolle Behandlung

Bahá'í haben große Ehrfurcht vor dem Körper eines Verstorbenen. Der Leichnam sollte daher äußerst respektvoll behandelt werden. Der Verstorbene kann sowohl von den Hinterbliebenen als auch vom Pflegepersonal versorgt werden. Besondere religiöse Riten oder Vorschriften müssen dabei nicht beachtet werden. Dem Verstorbenen wird von den Hinterbliebenen ein Ring angestreift. Dieser Sterbering ist ein wichtiges Symbol und trägt folgende Gravur: »Von Gott kam ich und zu Ihm kehre ich zurück, losgelöst von allem außer Ihm, und halte mich fest an seinem Namen, der Barmherzige, der Mitleidvolle« (Nationaler Geistiger Rat der Bahá'í 2013). Das Begräbnis muss in einem Sarg erfolgen (Kitab-i Aqdas #128). Im Heiligsten Buch steht geschrieben, dass ein Verstorbener in fünf Tücher aus Seide oder Baumwolle zu hüllen sei, oder – bei begrenzten Mitteln – in ein Tuch aus einem der beiden Materialien (Kitab-i Aqdas, #130). Es liegt im Ermessen der Angehörigen, dies zu tun oder den Verstorbenen wie sonst üblich anzukleiden.

Beim Herrichten des Zimmers zur Verabschiedung sind keine Besonderheiten zu beachten. Falls keine Angehörigen erreichbar sind, sollten die Betreuenden den örtlich zuständigen Geistigen Rat der Bahá'í-Gemeinde informieren. Dieser hilft bei der Organisation des Leichentransportes (► Kap. 1.1.11 Bestattung) sowie bei der Bestattung und übernimmt das rituelle Totengebet.

1.1.10 Die Einstellung zu Obduktion und Organspende

Es gibt keine religiösen Gründe gegen eine Organspende oder die Zustimmung zu einer Obduktion. Die Entscheidung wird individuell und aus persönlichen Gründen getroffen. Bahá'í stehen Organspenden positiv gegenüber, da sie diese als Geste der Mitmenschlichkeit betrachten.

1.1.11 Bestattung

Das »Heiligste Buch« der Bahá'í (Kitáb-i-Aqdas) enthält einige wenige, einfache Regeln für den Umgang mit dem Verstorbenen und dessen Beisetzung. Aus Ehrfurcht vor dem Leichnam soll der Transport vom Sterbeort zum Bestattungsort nicht länger als eine Stunde dauern (Kitáb-i Aqdas #130), wobei als Sterbeort nicht vom Wohnhaus oder der Pflegeeinrichtung, sondern von der Stadt oder Gemeinde, in der der Tod eintrat, ausgegangen wird. Ebenfalls aus Ehrfurcht vor dem Körper des Verstorbenen, der lange Zeit dessen unsterbliche Seele beherbergte, werden verstorbene Bahá'í grundsätzlich erdbestattet; Einäscherungen sind nicht erlaubt. Das Begräbnis muss in einem Sarg erfolgen (Kitab-i Aqdas, #128). Für alle Verstorbenen, die mindestens das 15. Lebensjahr erreicht haben, sind nach dem Heiligsten Buch ein Totengebet und ein besonderer Ring (► Kap. 1.1.9 Umgang mit dem Verstorbenen) vorgeschrieben. Das Totengebet wird von einem Einzelnen entweder in die Originalsprache (arabisch) oder in der jeweiligen Landessprache gesprochen bzw. gesungen, während die restlichen Anwesenden stehen:

Totengebet

O mein Gott! Dies ist Dein Diener und Deines Dieners Sohn (bei einer weiblichen Verstorbenen: »Dies ist Deine Magd und die Tochter Deiner Magd…«), der an Dich und Deine Zeichen glaubt und Dir sein An gesicht zuwendet, völlig losgelöst von allem außer Dir. Du bist wahrlich der Barmherzigste aller Barmherzigen.

O Du, der Du den Menschen die Sünden vergibst und ihre Fehler verbirgst, verfahre mit ihm, wie es dem Himmel Deiner Freigebigkeit und dem Meere Deiner Gnade entspricht. Nimm ihn auf in das Reich Deines allüberragenden Erbarmens, das der Erschaffung von Erde und Himmel voranging. Es gibt keinen Gott außer Dir, dem Immervergebenden, dem Großmütigsten.

Der Betende wiederholt nun sechsmal die Anrufung »Alláh'u'Abhá« und anschließend jeden der folgenden Verse neunzehnmal:

Wahrlich, wir alle beten zu Gott.
Wahrlich, wir alle beugen uns vor Gott
Wahrlich, wir alle sind demütig vor Gott
Wahrlich, wir alle lobpreisen Gott.
Wahrlich, wir alle danken Gott.
Wahrlich, wir alle sind geduldig in Gott.
(Bahá,u'lláh, Kitáb-i-Aqdas, S. 116)

Trauerfeier

Die Trauerfeier wird von den Hinterbliebenen, meist mit Unterstützung eines Bestattungsinstitutes vor Ort, individuell und sehr würdevoll gestaltet. Oftmals werden Zitate aus Bahá'í-Schriften vorgetragen, Reden gehalten und Lieblingslieder des Verstorbenen gespielt. Die Trauergemeinde spricht Gebete und erinnert sich an Begebenheiten aus dem Leben des Verstorbenen.

1.1.12 Besondere Rituale

In der Bahá'í-Religion existieren nur sehr wenige vorgeschriebene Rituale. Die wichtigsten sind das jährliche Fasten und das tägliche Gebet. Ansonsten haben gläubige Bahá'í viel individuellen Spielraum für die tägliche Gestaltung ihres Glaubens. Dabei gibt es keine länderspezifischen Besonderheiten.

1.2 Buddhismus

1.2.1 Grundwissen

Zum Buddhismus bekennen sich etwa 500 Millionen Gläubige weltweit, vor allem in Süd- und Südostasien, Hinterindien, Tibet, Bhutan, Nepal, China, Japan und Sri Lanka (Deutsche Buddhistische Union 2025). Zudem findet der Buddhismus zunehmend in weiten Teilen Indiens und Afrikas

Verbreitung, ebenso wie in der westlichen Welt. In Deutschland leben etwa 270.000 Menschen, die sich dem Buddhismus zugehörig fühlen (Buddhistischer Dachverband Diamantweg e.V. 2025). Der Gründer dieser Lehre war der Buddha (560–480 v.Chr.), ein indischer Prinz namens Siddharta Gautama, der mit seinem spirituell kargen Leben unzufrieden war und daraufhin das königliche Haus, seine Ehefrau und seinen Sohn verließ, um seine vollständige Befreiung zu finden. Der Überlieferung zufolge erlangte er nach sechs Jahren fortdauernder Übung schließlich das Nirwana (die Erleuchtung), während er in einem Zustand langer, tiefer Meditation unter einem Baum saß. Von da an wurde er als der Buddha (»der Erleuchtete«) bekannt. Das Beispiel seines Lebens und seine Lehren bilden das Fundament des heutigen Buddhismus. Im buddhistischen Glauben bestehen ethische Regeln für ein »rechtschaffenes Leben«. Es wird kein Gott verehrt, sondern die Eigenverantwortung des Menschen in den Fokus gestellt. Der endgültige Zustand des reinen Seins, den alle erleuchteten Wesen (Buddhas) erreichen, wird Nirwana genannt. Die Entwicklung von Mitgefühl, Meditation und Weisheit gelten als Voraussetzung, um das Nirwana zu erreichen. Der Glaube an die Wiedergeburt prägt im Buddhismus die Vorstellung darüber, was nach dem Tod geschieht. Der Tod wird jedoch nicht als Befreiung vom Leiden erlebt, da sich das irdische Leid durch die Wiedergeburt fortsetzt. Der Mensch wird so oft wiedergeboren, bis er zu wahrhaftiger Selbstlosigkeit gefunden hat. Dies ist der einzige Weg, das Leiden der Welt zu überwinden. Nach der Lehre Buddhas ist Gier, auch Lebensgier, die Ursache allen Leidens in der Welt, und demzufolge kann Heilung nur durch Entsagung erfolgen. So gilt die Vorbereitung auf den Tod, der dem Menschen alles nimmt, was dieser festhält, als gute Übung zur Entwicklung der Wunschlosigkeit: Sie lehrt, loszulassen und dabei Gelassenheit zu erlangen. Selbsttötung wird im Buddhismus nicht als Lösung angesehen, da sie eine ungünstige Wiedergeburt zur Folge haben soll. Aus diesem Grund wird auch aktive Sterbehilfe abgelehnt.

Glaube an die Wiedergeburt

Buddhisten möchten in der Regel möglichst frühzeitig über ihren bevorstehenden Tod informiert werden, und sehen ihm dann relativ gelassen entgegen. Sie glauben an Wiedergeburt und damit an die Möglichkeit, in einem nächsten Leben den buddhistischen Weg fortzusetzen, um sich so mit jedem neuen Dasein dem Zustand absoluten Friedens und völliger Freiheit (Nirwana) zu nähern.

Buddhistische Feiertage

- *Lo Gsar (Tibetisches Neujahrsfest)* über mehrere Wochen im Januar/Februar
- *Bun Phraa Wes (Erntedankfest)* im Februar/März
- *Buddha Jayanti (Geburtstag Buddhas)* bei Vollmond im April
- *Vesakh (Erleuchtung Buddhas)* bei Vollmond im Mai
- *Chung-Yüan (Fest der Verstorbenen in China)* über mehrere Tage Mitte August
- *Le Vu Lan (Gedenktag der Verstorbenen in Vietnam)* im August/September

- *Kathina-Tag (Übergabe eines neuen Mönchsgewandes)* bei Vollmond im Oktober

Besonderheiten
Buddhisten lehnen das Töten von Tieren ab. Daher sollten nach Möglichkeit in ihrer Gegenwart beispielsweise keine Insekten getötet, sondern, falls nötig, gefangen und ins Freie gesetzt werden.

1.2.2 Körperpflege

Füße und Körperöffnungen

Die Füße werden als Gegenstück des Kopfes und als unrein betrachtet. Aus diesem Grund sollte das Bett eines buddhistischen Kranken so stehen, dass seine Füße nicht auf eine eventuell im Zimmer vorhandene Buddhastatue oder ein Bildnis Buddhas zeigen. Die natürlichen Körperöffnungen gelten ebenso wie die Füße als unrein. Buddhisten aus asiatischen Ländern legen meist Wert darauf, dass buddhistische Frauen von weiblichem Pflegepersonal und männliche Buddhisten von männlichem Pflegepersonal gepflegt werden. Im westlichen Buddhismus wird das meist nicht so streng gesehen, jedoch sollte dieser Punkt rechtzeitig mit dem Kranken abgesprochen werden.

1.2.3 Ernährung und Kleidung

Die meisten Buddhisten sind aus Respekt vor allem Leben Vegetarier, manche auch Veganer. Zudem meiden fast alle Buddhisten Alkohol und Tabak. Die speziellen Ernährungswünsche und -gewohnheiten eines buddhistischen Kranken sollten erfragt werden. Im Buddhismus wird dazu geraten, nicht übermäßig zu essen, da geglaubt wird, dies könne der Gesundheit schaden und Trägheit hervorrufen.

1.2.4 Kommunikation

Zur Vorbereitung auf den Sterbeprozess wird oft der Besuch eines buddhistischen Lehrers oder Praktizierenden gewünscht. Die Deutsche Buddhistische Union kann hier Kontakte vermitteln (Adresse ▶ Anhang).

1.2.5 Bewegung, Beschäftigung und Schlaf

Meditation

Buddhisten sollte es ermöglicht werden, ihre Religion nach ihren individuellen Bedürfnissen auszuüben und dementsprechend auch ihr Zimmer nach ihren Wünschen einzurichten. Oft wird ein kleiner »Altar« mit Buddhastatuen aufgestellt, vor dem meditiert werden kann. Für Buddhisten sind Meditationen besonders in dieser Lebensphase sehr wichtig. Daher werden sie es dankbar annehmen, wenn ihnen – unabhängig von der Tages-

oder Nachtzeit – Ruhe und Privatsphäre zum Meditieren eingeräumt werden.

1.2.6 Umgang mit Arzneimitteln

Wunsch nach klarem Bewusstsein

Es gilt als sehr positiv, Leiden und Schmerzen zu lindern. Trotzdem werden Schmerzmittel, Sedativa und andere Medikamente, die das Bewusstsein in irgendeiner Form beeinträchtigen können, möglicherweise abgelehnt, weil Buddhisten ganz besonders am Lebensende ihre spirituelle Wachheit und ein positiver Geisteszustand sehr wichtig sind und sie daher ein ungetrübtes Wahrnehmungsvermögen erhalten möchten. Eine einfühlsame Absprache mit dem Betroffenen bezüglich der Medikation ist daher besonders wichtig. Eine durch Medikamentenverweigerung eventuell erfolglose Symptomkontrolle sollte respektiert werden.

Sehr viele Buddhisten sind Vegetarier, weshalb Arzneimittel, die aus tierischen Rohstoffen hergestellt werden, für sie potenziell problematisch sind. Dies hat Auswirkungen auf die Arzneimitteltherapie, weil sehr viele Medikamente tierische Rohstoffe enthalten, wie zum Beispiel Blutersatzstoffe, Wachstumshormone, Enzyme, Heparine, einige Infusionslösungen und parenterale Ernährungen, Cortison, Pankreatin, einige Insulinarten, chirurgisches Nahtmaterial (Catgut) und viele Kapseln, Tabletten und Dragees, die Gelatine enthalten (Peta 2025). Hier gilt es, in Absprache mit dem Betroffenen Alternativen zu finden oder zu besprechen, ob bestimmte Arzneimittel trotz tierischer Inhaltsstoffe akzeptiert werden können, falls es keine andere Möglichkeit gibt.

Einige Buddhisten lehnen auch Medikamente ab, die in Tierversuchen getestet wurden oder Alkohol enthalten. Sehr wenige Buddhisten lehnen Medikamente generell ab und versuchen, ihre Erkrankung und deren Symptome durch Meditation und konzentrative Geistesübungen zu heilen oder zumindest aushalten zu können.

1.2.7 Besondere Gebete und Gebräuche

Ein buddhistischer Sterbender könnte den Wunsch äußern, ein Mönch oder Lehrer seiner Tradition möge mit ihm meditieren oder ihm aus buddhistischen Schriften, zum Beispiel dem tibetischen Totenbuch, vorlesen. Gebete finden in Form von Meditationen statt. Diese werden so häufig wie möglich praktiziert und können viel Zeit in Anspruch nehmen.

Dies ist ein Text aus der Tsa Tsur Reinigungszeremonie, die besonders Sterbenden und soeben Verstorbenen helfen soll, den Loslösungsprozess leichter zu bewältigen:

Tsa Tsur Reinigungszeremonie

»Zu der Zeit, wo ich dieses Leben verlasse,
möge ich frei sein von allen Arten von Leiden und Schmerzen,
und wiedergeboren werden im reinen Land des Buddha,

> und möge ich dadurch fähig sein,
> alle lebenden Wesen zu fördern und ihnen Glück zu bringen.«
> (Ani Jangchub Sangmo, Center for Higher Tibetan Studies 2025)

1.2.8 Hilfreiches Verhalten in der Sterbephase

Frühzeitige Information und Vorbereitung

Im Buddhismus wird es für sehr wichtig erachtet, dass sich ein Sterbender gründlich auf seinen Tod vorbereitet, denn der Tod wird als Beginn einer neuen Existenz betrachtet. Daher ist es wichtig, dass ein Buddhist frühzeitig über seinen nahenden Tod informiert wird. Viele Buddhisten finden sich relativ leicht mit ihrem bevorstehenden Tod ab, weil der Tod nicht als das Ende der Existenz betrachtet wird. Ermutigung und tröstliche Unterstützung sind aber für Buddhisten, wie für jeden anderen Menschen auch, in dieser Phase wichtig. Der geistige Zustand eines Menschen im Augenblick seines Todes bestimmt die Richtung seiner Wiedergeburt. Daher versammeln sich am Bett eines Sterbenden dessen Familie, spirituelle Freunde, Mönche und Lehrer, um aus Schriften zu lesen und ihm beim Meditieren zu helfen. Die den Sterbenden betreuende Person sollte zu dem Sterbenden auf jeden Fall in positiver Beziehung stehen. Es ist wichtig, dass er sich in ihrer Anwesenheit wohl und entspannt fühlen kann. Es sollte unter allen Umständen vermieden werden, dass jemand in die Nähe des Sterbenden kommt, der bei ihm Ärger auslöst; dabei spielt es keine Rolle, ob es sich um einen Angehörigen oder jemanden vom Pflege-, Hauswirtschafts- oder Reinigungspersonal handelt. Denn wenn bei einem Sterbenden Gefühle wie Ärger oder Hass aufkommen, führt das nach buddhistischem Glauben dazu, dass im Augenblick des Todes negative Eindrücke im Geist des Sterbenden reifen, wodurch es für ihn zu einer ungünstigeren Wiedergeburt kommen kann. Dies soll natürlich vermieden werden. Ein sterbender Buddhist wird wahrscheinlich wünschen, dass ein buddhistischer Lehrer informiert wird, um mit ihm eine besondere Zeremonie durchzuführen. Im Übrigen wird der Sterbende selber entscheiden, was ihm in dieser Phase am Wichtigsten ist. Seine Wünsche sollten so weit wie möglich berücksichtigt werden, um den Sterbeprozess für ihn so leicht wie möglich zu gestalten. Falls der Sterbende es wünscht, sollte er auf die rechte Seite gedreht werden, da angenommen wird, dass Buddha in dieser Stellung gestorben ist. In manchen buddhistischen Richtungen bevorzugen Sterbende die Meditationsstellung, zumindest eine gewisse aufrechte Körperhaltung.

1.2.9 Umgang mit dem Verstorbenen

Körper nicht berühren

Wenn die Atmung aufgehört hat, ist der Tod, d. h. die Trennung von Körper und Geist, dem buddhistischen Glauben nach noch nicht eingetreten. Es kann bis zu drei oder vier Tagen dauern, bis das Bewusstsein sich vom Körper trennt. Um den Sterbeprozess nicht zu stören, soll der Körper mindestens für mehrere Stunden nicht berührt werden. Angehörige und Mitglieder der buddhistischen Gemeinschaft bleiben in dieser Zeit bei ihm und meditieren. Der Verstorbene soll vor dem Eintreffen eines Lehrers möglichst nicht bewegt werden, damit dieser spezielle Zeremonien durchführen kann.

1.2.10 Einstellung zu Obduktion und Organspende

Buddhisten werden zu Organspenden ermutigt, weil sie im Buddhismus als Akt des Großmuts angesehen werden. Allerdings sind viele Buddhisten angesichts von Organdiebstählen und illegalem Organhandel in vielen asiatischen Ländern sehr besorgt hinsichtlich möglichen Missbrauchs. Eine Obduktion wird sehr wahrscheinlich verweigert, da nach dem buddhistischen Glauben das Bewusstsein noch drei Tage lang im Körper bleibt (außer bei Unfalltod, hier verlässt das Bewusstsein den Körper sofort). Daher muss in jedem Fall stets um die Erlaubnis der Familie gebeten werden.

1.2.11 Bestattung

Feuerbestattung

Buddhisten werden in aller Regel feuerbestattet. Im Buddhismus wird die Einäscherung als Gelegenheit betrachtet, dem Menschen in aller Deutlichkeit die Vergänglichkeit der Existenz vor Augen zu führen. Sich dessen bewusst zu werden, soll den Menschen dazu befähigen, allen Wesen Mitgefühl entgegenzubringen und nicht an materiellen Dingen zu haften.

1.2.12 Besondere Rituale

Weinen und Klagen wird vermieden

Dieser Abschnitt bezieht sich auf asiatische Länder, hauptsächlich Tibet. Einem sterbenden Buddhisten werden von den Anwesenden meditative Texte ins Ohr gesprochen. Weinende und wehklagende Menschen werden von ihm ferngehalten, damit er nicht abgelenkt und von Energien der »Anhaftung« eingenommen wird, da der Schmerz der Trennung als Zeichen des Festhalten-Wollens angesehen wird. Den Sterbenden sollen nur gute Kräfte begleiten, und er soll einen möglichst gelassenen Bewusstseinszustand erreichen, da dies seine Wiedergeburt positiv beeinflusst. Um das zu erreichen und seinen Geist zu beruhigen, werden ihm buddhistische Lehrreden (Sutren) vorgesungen. Zudem meditiert der Sterbende so oft es ihm möglich ist.

Tibetisches Totenbuch (Bardo Thödol)

Im tibetischen Buddhismus bereitet das »Tibetische Totenbuch« (Bardo Thödol) sterbende Buddhisten auf den Übergang vom Tod zum neuen Leben vor. Um den Sterbenden auf die 49 Tage zwischen Tod und Wiedergeburt vorzubereiten, liest ihm ein Lama (buddhistischer Mönch) am Sterbebett laut daraus vor, wobei der Sterbende in der »Löwenposition« des Yoga auf der rechten Seite liegt. Im tibetischen Buddhismus ist es von großer Bedeutung, durch welche der sieben Körperöffnungen der Geist den

Körper verlässt. Zum Beispiel verspricht ein Austritt des Bewusstseins aus dem linken Nasenloch eine gute Wiedergeburt mit viel Weisheit und Erfahrung. Um dies zu erreichen, wird dem Sterbenden dabei geholfen, die rechten Energiekanäle mit seiner rechten Hand zu unterbinden: Sein kleiner Finger schließt sein rechtes Nasenloch und sein Ringfinger das Auge; der Mittelfinger presst gegen die Schläfe, der Zeigefinger verdeckt das Ohr und der Daumen drückt auf die Halsschlagader. Es gilt als noch besser, acht Finger hinter dem ursprünglichen vorderen Haaransatz an der Fontanelle das Bewusstsein aus der Schädelkrone »herauszuschleudern«. Begleitet werden diese Handlungen von Mantra-Rezitationen. Buddhisten üben diese Rituale im Vorfeld meditativ durch die sogenannte Phowa-Praxis ein, um im Sterbeprozess gut vorbereitet zu sein. Im buddhistischen Glauben tritt der körperliche Tod ein, wenn der Sterbende dreimal ausatmet und nach dem dritten Ausatmen nicht wieder einatmet. In den ersten Stunden darf der Tote nicht berührt werden, da sein Bewusstsein noch wach ist und Berührung eine Art inneren Schall verursachen könnte, der es eventuell verunsichern würde. Jeder Anwesende gibt dem Bewusstsein des Sterbenden in Gedanken gute Wünsche mit, oft wird dabei aus dem Tibetischen Totenbuch rezitiert. Nach etwa 45 Minuten fällt nach dem buddhistischen Glauben das Bewusstsein des Sterbenden in Ohnmacht. Das Gesicht des Verstorbenen wird nun mit einem weißen Tuch bedeckt. Im tibetischen Buddhismus soll er so lange wie möglich in seiner Sterbeposition belassen werden, da seine Seele Ruhe und Zeit benötigt, um sich vom Körper zu lösen. Der buddhistische Glaube lehrt, dass das Bewusstsein des Verstorbenen mehrere Stunden nach Eintritt des Todes wieder erwacht und damit der sogenannte »Bardo-Zustand« beginnt. Das Tibetische Totenbuch dient der Seele des Verstorbenen als Anleitung, um durch den Bardo-Zustand hindurch in eine gute Wiedergeburt zu finden. In den ersten sieben Wochen lesen die Angehörigen regelmäßig aus diesem Buch vor.

Totenwache

Einige Stunden nach dem Tod beginnt ein Lama damit, den Verstorbenen zu beobachten, was drei bis vier Tage dauern kann. Danach versammeln sich die Angehörigen um den Verstorbenen, um bei einem Leichenschmaus gemeinsam von ihm Abschied zu nehmen. Oft wird ein ausführliches Tempelritual mit Weihrauch, Glaubensbekenntnissen und der Anrufung Buddhas durchgeführt. Totenwachen sind ein allgemeiner Brauch. Im Anschluss an diese Rituale wird der Leichnam durch einen Familienangehörigen oder ein Mitglied eines buddhistischen Ordens verbrannt. Den Abschluss der Zeremonien bilden die rituelle Reinigung der Asche und ihre Ausstreuung in einen Fluss oder über die Landschaft.

Horoskop

In Thailand und ländlichen Teilen Chinas wird erst durch ein Horoskop der günstigste Termin für eine Verbrennung errechnet. In Nepal wird durch Horoskope bestimmt, ob die Bestattung eine Feuer-, Luft- oder Flussbestattung sein soll. Tibeter wünschen, dass von ihrem Körper nach ihrem Tod jede Spur ausgelöscht wird, da er ohne die Seele bedeutungslos ist. Daher sind in Tibet Luftbestattungen gängige Praxis. Dabei werden spezielle Meister (Ragyapas) damit beauftragt, die Verstorbenen nach bestimmten Ritualen zu behandeln und ihre zerteilten Leichname anschließend den Geiern zum Fraß darzubieten. Da die Dienste der Ragyapas teuer und die Tibeter vorwiegend arm sind, werden die Verstorbenen oft in den Bergen den Einflüssen der Natur überlassen.

Der Tod, der dem Menschen alles wegnimmt, was er festhalten will, ist im Buddhismus eine gute Übung zum Loslassen. Er lehrt, sich von allem zu lösen und dabei gelassen zu werden. Aus diesem Grund ist für praktizierende Buddhisten die Bewusstheit des Todes von großer Bedeutung. Es wird ihnen zu diesem Zweck auch oft angeraten, sich auf einen Friedhof oder an ein Grab zu begeben und über die Leichen, die dort in verschiedenen Stadien des Verfalls liegen, sowie die dort begrabene Asche Verstorbener zu meditieren.

1.3 Chinesische Kulturen

1.3.1 Grundwissen

China ist mit etwa 1,42 Milliarden Einwohnern nach Indien das zweitgrößte Land Ostasiens (Statista 2025). Ein Drittel der Einwohner Chinas lebt in Großstädten. In Deutschland leben etwa 163.000 Menschen chinesischer Herkunft (Statistisches Bundesamt 2025). Die Amtssprache ist Mandarin, wobei die Aussprache regional sehr unterschiedlich ist. Die chinesische Schrift basiert auf mindestens 3.000 verschiedenen Schriftzeichen.

Verschiedene Glaubensrichtungen

Obwohl sich China offiziell als atheistisches Land bezeichnet, sind verschiedene Glaubensrichtungen, wie z. B. Taoismus, Konfuzianismus Christentum, Islam, Lamaismus und auch Buddhismus vertreten. Die moralischen Verhaltensweisen der Chinesen werden heute vor allem vom Konfuzianismus und Daoismus geprägt. In den letzten Jahren haben in China Religionen wieder an Bedeutung gewonnen, der Atheismus ist jedoch häufig präsent. Intellektuelle Chinesen bezeichnen sich selbst meist als Agnostiker (d. h. sie bezweifeln, dass sowohl die Existenz als auch die Nichtexistenz Gottes bewiesen werden kann). Ein besonderes Merkmal chinesischer Religion ist, dass über die Jahrtausende alte Überzeugungen und Praktiken nicht verworfen wurden, auch wenn neue angenommen wurden. Auf diese Weise vermischten sich viele verschiedene Bräuche und Rituale, die sich nicht mehr zweifelsfrei einer einzigen Religion zuordnen lassen. Die Überzeugungen der Chinesen sind aus diesem Grund sehr unterschiedlich und es ist daher ratsam, die Bedürfnisse eines Sterbenden und seiner Familie individuell zu erfragen. Die verschiedenen Glaubensüberzeugungen haben jedoch auch Gemeinsamkeiten, beispielsweise den Glauben an ein Leben nach dem Tod sowie an verschiedene Götter, die magische Kräfte besitzen und sehr gefürchtet werden. Wahrsagerei, Handlesen, Traumdeutung, Astrologie und magische Rituale sind ebenfalls verbreitet. Für Chinesen besitzt die Ahnenverehrung einen hohen Stellenwert. Es ist ein weit verbreiteter Glaube, dass die Geister der Ahnen gutes Benehmen belohnen und moralische Verfehlungen bestrafen. Die Vermischung der vielfältigen religiösen Bräuche und Überzeugungen hat für Pflegende, die Chinesen betreuen, zumeist Verunsicherung zur Folge. Traditionell sind in der chinesischen Kultur die Familien verantwortlich für Versorgung, Betreuung und Pflege ihrer Angehörigen. Wer früher seine Eltern oder Großeltern in eine Pflegeeinrichtung gab, durchbrach damit ein Grundprinzip des Konfuzius, wonach junge Menschen die Alten versorgen sollen und wurde von der Gesellschaft verachtet. Mittlerweile gibt es deutlich weniger Großfamilien, die eine Betreuung eines kranken oder alten Menschen gewährleisten können, sodass es nicht mehr als Schande betrachtet wird, Angehörige in einer Pflegeeinrichtung betreuen zu lassen.

Chinesische Feiertage

- 1. Januar *(Neujahr)*
- Frühlingsfest *(Chun Jie):* 3-tägiges, chinesisches Neujahrfest zwischen dem 21. Januar und dem 19. Februar eines Jahres
- 8. März: *Tag der Frauen*
- Anfang April: *Totenfest (Qing Ming)* zur Ahnenverehrung
- 1. Mai: *Tag der Arbeit*
- 4. Mai: *Tag der Jugend*
- 1. Juni: *Tag des Kindes*
- Ende September: *Mondkuchenfest (Zhong Jiu)*
- 1. Oktober: *Nationalfeiertag*

Besonderheiten

Höhepunkt des religiösen Lebens

Chinesen ist meist wichtig, gut auf ihren Tod vorbereitet zu sein und eine feierliche Beisetzung zu erhalten. Sie betrachten den Tod als Höhepunkt ihres religiösen Lebens. Betreuende sollten daher respektieren, dass dies ein entscheidender Teil des chinesischen Glaubens ist: Wer kein richtiges Begräbnis hatte, hat nicht richtig gelebt.

1.3.2 Körperpflege

Gesundheit und Körperpflege spielen für Chinesen im Allgemeinen eine große Rolle. Die Körperpflege bezieht sich nicht nur auf die Reinigung des Körpers, sondern beginnt schon bei der Ernährung. Spucken und Schnäuzen wird oft zur Reinigung der Schleimhäute betrieben, gilt bei Tisch allerdings als sehr unappetitlich.

1.3.3 Ernährung und Kleidung

Laktoseintoleranz

Die Ernährung hat für Chinesen einen hohen Stellenwert. Die Grenzen zwischen Arznei- und Nahrungsmitteln sind für sie fließend. Da die meisten Chinesen eine genetisch bedingte Laktoseintoleranz aufweisen, spielen Milchprodukte in ihrer Ernährung kaum eine Rolle, sie sollten daher nur nach Rücksprache serviert bzw. laktosefreie Produkte bevorzugt werden. In China existiert ein ähnliches Sprichwort wie in Deutschland: »Esse morgens wie ein König, mittags wie ein Kaiser und abends wie ein Bettler.« Ein chinesisches Frühstück fällt warm und üppig aus. Das ebenfalls warme Abendessen ist dagegen eher spärlich und wird bevorzugt schon am späten Nachmittag eingenommen. Reis und Nudeln sind Bestandteil fast aller chinesischen Gerichte. Suppe wird erst nach der Hauptmahlzeit gegessen. Es ist nicht unüblich, Abfälle auf oder unter den Tisch fallen zu lassen. Schlürfen und Rülpsen zählen zu den normalen chinesischen Tischsitten. Tee ist nicht nur zu, sondern auch zwischen den Mahlzeiten sehr beliebt. Ohne Tee ist eine gemütliche Unterhaltung fast undenkbar. Die Kleidung ist heutzutage westlich geprägt. Manche Frauen tragen ein traditionelles Kleid, das Chipao genannt wird.

1.3.4 Kommunikation

Begrüßung

Zur Begrüßung wird kurz genickt oder sich leicht verbeugt. Durch das Grüßen drücken Chinesen Interesse an der momentanen Befindlichkeit des anderen aus. »Ni hao?« (»Geht es Ihnen gut?«) entspricht dem in Deutschland üblichen »Guten Tag«. »Auf Wiedersehen« heißt »Zaijian«, Danke bedeutet »XieXie«, Arzt »Yisheng« und Entschuldigung »Dui bu qi«.

Händeschütteln ist gebräuchlich. Umarmungen, Schulterklopfen oder gar Wangenküsse gelten dagegen als sehr unhöflich.

Chinesische Namen

Chinesische Namen beginnen mit dem Familiennamen, dann folgt der Vorname und zum Schluss ein eventuell vorhandener Titel. Der Name »Wang Yoˇ ng Dé Bo Shi« soll hier als Beispiel dienen. Bo Shi bedeutet »Doktor«. Wang ist der Familienname, Yoˇ ng und Dé sind die Vornamen. Die betreffende Person heißt somit Dr. Wang.

Zustimmung und Ablehnung werden selten mit Ja und Nein ausgedrückt, sondern höflich umschrieben. Nicken ist eine Bestätigung dafür, dass dem Gegenüber zugehört wird, darf jedoch nicht als Zustimmung aufgefasst werden. Ablehnung wird diplomatisch umschrieben oder durch das Wort »vielleicht« ausgedrückt.

Wahrung des Ansehens

Viele Chinesen sprechen nicht gerne über Gefühle und verstecken insbesondere als negativ empfundene Emotionen wie Wut oder Schmerz vor ihrem Umfeld. Der Gesichtsausdruck spiegelt selten die tatsächliche Stimmungslage wider. Die Wahrung des Ansehens ist vielen Chinesen ausgesprochen wichtig, daher sollte ihnen mit Freundlichkeit und Respekt begegnet werden. Kritik, besonders in Anwesenheit Dritter, kann schnell als Gesichtsverlust und persönlicher Angriff empfunden werden. Im Gespräch sollte deshalb darauf geachtet werden, dass das Gesagte von dem Pflegebedürftigen bzw. dessen Angehörigen nicht als Kritik an ihrer Person aufgefasst wird. Chinesen versuchen im Allgemeinen, Konflikten möglichst aus dem Weg zu gehen und zu vermeiden, dass ihr Gegenüber sein Gesicht verliert. Es gilt als unhöflich, etwas Angebotenes beim ersten Mal anzunehmen, daher müssen zum Beispiel Medikamente, auch Schmerzmittel, mehrere Male angeboten werden. Klopfen an der Badezimmertür bedeutet eine Anfrage, ob die Toilette oder das Bad besetzt ist. Direktes Antworten würde in dieser Situation als peinlich empfunden werden, daher ist als bejahende Antwort ein Klopfen von innen angemessen.

1.3.5 Bewegung, Beschäftigung und Schlaf

Fernsehen, Spaziergänge, Karten- und Brettspiele sind bei Chinesen sehr beliebt. Frühes Aufstehen und Zubettgehen gilt als wichtig. Es ist gut möglich, dass ein chinesischer Pflegebedürftiger sein Zimmer gemäß den Regeln des Feng Shui einrichten möchte. Techniken wie Meditation, Qigong oder Tai'Chi werden von vielen Chinesen praktiziert, sodass es ihnen ermöglich werden sollte, soweit es ihr Gesundheitszustand erlaubt.

1.3.6 Umgang mit Arzneimitteln

Im Allgemeinen stehen Chinesen der Schulmedizin sehr offen gegenüber und akzeptieren auch Schmerz- und Betäubungsmittel sehr gut. Es ist jedoch gut möglich, dass ein chinesischer Pflegebedürftiger zusätzlich traditionelle chinesische Heilmethoden (z. B. Akupunktur, Kräuterheilkunde, spezielle Ernährungsmethoden etc.) in Anspruch nehmen möchte. Da es in der chinesischen Kultur als unhöflich gilt, etwas Angebotenes beim ersten Mal anzunehmen, müssen Medikamente – auch Schmerzmittel! – unter Umständen mehrere Male angeboten werden!

Fehlendes Leberenzym

Einem erheblichen Teil der Ostasiaten fehlt genetisch bedingt ein Leberenzym (CYP2C19), das notwendig ist, um einige Medikamente zu verstoffwechseln. Dies betrifft unter anderem die Wirkstoffe Omeprazol und Mephenytoin. Dies kann bei nicht angepasster Dosierung dazu führen, dass einige der verordneten Medikamente nicht wirken oder aber sich im Körper ansammeln und schwere Nebenwirkungen hervorrufen (Eichelbaum/Fischer 2001, Nees 2009).

Alkohol

Ein Großteil der Nordostasiaten (insbesondere Chinesen, Japaner, Vietnamesen und Koreaner) reagiert bereits auf kleinste Alkoholmengen sehr empfindlich. Dies liegt an einem genetisch bedingten Mangel des Enzyms ALDH (Alkoholdehydrogenase), das am Abbau von Alkohol in der Leber beteiligt ist. Es wirkt bei den Betroffenen entweder gar nicht oder nur unzureichend, sodass schon die Einnahme kleinster Alkoholmengen zu Kopfschmerzen, Flush (roter Kopf), Übelkeit oder Herzklopfen führen kann. Daher ist es besonders wichtig, mit nordostasiatischen Pflegebedürftigen zu besprechen, ob und in welcher Ausprägung sie empfindlich auf Alkohol reagieren, und gegebenenfalls alkoholfreie Präparate oder andere Applikationsformen zu finden (Gottfreund 2024).

1.3.7 Besondere Gebete und Gebräuche

Angehörige

Die Anwesenheit möglichst vieler naher Angehöriger ist den meisten sterbenden Chinesen sehr wichtig. Gebete haben in den letzten Lebenswochen und -tagen oft keinen hohen Stellenwert. Die Ahnen werden respektiert, in vielen Sterbezimmern werden für sie Altäre errichtet und Ahnentafeln aufgestellt. Sterbende Chinesen laden die sie betreuenden Personen oftmals selbst zur ihrem eigenen Begräbnis und den nachfolgenden Feierlichkeiten ein.

1.3.8 Hilfreiches Verhalten in der Sterbephase

Individuelle Einstellung

Es gibt keine allgemeingültigen Rituale, die den Sterbeprozess betreffen, da in der chinesischen Kultur sehr viele verschiedene Traditionen und Glaubensrichtungen existieren. Die Einstellung der Chinesen zu Sterben und Tod ist daher äußerst vielgestaltig. Viele Chinesen sind Atheisten und praktizieren keine besonderen religiösen oder kulturellen Rituale. Es ist daher äußerst wichtig, die individuelle Einstellung zu erfragen. Im Allgemeinen wird der Tod als natürliches Ereignis betrachtet, auf das der Betroffene vorbereitet sein möchte. Es ist daher sehr wichtig, einen sterbenden Chinesen über seinen bevorstehenden Tod zu informieren.

Fingerspitzengefühl bei der Schmerztherapie

Sehr wichtig ist es den meisten Chinesen auch, in Würde zu sterben. Um ihr Gesicht zu wahren, vermeiden viele, Schmerzen und andere Beschwerden zu offenbaren. In diesen Fällen ist viel Fingerspitzengefühl gefragt, um eine adäquate Schmerztherapie und die Linderung weiterer Beschwerden in die Wege leiten zu können.

Um sicher zu sein, dass er auch nach dem Tod seine Würde behält, möchte der Sterbende eventuell die Bekleidung aussuchen, in der er eingesargt wird. Um dem Sterbenden zu zeigen, dass alles für seine Bestattung Erforderliche organisiert wird, besorgen seine Angehörigen meist frühzeitig den Sarg.

Betreuende können den Sterbenden darin bestärken, über seine Wünsche und Sorgen sowie seinen Glauben und seine Einstellung zum Tod zu sprechen. Über ihre innersten Gefühle sprechen sterbende Chinesen meist jedoch nur mit ihren engsten Angehörigen. Daher ist es in vielen Fällen hilfreich, wenn die Angehörigen den Sterbenden begleiten.

1.3.9 Umgang mit dem Verstorbenen

Würdevoller Umgang

Ein würdevoller Umgang mit Verstorbenen ist allen Chinesen ausgesprochen wichtig. Sind Angehörige anwesend, wird der Leichnam von ihnen gewaschen und anschließend angekleidet. Wohlhabende Familien kleiden ihre Verstorbenen in weiße Seide, oftmals besteht die Bekleidung aber aus Baumwolle. Der Verstorbene wird nach dem Ankleiden mit einem Laken bedeckt und mit zusammengebundenen Füßen mit dem Kopf in Richtung Tür aufgebahrt.

Zwei brennende Kerzen und eine Vase mit frischen Blumen oder Papierblumen schmücken den Nachtschrank neben dem Bett. In manchen Fällen wird eine Ahnentafel aufgestellt und der Name des Verstorbenen von den Angehörigen dazugeschrieben. Sind keine Angehörigen anwesend, können die betreuenden Personen den Verstorbenen waschen, ihm seine eigene Kleidung anziehen und den Leichnam anschließend mit einem Laken bedecken.

1.3.10 Einstellung zu Obduktion und Organspende

Dem Thema Organspende stehen Chinesen grundsätzlich reserviert gegenüber. In einem Großteil der chinesischen Bevölkerung herrscht die Überzeugung, dass ihr Körper unversehrt mit allen Organen ins Jenseits gehen müsse. Zudem ist in China die Zustimmung der Familie bzw des Familienoberhauptes zu einer Organtransplantation erforderlich. Obwohl die chinesische Regierung Organspendeprogramme fördert, werden Organspenden von vielen Chinesen nicht in Betracht gezogen, da in der traditionellen chinesischen Kultur die Entfernung von Organen nach dem Tod ein Tabu ist. Zudem wurde bis vor einigen Jahren in den meisten chinesischen Organtransplantationsgesetzen nicht der Hirntod, sondern Herz- und Lungenversagen als offizielle Todesursache anerkannt. Die Aufrechterhaltung der Funktion dieser Organe ist jedoch die Grundvoraussetzung für eine Organspende. Die Organentnahme an Menschen, deren Herz und Lungen noch funktionieren – auch wenn der Hirntod eingetreten ist und der Mensch künstlich am Leben erhalten wird – betrachten daher viele Chinesen auch heute noch als ein Verbrechen, obwohl mittlerweile eine Hirntoddiagnostik nach westlichen Standards vorgenommen wird. Aus diesen Gründen ist in China der Mangel an Spenderorganen eklatant. Gegenwärtig gibt es nur etwa 0,6 freiwillige Spender auf 1 Million Einwohner (Li 2015). Im Jahr 2005 räumte der damalige Vize-Gesundheitsminister Chinas erstmals offiziell ein, dass zum damaligen Zeitpunkt 90 % der Spenderorgane von hingerichteten Gefangenen stammten. Ein neues Gesetz trat in Kraft, nach dem sich chinesische Transplantationszentren registrieren lassen mussten, woraufhin sich ihre Anzahl von über 600 auf unter 170 reduzierte. Im Jahr 2007 wurde in China der bis dahin weit verbreitete Organhandel offiziell verboten, doch weiterhin stammten nahezu alle transplantierten Organe von hingerichteten Gefangenen. Im Jahr 2010 wurde ein Pilotprogramm ins Leben gerufen, um die Bürger Chinas von freiwilligen Organspenden zu überzeugen. Gleichwohl wurde im Transplantationskomitee die Ansicht vertreten, dass auch zum Tode Verurteilte einer Organentnahme nach ihrer Hinrichtung »freiwillig« zustimmen könnten. Erst seit dem Jahr 2015 wird in China offiziell von Organentnahmen Hingerichteter abgesehen. Obwohl China die Anzahl der transplantierten Organe dem weltweiten Transplantationsregister der WHO mitteilt, sind Organregister bis zum gegenwärtigen Zeitpunkt nicht öffentlich einsehbar. Im Jahr 2022 lag die Spenderrate bei 3,86 Spender pro

Million Einwohner, was den Platz 48 weltweit bedeutete (Wang/Chen, 2024).

Obduktion

Obduktionen wird meist zugestimmt, insofern ein wichtiger Grund dafür gegeben ist.

1.3.11 Bestattung

Traditionell wird erdbestattet, Einäscherungen sind jedoch ebenfalls gebräuchlich.

1.3.12 Besondere Rituale

Die in diesem Abschnitt beschriebenen Vorgehensweisen beziehen sich auf China und sind nur Beispiele, da es in der chinesischen Kultur viele verschiedene Traditionen und Glaubensrichtungen gibt und keine allgemein praktizierten Rituale existieren.

Wunsch nach einer würdigen Bestattung

Die Angehörigen eines Sterbenden bemühen sich darum, diesem zu zeigen, dass sie seinen Wunsch nach einer würdigen Bestattung erfüllen wollen. Es ist nicht unüblich, dass ein Sterbender seine Totenkleidung und auch den Sarg sehen will, um sicher zu gehen, ob beides seinen Vorstellungen entspricht. Oft wird der Sarg sogar im Zimmer des Sterbenden aufbewahrt.

»Das Wasser kaufen«

Wenn der Tod eingetreten ist, sprechen die Angehörigen Gebete und Segnungen und waschen den Verstorbenen eine ungerade Anzahl von Malen mit dafür vorgesehenem Wasser. Diese Zeremonie wird »Das Wasser kaufen« genannt; es wird geglaubt, dass das verwendete Wasser von Schutzgeistern bewacht wird. Weihrauch wird verbrannt und kleine Feuerwerkskörper werden entzündet, damit keine Dämonen von dem Leichnam Besitz ergreifen können. Das anschließende Einwickeln des Verstorbenen in Watte dient ebenfalls zur Abwehr von Geistern. Ist der Leichnam in Watte gehüllt, wird er in Baumwolle – bei wohlhabenden Familien in Seide – gekleidet. Die Kleidungsstücke werden, um den Gewändern buddhistischer Priester zu ähneln, mit Stoffbändern geschnürt und haben weder Reißverschlüsse noch Knöpfe. Weiblichen Verstorbenen wird das Haar hochgesteckt und mit Gold und Jade sowie einem siebeneckigen Lotusblütenhut geschmückt. Die Kopfbedeckung männlicher Verstorbener ähnelt der eines buddhistischen Priesters. Nach dem Ankleiden wird der Verstorbene in seinen Sarg gebettet und seine Füße werden zusammengebunden. Letzteres gilt als Vorsichtsmaßnahme, da er herumspringen könnte, falls böse Geister in ihn fahren. Zuweilen decken die Angehörigen aus Angst, ein böser Geist könnte aus dem Mund des Verstorbenen kommen, sein Gesicht mit Seidenpapier ab. Einem sehr alten Brauch zufolge wird etwas Jade mit in den Sarg gelegt. Der Sarg wird im Haus der Familie aufgebahrt. Brennende Kerzen, Vasen mit blauen und weißen Papierblumen sowie ein Bild des Verstorbenen schmücken ebenso den Raum wie bereitgestellte Speisen, die an die Zeit erinnern, als der Verstorbene noch gemeinsam mit seiner Familie aß. Ein Altar mit Ahnentafeln und dem darauf verzeichneten Namen des Verstorbenen wird ebenfalls aufgestellt. Jeden Tag beten die Angehörigen davor und zünden Kerzen und Räucherstäbchen an. Es gehört zur Tradition, dass Besucher Geschenke für den Verstorbenen und Speisen sowie Geld für die Angehörigen mitbringen. Verwandte und Freunde des Verstorbenen bringen Weihrauch und Kräuter und verrichten in Stille ihre Gebete vor dem Hausaltar. Die Hinterbliebenen stellen kleine Opfergaben aus Papier her, die all die Dinge symbolisieren, die den Verstorbenen in seinem Leben begleiteten (z. B. Tiere oder Pflanzen). Am Morgen der Beisetzung zerschlägt der jüngste Sohn des Verstorbenen an dessen Kopf ein Trinkgefäß, anschließend wird der Leichnam aus dem Haus getragen. Bei der nun folgenden Trauerprozession, die erst zur Trauerfeier und dann auf den Friedhof führt, werden die zuvor hergestellten Papiersymbole zusammen mit goldenem und silbernem Papiergeld verbrannt. Um hungrige Geister abzulenken, wird zudem oft gekochter Reis geworfen. Die Grabstätte wird von einem Geistlichen ausgesucht, der die Geister der bereits dort Bestatteten um Erlaubnis für das bevorstehende Begräbnis bittet.

Wenn die Trauernden den Friedhof erreicht haben, versichert der Geistliche den Angehörigen, dass die richtige Grabstelle ausgesucht wurde. Der Sarg oder die Urne wird nun in das Grab gelassen und die Anwesenden werfen jeweils eine Hand voll Erde hinein. Weinen und Klagen beim Begräbnis ist üblich. Im Anschluss an das Begräbnis finden besondere Zeremonien statt, die mindestens 24 Stunden dauern und im darauffolgenden Jahr mehrfach wiederholt werden. Bei diesen Zeremonien, wie auch bei der Trauerfeier, sind Gäste willkommen. Dies gilt in besonderem Maße für nicht mit dem Verstorbenen verwandte Gäste und solche, die einem anderen Kulturkreis entstammen, da sie dem Verstorbenen »Gesicht« (= Bedeutung) verleihen. Für die Hinterbliebenen bedeutet dies eine große Ehre.

Art der Bestattung

Die Art der Bestattung richtet sich nach der Glaubenszugehörigkeit. Erdbestattungen sind in China üblich, in den meisten großen Städten sind jedoch aus Platzgründen Feuerbestattungen gesetzlich vorgeschrieben. Urnen werden dort meist in Urnengräberwänden bestattet.

1.4 Christentum

1.4.1 Grundwissen

Rund 51 % der deutschen Bevölkerung gehören einer der christlichen Kirchen an (Bundesministerium des Inneren 2025). Im Jahr 2023 zählten zur römisch-katholischen Kirche 20,3 Millionen Gläubige und zur evangelischen Kirche 18,5 Millionen Gläubige (Bundesministerium des Inneren 2025).

Der evangelischen Kirche sind lutherische und reformierte Kirchen, Freikirchen und freikirchliche Gemeinschaften zugeordnet. Insgesamt haben die Freikirchen und die christlichen Sondergemeinschaften rund 1,8 Millionen Mitglieder (Religionswissenschaftlicher Medien- und Informationsdienst e. V. 2025). In den letzten Jahrzehnten sind vor allem aus Ost- und Südosteuropa etwa 1,2 Millionen Menschen orthodoxen Glaubens nach Deutschland eingewandert (Religionswissenschaftlicher Medien- und Informationsdienst e. V. 2025). Viele Griechen, Serben und Russen sind orthodoxe Christen. Die Orthodoxie ist eine ausgesprochen konservative Form des christlichen Glaubens, beispielsweise wird das Fasten strenger gehandhabt als im Katholizismus und Protestantismus. Alle großen christlichen Feste wie Weihnachten, Ostern und Pfingsten werden mit einer Fastenzeit eingeleitet.

Jesus Christus

Das Christentum ist die Religion der Anhänger Jesus Christi, der von ihnen als Sohn Gottes verehrt wird und der ihnen durch seine Lehre einen Weg zu Gott eröffnet hat. »Christus« heißt übersetzt »Der Gesalbte«, der Name »Jesus Christus« bedeutet »Jesus ist der Gesalbte Gottes«. Grundlage des christlichen Glaubens ist die Bibel, die sich in das Alte und das Neue Testament gliedert. Im Neuen Testament werden die Menschwerdung Gottes in Jesus Christus sowie Jesu Leben, Tod am Kreuz und Auferstehung bezeugt. Durch die Taufe werden Menschen in die Gemeinschaft mit Jesus Christus und seiner Kirche eingegliedert. Sie sind dazu berufen, dem Evangelium zu glauben und Jesus Christus nachzufolgen. Die im Alten Testament offenbarten Zehn Gebote Gottes sind die Lebensgrundlage aller Christen und regeln ihr Verhältnis zu Gott (Gebote 1–3) und das Verhältnis der Menschen untereinander. Sie lauten:

Zehn Gebote

- Ich bin der Herr, Dein Gott. Du sollst keine anderen Götter neben mir haben.
- Du sollst den Namen des Herrn, Deines Gottes, nicht missbrauchen.
- Du sollst den Feiertag heiligen.
- Du sollst Deinen Vater und Deine Mutter ehren.
- Du sollst nicht töten.
- Du sollst nicht ehebrechen.
- Du sollst nicht stehlen.
- Du sollst nicht falsch Zeugnis reden wider Deinen Nächsten.
- Du sollst nicht begehren Deines Nächsten Haus.
- Du sollst nicht begehren Deines Nächsten Weib, Knecht, Magd, Vieh noch alles, was Dein Nächster besitzt.

(Die Bibel, 5. Buch Mose 5: 6–22)

Grundpfeiler des Christentums

Aus den zehn Geboten ergeben sich die zwei Grundpfeiler des Christentums: die Gottes- und die Nächstenliebe. Dem christlichen Glauben zufolge hat der Mensch selbst die Verbindung zu Gott gestört, indem er durch sein Fehlverhalten den Tod in die Welt brachte. Gott, der die Menschen trotz allem liebt, schickte daraufhin seinen Sohn Jesus Christus in die Welt, der durch seinen Opfertod das Böse der Menschheit auf sich nahm und die Verbindung zu Gott wiederherstellte. Jesus Christus besiegte demnach den Tod und erstand von den Toten auf. Christen können sich im Gebet an ihn wenden, ihn um Vergebung ihrer Schuld bitten und somit wieder mit Gott verbunden werden. Christen glauben an die Auferstehung nach dem Tod und dass Gott über alle Menschen richten wird. Viele Christen wenden sich in ihrer letzten Lebensphase im Gebet an Gott, um ihn um Vergebung ihrer Sünden zu bitten.

Christliche Feiertage

- Christen feiern am 25.12. *Weihnachten* (die Geburt von Jesus Christus).
- Die *Fastenzeit* dauert 40 Tage (von Aschermittwoch bis Palmsonntag) und erinnert an die 40 Tage, die Jesus in der Wüste verbrachte. Während dieser Zeit wird häufig auf Fleisch, Alkohol, Nikotin oder Süßigkeiten verzichtet. Die Fastenzeit dient der Neuorientierung und Besinnung.
- Die *Karwoche*, in der häufig ebenfalls noch gefastet wird, beginnt am Palmsonntag und endet am Karsamstag. »Kar« leitet sich ab vom althochdeutschen Wort »Kara«, das Klage, Kummer oder Trauer bedeutet. Zur Karwoche gehört der Gründonnerstag. Der Name wird von dem altdeutschen Wort »gronan« abgeleitet, das »weinen« bedeutet und ein Verweis auf die Tränen der Büßer ist, die in der alten Kirche an diesem Donnerstag nach beendeter Buße wieder in die kirchliche Gemeinschaft aufgenommen wurden.
- Am *Karfreitag* gedenken Christen der Kreuzigung Jesu, es ist einer der höchsten christlichen Feiertage. Karfreitag ist der wichtigste Fastentag. Es soll kein Fleisch gegessen werden; Fisch ist hingegen erlaubt.
- Am *Karsamstag* gedenken die Christen der Grabesruhe Jesu. Als Zeichen der Trauer über Jesu Tod sind von Karfreitag bis Karsamstag die Altäre nicht geschmückt und es finden auch keine Gottesdienste statt. Am späten Samstagabend beginnt die Osternacht, die heiligste Nacht der Christenheit.
- An *Ostern* (immer am ersten Sonntag nach dem ersten Vollmond im Frühling) wird Jesu Auferstehung gefeiert. Es ist das höchste christliche Fest.
- An *Christi Himmelfahrt* (40 Tage nach Ostern) wird der Aufnahme Jesu Christi in den Himmel gedacht.
- Fünfzig Tage nach Ostern feiern Christen das *Pfingstfest.* Es erinnert an den Hl. Geist, der den Jüngern Jesu und somit der ganzen Kirche geschenkt wurde. Es ist der Geist der Liebe und des Verstehens.
- *Fronleichnam* (»Leib des Herrn«) ist ein katholischer Feiertag. Das Fest erinnert an Gründonnerstagabend, an dem Jesus sein Fleisch und Blut zur Speise gab und so die Eucharistie einsetzte.

- Der *Reformationstag* am 31.10. ist ein evangelischer Feiertag zur Erinnerung an den Thesenanschlag Martin Luthers, der zur Entstehung der Evangelischen Kirche führte.
- *Allerheiligen* (1. November) ist ein katholischer Feiertag, an dem der Heiligen gedacht wird.
- *Allerseelen* (2. November) ist ein katholischer Feiertag, an dem der Verstorbenen gedacht wird.
- Der *Buß- und Bettag* (11 Tage vor dem ersten Adventsonntag) ist ein evangelischer Feiertag zur Besinnung und Neuorientierung.
- Der *Totensonntag* (am letzten Sonntag vor dem ersten Advent) ist in der evangelischen Kirche ein Gedenktag für die Verstorbenen.
- Mit dem *ersten Advent* beginnt für die katholischen und evangelischen Christen das neue Kirchenjahr.
- Der *Sonntag* gilt im Christentum als »Tag des Herrn«, er wird mit Arbeitsruhe und einem Gottesdienst gefeiert.
- Manche Christen essen generell freitags kein Fleisch, weil im christlichen Glauben der Todestag Jesu ein Freitag war.

Besonderheiten

Christen haben individuell unterschiedliche Überzeugungen und Praktiken, daher ist es ratsam, den Kranken bzw. seine Angehörigen danach zu fragen.

Krankheit und Tod als Strafe

Es gibt Christen – sowohl Kranke als auch deren Angehörige und nahestehende Personen –, die Krankheit und Tod als Strafe Gottes deuten und mit Wut oder Angst reagieren. Es ist für diese Menschen besser, ihre Gefühle nicht zu unterdrücken, sondern sie auszuhalten und anzunehmen. Der Besuch eines Seelsorgers kann für sie sehr hilfreich sein. In der evangelischen Kirche wird das Abendmahl meist nur an Feiertagen gefeiert (also wesentlich seltener als die Kommunion in der katholischen Kirche) und hat für einen evangelischen Christen auch die Bedeutung einer »letzten Wegzehrung«. Das sollte nicht außer Acht gelassen werden, denn wird ein Kranker von einem Betreuenden gefragt, ob er das Abendmahl wünscht, könnte er es als Ankündigung seines nahenden Todes auffassen.

Orthodoxe Christen

Orthodoxe Pflegebedürftige haben oft Ikonen (kirchlich geweihte Bilder) bei sich, die meist sehr wertvoll sind und daher nach Möglichkeit sicher aufbewahrt werden sollten.

1.4.2 Körperpflege

Intimpflege

Viele Menschen – nicht nur Christen – aus anderen Ländern sind es gewohnt, nach dem Toilettengang ihre Intimregion unter fließendem Wasser zu reinigen, unter anderen Italiener und Spanier. Da es in den meisten deutschen Pflegeeinrichtungen keine Bidets gibt, ist es hilfreich, eine kleine, mit Wasser gefüllte Gießkanne oder eine Waschschüssel neben der

Toilette zu platzieren. Ist die Toilette in unmittelbarer Nähe der Dusche, kann auch die Brause zum Abduschen der Intimregion benutzt werden.

1.4.3 Ernährung und Kleidung

Viele katholische und orthodoxe Christen sind dankbar, wenn an Freitagen, besonders aber am Aschermittwoch und Karfreitag, Gerichte ohne Fleisch (Fisch ist erlaubt) angeboten werden. Gerade für ältere Menschen kann die Einhaltung von Fastenvorschriften wichtig sein, da sie diese eventuell von Kindheit an gewohnt sind. Kranke Christen sind von diesen Geboten zwar befreit, aber gläubige, traditionsgebundene Christen möchten sich eventuell trotzdem daran halten.

1.4.4 Kommunikation

Es müssen keine Besonderheiten beachtet werden.

1.4.5 Bewegung, Beschäftigung und Schlaf

Es müssen keine Besonderheiten beachtet werden.

1.4.6 Umgang mit Arzneimitteln

Es müssen keine Besonderheiten beachtet werden.

1.4.7 Besondere Gebete und Gebräuche

Katholiken

Für alle Christen ist das Kreuz ein wichtiges Symbol der Erlösung durch Jesus Christus, das sie eventuell in den Händen halten möchten. Einem *Katholiken* können das Gesangbuch »Gotteslob« und die Bibel ebenso angeboten werden, wie Rosenkränze und Bilder des Papstes, der Jungfrau Maria oder von Heiligen. Auf Wunsch sollte ein Kreuz aufgestellt werden.

Evangelische Christen

Für *evangelische Christen* können die Bibel und das evangelische Gesangbuch tröstlich sein.

Orthodoxe Christen

Manche *orthodoxe Christen* haben eine kleine Familienikone bei sich und wünschen sich zusätzlich vielleicht noch eine Bibel oder ein Kreuz.

In jeder Lebenssituation kann das »*Vaterunser*« gesprochen werden. Es wird sowohl von katholischen als auch von evangelischen Christen gebetet.

Vaterunser

> Vater unser im Himmel,
> geheiligt werde dein Name.
> Dein Reich komme.
> Dein Wille geschehe,
> wie im Himmel so auf Erden.

> Unser tägliches Brot gib' uns heute
> und vergib uns unsere Schuld,
> wie auch wir vergeben unseren Schuldigern.
> Und führe uns nicht in Versuchung,
> sondern erlöse uns von dem Bösen.
> Denn dein ist das Reich und die Kraft und die Herrlichkeit in Ewigkeit.
> Amen.
> (Die Bibel, Evangelium nach Matthäus 6: 6–13)

Ebenfalls von Bedeutung ist das *apostolische Glaubensbekenntnis*, das gleichermaßen von katholischen und evangelischen Christen gebetet wird:

Apostolisches Glaubensbekenntnis

> Ich glaube an Gott, den Vater, den Allmächtigen,
> den Schöpfer des Himmels und der Erde,
> und an Jesus Christus, seinen eingeborenen Sohn, unseren Herrn,
> empfangen durch den Heiligen Geist, geboren von der Jungfrau Maria,
> gelitten unter Pontius Pilatus, gekreuzigt, gestorben und begraben,
> hinabgestiegen in das Reich des Todes,
> am dritten Tage auferstanden von den Toten, aufgefahren in den Himmel.
> Er sitzt zur Rechten Gottes, des allmächtigen Vaters.
> Von dort wird er kommen, zu richten die Lebenden und die Toten.
> Ich glaube an den Heiligen Geist, die heilige christliche (katholische) Kirche,
> Gemeinschaft der Heiligen, Vergebung der Sünden,
> Auferstehung der Toten und das ewige Leben. Amen.
> (Evangelische Kirche in Deutschland 2025)

Die meisten christlichen Kirchen kennen die Praxis der Krankenkommunion, der *Krankensalbung* (diese wurde früher in der katholischen Kirche »letzte Ölung« genannt, der Begriff ist auch heute noch vielen Menschen geläufig) und der Beichte. Ein sterbender Christ möchte eventuell noch einmal als Zeichen seiner vergebenen Schuld (und damit der intakten Verbindung zu Gott) und seiner Hoffnung auf die Auferstehung eine oder alle dieser Zuwendungen erfahren.

Für Kranke, die einer der beiden großen christlichen Konfessionen angehören, aber auch anderer christlicher Kirchen, sind bestimmte Sakramente zur Krankheitsbewältigung oft von grundlegender Bedeutung: das Hl. Abendmahl (ev. Kirche) und die Hl. Kommunion (kath. Kirche). Die katholische Kirche kennt als Hilfe für kranke und sterbende Menschen das Bußsakrament (Vergebung der Schuld) und das Sakrament der Krankensalbung (Stärkung in der Krankheit und Hilfe im Sterben durch die Zusage Jesu Christi).

Sakramente

Zur Ausübung des christlichen Glaubens gehören die *Sakramente*, die als Zeichen der heilenden und rettenden Gegenwart Jesu verstanden werden. Katholische Christen kennen sieben Sakramente: Taufe, Firmung, Heilige

Kommunion, Beichte, Krankensalbung, Priesterweihe und Ehe. Diese Sakramente können in der Regel nur von Geistlichen und nur Lebenden gespendet werden. Evangelische Christen kennen nur die beiden Sakramente Taufe und Abendmahl.

Beichte

Wird von einem katholischen oder orthodoxen Kranken die *Beichte* gewünscht, sollte der Pfarrer unbedingt jederzeit, auch nachts, gerufen werden. Im Anschluss an die Beichte erteilt der Pfarrer dem Kranken die Lossprechung von dessen Sünden und spendet auf Wunsch das Sakrament der Krankensalbung.

Krankensalbung

Die *Krankensalbung* kann mehrfach gespendet werden, sie ist als Stärkung des Sterbenden für den vor ihm liegenden Weg zu verstehen. Die Betreuenden sollten hierfür eine brennende Kerze auf den aufgeräumten Nachtschrank stellen sowie ein Kreuz, etwas Wasser in einem Schälchen und etwas Zellstoff (um eventuell herunterlaufendes Öl abwischen zu können) bereitstellen. In der Regel bringt der Pfarrer das Krankenöl und die benötigten Texte mit. Meist wird es als schön empfunden, wenn bei der Krankensalbung Angehörige oder Betreuende anwesend sind. Nach der Begrüßung, einem eventuellen Schuldbekenntnis des Kranken und einem gemeinsamen Gebet aller Anwesenden legt der Priester dem Kranken die Hand auf, um ihm Schutz, Geborgenheit und Kraft zu vermitteln. Dann salbt er ihm die Stirn mit Öl und spricht: »Durch diese heilige Salbung helfe dir der Herr in seinem reichen Erbarmen. Er stehe dir bei mit der Kraft des Heiligen Geistes.« Bei der anschließenden Salbung der Hände spricht er: »Der Herr, der dich von deinen Sünden befreit, rette dich, in seiner Gnade richte er dich auf.« Im Anschluss daran kann die Krankenkommunion erfolgen (Erzdiözese München und Freising 2025).

Evangelischer Valetsegen (Abschiedssegen)

Der *evangelische Valetsegen (Abschiedssegen)* will durch die Handauflegung auf die Stirn des Sterbenden ein greifbares Zeichen der Zuwendung Gottes setzen. Diesen Segen kann jeder Christ sprechen, es muss kein Geistlicher sein. Er kann frei formuliert werden. Ein Beispiel für den Valetsegen lautet:

Valetsegen

> Es segne dich Gott, der Vater, der dich nach seinem Ebenbild geschaffen hat.
> Es segne dich Gott, der Sohn, der dich durch sein Leiden und Sterben erlöst hat.
> Es segne dich Gott, der Heilige Geist, der dich zum Leben gerufen und geheiligt hat.
> Gott der Vater und der Sohn und der Heilige Geist geleite dich durch das Dunkel des Todes. Er sei dir gnädig im Gericht und gebe dir Frieden und ewiges Leben. Amen.
>
> Evangelische Landeskirche in Württemberg 2025

Nottaufe

Sowohl bei katholischen als auch bei evangelischen Christen existiert die Möglichkeit der Nottaufe. Jeder Christ ist dazu befugt, bei Lebensgefahr diese Taufe durchzuführen. Der Wortlaut: »(Name), ich taufe dich im

Namen des Vaters und des Sohnes und des Heiligen Geistes« (Evangelische Landeskirche Württemberg 2025)

Die Nottaufe sollte nach Möglichkeit in Gegenwart zumindest eines christlichen Zeugen stattfinden und im Anschluss der zuständigen Kirchengemeinde angezeigt werden.

1.4.8 Hilfreiches Verhalten in der Sterbephase

Liegt ein Christ im Sterben, sollten ihm Hilfsmittel zum Gebet (z. B. eine Bibel, ein Gesangsbuch oder ein Rosenkranz) gereicht und auf Wunsch ein Seelsorger informiert werden. Dem Sterbenden können Texte, Lieder und Gebete vorgelesen werden. Einfühlsame, schweigende Anwesenheit kann für ihn ebenso eine große Hilfe sein. Vielen sterbenden Christen ist es wichtig, die Krankensalbung zu bekommen. Besonders katholische und orthodoxe Sterbende können den Wunsch äußern, noch einmal zu beichten. Liegt ein orthodoxer Christ im Sterben, sollte der örtliche orthodoxe Priester gerufen werden.

1.4.9 Umgang mit dem Verstorbenen

Im Sterbezimmer sollte eine Kerze als Symbol für den Glauben an die Auferstehung angezündet werden. Um sich von dem Verstorbenen verabschieden zu können, sollte den Hinterbliebenen so viel Zeit gegeben werden, wie sie benötigen. Zudem sollten sie darauf hingewiesen werden, dass sie ihn selbst waschen und ankleiden können. Das Waschen des Verstorbenen dient nicht nur der körperlichen, sondern auch der spirituellen Reinigung, da symbolisch die Schuld von ihm abgewaschen wird. Einem katholischen Verstorbenen werden die Hände gefaltet und ein Kreuz oder ein Rosenkranz unter die gefalteten Hände gelegt. Für den Umgang mit orthodoxen Verstorbenen gelten keine besonderen Vorschriften. Oftmals möchten die Hinterbliebenen ihn aber ähnlich versorgen wie unter Besondere Rituale beschrieben (► Kap. 1.4.12 Besondere Rituale). Ist dies nicht der Fall oder sind keine Angehörigen anwesend, kann ein orthodoxer Verstorbener auf die in der Einrichtung übliche Weise versorgt werden. Manche Angehörige wünschen sich, mit einem Geistlichen ihrer Glaubensrichtung ein Aussegnungsritual für den Verstorbenen abzuhalten, für das ausreichend Zeit und Raum ermöglicht werden sollten.

1.4.10 Einstellung zu Obduktion und Organspende

Die großen christlichen Kirchen ermutigen ihre Mitglieder dazu, als Zeichen der Nächstenliebe und Solidarität mit Kranken Organspender zu werden. Manche Christen besitzen einen Organspendeausweis. Es gibt keine religiösen Einwände gegen Obduktionen.

1.4.11 Bestattung

Orthodoxe Christen werden grundsätzlich erdbestattet. Katholische und evangelische Christen können eine Erd-, eine Feuer- oder auch eine Seebestattung erhalten, wobei katholische Christen oft die Erdbestattung vorziehen. Die Feuerbestattung war den Christen viele Jahrhunderte lang nicht nur untersagt, sondern auch gesetzlich verboten, weil sie als bewusste Leugnung des Glaubens an die Auferstehung verstanden wurde. Im Jahr 789 verbot Karl der Große die Feuerbestattung ausdrücklich. Papst Leo XIII. verbot sie im Jahr 1896 nochmals. Katholischen Christen, die sich feuerbestatten ließen, wurden die Sterbesakramente verweigert. Im 19. Jahrhundert wurde den Protestanten die Feuerbestattung erlaubt. Dies hatte unter anderem rein pragmatische Gründe, denn die Friedhöfe waren überfüllt und es entstanden gravierende Grundwasserprobleme. Im Jahr 1964 hob die katholische Kirche das Verbot der Feuerbestattung auf, weil diese nun nicht mehr als Leugnung der Auferstehung interpretiert wurde. Seebestattungen waren hingegen schon vorher erlaubt: Da Schiffe oft monatelang unterwegs waren und keinen Kühlraum besaßen, waren sie aus hygienischer Sicht unumgänglich.

Verstorbene Christen werden oft drei Tage lang in der Leichenhalle eines Friedhofs aufgebahrt. Am Tag der Beerdigung wird entweder in einer Kirche oder in einer Friedhofskapelle eine kurze Andacht gehalten. Dabei wird der verschlossene Sarg mit Weihwasser und Weihrauch gesegnet. Dieser Ritus soll an die Taufe erinnern und der symbolischen Reinigung des Verstorbenen dienen. Im Anschluss an die Aussegnung bildet die anwesende Trauergemeinde den »Leichenzug«, der den Verstorbenen zur Grabstelle begleitet. Der Weg dorthin wird auf dem Rückweg nach der Beisetzung von vielen Teilnehmern gemieden. Besonders in ländlichen Gegenden wurde schon immer großer Wert auf eine hohe Beteiligung an einer Beisetzung gelegt, heutzutage finden Beisetzungen hingegen zunehmend auf ausdrücklichen Wunsch im engsten Familienkreis statt. Die Grabrede gehört etwa seit dem 16. Jahrhundert zu einer Beerdigung, seit Beginn des 20. Jahrhunderts ist auch der Seelengottesdienst Brauch. Das Auflegen von Kränzen sowie das Werfen von ein wenig Erde oder kleinen Blumensträußchen in das offene Grab sind allgemein gebräuchlich. Auf diese Weise verabschieden sich die Trauernden ein letztes Mal von dem Verstorbenen. Im Anschluss wird noch einmal gebetet, das Vaterunser gesprochen und die Trauergemeinschaft vom Pfarrer gesegnet. Den nächsten Angehörigen des Verstorbenen wird von den übrigen Teilnehmern der Beisetzung am offenen Grab das Beileid ausgesprochen. Oftmals wird jedoch im Vorfeld, meist in den Traueranzeigen, darum gebeten, von diesem Brauch Abstand zu nehmen. Nach der Beisetzung findet in den meisten Fällen ein »Leichenschmaus« statt, der auch »Tröster« genannt wird. Dieser hat den symbolischen Sinn, durch Essen und Trinken zu zeigen, dass man wieder zum normalen Leben zurückkehrt, oftmals ist dies für die Angehörigen jedoch nur schwer durchzustehen.

Diese Bestattungsriten sind bei evangelischen, katholischen und orthodoxen Christen ähnlich.

Katholische Christen gedenken sechs Wochen nach dem Todestag im sogenannten »Sechs-Wochen-Seelenamt« und ein Jahr später im »Jahresseelenamt« in einem Gottesdienst dem Verstorbenen. Am Palmsonntag werden als Zeichen der Hoffnung auf Auferstehung die Gräber mit geweihten Palmzweigen geschmückt.

In der *evangelischen Kirche* wird einmal jährlich, am Totensonntag, aller Verstorbenen gedacht, insbesondere der Verstorbenen der letzten zwölf Monate.

Orthodoxe Christen gedenken des Todestags ihrer Verstorbenen nach neun und nach vierzig Tagen, nach sechs Monaten sowie am Jahrestag des Todes und am Geburts- und Namenstag des Verstorbenen.

Griechisch-orthodoxe Beisetzung

Eine Besonderheit *griechisch-orthodoxer Beisetzungen* besteht darin, dass die Verstorbenen zunächst nur für drei bis vier Jahre begraben werden. Nach diesem Zeitraum erfolgt in Anwesenheit eines Priesters eine zeremonielle Exhumierung. Die sterblichen Überreste werden mit Wein gewaschen, an der Luft getrocknet, in einen Sarg gelegt und dann in einem Kolumbarium beigesetzt.

1.4.12 Besondere Rituale

Die im Folgenden beschriebenen Rituale sind in im Laufe vieler Jahre aus bäuerlichen Traditionen entstanden. Obwohl sie keine rein christlichen Rituale sind, sollen sie erwähnt werden, da die damalige Gesellschaft stark christlich geprägt war und sich somit in den Sterberitualen Religion und Tradition vermischten.

Fenster öffnen

Jahrhunderte lang war es Brauch, nach dem letzten Atemzug des Sterbenden ein Fenster zu öffnen, die Uhren anzuhalten und die Spiegel im Haus zu verhängen. Noch heute kommt es sowohl in Privathäusern als auch in Pflegeeinrichtungen häufig vor, dass im Raum des Verstorbenen ein Fenster geöffnet wird, damit nach den Vorstellungen der Anwesenden seine Seele leichter hinausgehen kann.

Der Tradition, den Verstorbenen bis zur Beerdigung im Haus aufzubahren, wird heutzutage nur noch selten gefolgt. Als dieses Ritual, besonders in ländlichen Regionen, noch verbreitet war, wurde von Angehörigen und Nachbarn eine Totenwache mit gemeinsamen Gebeten und Mahlzeiten gehalten. Diese sogenannten »Notnachbarn« waren oft wertvolle Helfer, wenn jemand verstorben war. Sie fütterten das Vieh, brachten den Trauernden Essen und kleideten den Verstorbenen an. Ein Zimmermann fertigte im Haus des Verstorbenen den Sarg an. Für jeden Erwachsenen lagen diese nur für das Begräbnis verwendeten Bretter bereit. Sie gehörten ebenso zur Aussteuer einer Braut wie das Leinen für das Totenhemd.

Noch heute wird ein Verstorbener in vielen Regionen mit den Füßen voran aus dem Haus hinausgetragen – ein Brauch, der über hundert Jahre alt ist.

Totenbrett

Früher wurde ein Verstorbener vor allem in Böhmen, Oberösterreich, Franken und im östlichen Bayern bis zu seiner Einsargung auf ein Totenbrett gelegt, daher ist im Osten Bayerns der Begriff »aufs Brett kommen« auch heute noch gleichbedeutend mit »sterben«. Nach den Beerdigungen wurden die Totenbretter mit Namen und Daten sowie einem Gebet oder einem christlichen Spruch versehen und zur Erinnerung an die Verstorbenen auf den Grundstücken der Hinterbliebenen aufgestellt. Viele dieser Totenbretter stehen auch heute noch in den oben genannten Gebieten vor Häusern oder entlang von Wegen. Auf dem Land wurden diese Rituale noch lange gepflegt. In den großen Städten gab es bereits im 19. Jahrhundert erste Leichenhallen, und das Aufbahren im Haus wurde nach und nach aufgegeben.

Begräbnis

Ein Begräbnis verlief zur damaligen Zeit, etwa um 1900, nach genau festgelegten Bräuchen. War der Weg zum Friedhof nicht weit, so wurde der Sarg von den Nachbarn dorthin getragen. Bei einer größeren Entfernung folgte die Trauergemeinde einem Wagen über festgelegte Wege, die im Niederdeutschen »Liekwege« (Leichenwege) genannt wurden. Die Handschuhe der Sargträger wurden ebenso wie die Nadel, mit der das Totenhemd genäht worden war, nur einmal verwendet und anschließend mit ins Grab geworfen. Dieser Brauch hat sich bis heute gehalten.

Waschung

Ein *orthodoxer* Verstorbener wird in seinem Heimatland sofort nach Todeseintritt mit warmem Wasser gewaschen, da er »sauber« vor Gott treten soll. Diese Waschung wird meist von älteren Leuten vorgenommen. Von der Waschung weiblicher Verstorbener sind Frauen, die ihre Menstruation haben, ausgeschlossen. Männer dürfen dabei ebenfalls nicht anwesend sein. Nach der Waschung wird dem Verstorbenen saubere Kleidung angezogen, ihm werden Augen und Mund geschlossen und seine rechte Hand wir über der linken gefaltet. In die linke Hand wird ihm ein Kreuz und auf die Brust eine Ikone gelegt. Ein Blatt Papier mit Bildern Jesu, der Gottesmutter und Johannes des Täufers wird auf die Stirn gelegt, der Verstorbene wird aufgebahrt und mit einem weißen Tuch bedeckt. Es wird eine Kerze angezündet, die erst dann gelöscht wird, wenn der Verstorbene aus dem Haus getragen wird. Bevor der Verstorbene in den Sarg gelegt wird, werden er und der Sarg mit heiligem Wasser gesegnet. Vier Kerzen, die um den Sarg herum angezündet werden, sollen den Übergang des Verstorbenen in das ewige Reich symbolisieren. Der Sarg wird so in der Mitte des Zimmers platziert, dass der Kopf in Richtung der im Zimmer aufgestellten Ikonen weist. Am dritten Tag nach dem Tod wird der Verstorbene im Sarg unter Gesang von Verwandten und Freunden mit den Füßen voran aus dem Haus zur Kirche getragen. Dort findet die Aussegnung statt, bei der die Hinterbliebenen von einem Priester bei ihren Gesängen und Gebeten begleitet werden können, während sie mit Kerzen um den Sarg stehen und beten. Der Gebetstext wird dem Toten in die rechte Hand gelegt. Anschließend löschen die Anwesenden die Kerzen, gehen um den Sarg herum, bekreuzigen und verbeugen sich und küssen das Gebetblatt auf der Stirn sowie die Ikone auf der Brust des Verstorbenen. Die Ikone wird dann aus dem Sarg genommen, der Tote vollständig mit dem Laken bedeckt und der Sargdeckel geschlossen. Nach der Aussegnung wird der Sarg aus der Kirche getragen und ins Grab gelassen. Das Gesicht des Verstorbenen soll dabei nach Osten gerichtet sein, wo auf orthodoxen Friedhöfen ein großes Kreuz aufgestellt ist. Es ist üblich, im Anschluss an die Beerdigung bei nahen Verwandten einen »Leichenschmaus« einzunehmen. Die orthodoxe Kirche mahnt zwar, dass an diesem Tag auf Alkohol verzichtet werden soll, weil Gebet und Alkohol unvereinbar seien, diese Weisung wird jedoch nicht von allen Anwesenden beachtet. Es ist ein noch heute geltender Brauch, nicht anzustoßen, sondern nur das Glas zu heben, wenn man in Gedenken an einen Toten trinkt.

1.5 Hinduismus

1.5.1 Grundwissen

Wichtigste Götter

Der Hinduismus ist die älteste Weltreligion, er entstand im 1. Jahrtausend vor Christus. Etwa 880 Millionen Menschen, vor allem in Indien, sind Angehörige des Hinduismus (Bundeszentrale für politische Bildung 2025). Im Jahr 2023 lebten in Deutschland etwa 100.000 Hindus (Religionswissenschaftlicher Medien- und Informationsdienst e. V. 2025). Sie glauben an eine spirituelle Gottheit, die sich hinter vielen verschiedenen Göttern verbirgt. Sakthi (auch Parwathi genannt) und deren Ehemann Shiva gelten als der Beginn der Gottheiten, aus ihnen sind danach weitere Götter entstanden. Die wichtigsten Götter sind: Shiva (Zerstörer und Wiedererschaffer des Lebens), Wishnu (Erhalter), Brahma (Schöpfer und höchste Gottheit) sowie Ganesha, der in der Lage ist, die Hürden des Lebens zu beseitigen. Der Glaube an Karma und Reinkarnation (Wiedergeburt) ist ein wichtiger Grundpfeiler des Hinduismus, der auch im Buddhismus und bei den Anthroposophen zu finden ist. Nach der Lehre von der Seelenwanderung geht beim Tod eines jeden Körpers dessen Seele in ein anderes Wesen (Pflanze, Tier oder Mensch) über. Die Lehre des Karmas besagt, dass die Taten in diesem Leben auf das Schicksal im nächsten Leben Einfluss haben. Die Seele wandert je nach ihren Taten so lange durch Pflanzen, Tiere und Menschen, bis sie gut und rein genug ist, um von Gott empfangen zu werden. Ziel der Erlösung ist es, dieser Kette der Wiedergeburten zu entgehen. Zahlreiche Wege und Haltungen wie Yoga, Askese und Gottesliebe können zu gutem Karma und schließlich zur Erlösung führen.

Erlösung

Da der Tod also nur als »Übergangsstadium« mit einer Chance auf anschließende Erlösung betrachtet wird, sehen Hindus ihm in der Regel gelassen oder gar freudig entgegen. Ihr Respekt vor allem, was lebendig ist, begründet sich aus der Möglichkeit, als Tier wiedergeboren zu werden und hat die Entscheidung fast aller Hindus zu vegetarischer bzw. veganer Ernährung zur Folge. Die wichtigste Schrift des Hinduismus ist die »Bhagavad-Gita«. Die in ihr enthaltenen immerwährenden Weisheiten werden regelmäßig von Weisen aktualisiert.

Hinduistische Feiertage

- *Pongal (tamilisches Erntefest)*, ein 3–5 Tage dauerndes Fest, Mitte Januar
- *Mahashivaratri (die große Nacht Shivas)* im Februar/März
- *Holi (Frühlingsfest)* bei Vollmond im März
- *Krishna Janamashtami (Geburtstag Krishnas)* im Juli/August
- *Ganesh Chaturthi (Geburtsfest des Gottes Ganesha)* im August/September
- *Navaratra (das Fest der Neun Nächte)* im September/Oktober
- *Divali (Lichterfest)* bei Neumond im November

Besonderheiten
Für Betreuende ist es unerlässlich, einen kranken Hindu oder dessen Familie nach seinen religiösen Bräuchen zu fragen, da hinduistische Alltagspraktiken und Rituale individuell sehr unterschiedlich sind. Besonders bei Untersuchungen sollte Rücksicht darauf genommen werden, dass Hindus ein ausgeprägtes Schamgefühl haben.

1.5.2 Körperpflege

Rituelle Reinigung

Da im hinduistischen Glauben durch die Körperpflege nicht nur der Körper, sondern auch die Seele gereinigt wird, ist sie auch älteren und schwerkranken Hindus wichtig. Die rituelle Reinigung des gesamten Körpers erfolgt sowohl täglich am Morgen als auch vor jedem Gebet oder vor wichtigen Ereignissen und kann besonders für einen sterbenden Hindu von großer Bedeutung sein. Fremde Hilfe wird angenommen, sofern ein Helfender desselben Geschlechts zur Verfügung steht. Ebenso wie Muslime ziehen es Hindus vor, sich mit fließendem Wasser zu reinigen, da stehendes Wasser als unrein gilt und es ihnen deshalb sehr unangenehm wäre, im eigenen Badewasser zu sitzen. Da sich Hindus oft mehrmals am Tag waschen, ist es ratsam, einem bettlägerigen Hindu eine Waschschüssel und einen Krug oder Becher bereitzustellen. Die rechte Hand wird für »reine«, beispielsweise zum Essen, und die linke Hand für »unreine« Tätigkeiten (zum Beispiel zum Waschen nach dem Toilettengang) benutzt. Viele Inder sind es gewohnt, ihre Intimregion nach dem Toilettengang mit fließendem Wasser zu reinigen. Da in deutschen Pflegeeinrichtungen Bidets nicht Standard sind, ist es hilfreich, eine kleine, mit Wasser gefüllte Gießkanne neben der Toilette zu platzieren.

1.5.3 Ernährung und Kleidung

Reine und unreine Kost

Die meisten Hindus ernähren sich vegetarisch oder vegan und richten sich nach speziellen Ernährungsregeln, wobei es individuelle Unterschiede gibt.

Generell wird im Hinduismus zwischen »reiner« und »unreiner« Kost unterschieden. Gekochtes Getreide und Gemüse zählen zu den »reinen Speisen«, als »unrein« werden Schweinefleisch, Alkohol, scharfe Gewürze (Chili, Knoblauch, Zwiebeln), Tabak und Drogen betrachtet. Das Rind ist im Hinduismus ein heiliges Schöpfungssymbol, daher ist Rindfleisch ebenso tabu wie Lebensmittel, die bei der Zubereitung mit Rindfleisch in Berührung kommen. Hindus legen großen Wert auf Sauberkeit beim Umgang mit Lebensmitteln sowie auf das Händewaschen und das Ausspülen des Mundes vor und nach dem Essen. Insbesondere ältere oder verwitwete Hindufrauen fasten regelmäßig. An Festtagen ist grundsätzlich nur vegetarische Kost gestattet. Die meisten kranken Hindus ziehen mitgebrachte Speisen ihrer Angehörigen den in der Einrichtung angebotenen Gerichten vor.

Bedeutung des Bindi

Traditionelle Hindufrauen kleiden sich mit einem Sari und tragen einen Punkt über der Nasenwurzel zwischen den Augenbrauen (der Ort des dritten, spirituellen Auges) oder auch am Haaransatz. Der Punkt, Bindi (Hindi: Tropfen) genannt, besteht aus Joghurt, Reis und Farbe und hat je nach seiner Farbe verschiedene Bedeutungen: Ein schwarzer Punkt bedeutet, dass die Frau nicht verheiratet und ein roter Punkt, dass sie eine Ehefrau ist. Ein gelber Punkt besteht aus Sandelholzpaste oder Kurkuma, kühlt die Stirn und wird auch von männlichen Hindus getragen. Unbekleidete Schultern und Oberarme gelten als unsittlich. Das Tragen stets frischer Wäsche ist unerlässlich.

1.5.4 Kommunikation

In vielen Regionen Indiens existieren keine Worte für »danke« und »bitte«, stattdessen werden diese Begriffe durch Tonfall, Mimik oder andere Worte ausgedrückt. Bezüglich der Sprache gibt es jedoch große Unterschiede; für die tamilische Sprache trifft das oben Gesagte nicht zu (dort existieren sowohl das Wort danke [Nanri] als auch Herr [Titu] und Frau [Titumadi]). Inder empfinden die deutsche Sprache oft als »aggressiv« und hart. Ein übliches Gespräch unter Deutschen kann bei ihnen bereits den Eindruck erwecken, dass es sich um einen Streit handelt. Zustimmung wird von Hindus im Allgemeinen durch eine Kopfbewegung, die unserem Kopfschütteln gleicht, ausgedrückt und nicht durch ein Nicken. Es wird als unhöflich betrachtet, einer Person anderen Geschlechts die Hand zu schütteln, auch jeder andere körperliche Kontakt zu andersgeschlechtlichen Personen sollte nach Möglichkeit vermieden werden, was besonders bei der Pflege zu beachten ist.

Schmerz

Da im Hinduismus Leiden zum Leben gehört, wird Schmerz still hingenommen. Viele Hindus schämen sich, wenn sie Schmerzmittel und schmerzlindernde Maßnahmen benötigen, akzeptieren sie jedoch. Besonders in Anwesenheit ihrer Ehepartner sprechen Hindus nicht über Beschwerden im Bereich der Geschlechtsorgane und des Verdauungsapparats, Schmerzen und Unwohlsein. Die ärztliche Untersuchung, Behandlung und

Pflege einer Hindu-Frau sollte nach Möglichkeit nur in Anwesenheit ihres Mannes oder eines männlichen Verwandten stattfinden. Persönliche oder intime Gespräche mit einem hinduistischen Kranken sind aufgrund der meist ständigen Anwesenheit seiner Angehörigen oft sehr schwierig. Bei Fragen und Problemen kann ein Hindu-Priester oder ein Mitglied der örtlichen Hindugemeinschaft zwecks Vermittlung zu Rate gezogen werden.

1.5.5 Bewegung, Beschäftigung und Schlaf

Auch sehr schwer erkrankte Hindus benötigen Privatsphäre und ausreichend Zeit, um zu beten und zu meditieren. Gebete haben die Bedeutung einer spirituellen Reinigung. Vor dem ersten Tagesgebet, das nach der morgendlichen Wäsche stattfindet, wird nichts gegessen oder getrunken. Zudem erfolgt morgens und abends die Verehrung einer Gottheit (»Pudsha«), bei der Götterbilder gewaschen und Opfergaben gemacht werden. Oft bewahren Kranke Hindus Figuren oder Bilder von Göttern, die ihnen Halt und Trost geben, unter ihrem Kopfkissen auf.

1.5.6 Umgang mit Arzneimitteln

Vermeidung tierischer Produkte

Die meisten Hindus sind Vegetarier, weshalb Arzneimittel, die aus tierischen Rohstoffen hergestellt werden, für sie potenziell problematisch sind. Hindus, die keine Vegetarier sind, vermeiden sämtliche Produkte, die aus Rind hergestellt werden. Auch das hat Konsequenzen für die Arzneimitteltherapie. Etwa 25.000 Arzneistoffe werden aus Rind hergestellt, was man an dem auf einigen Verpackungen und Beipackzetteln befindlichen Hinweis »bovinen Ursprungs« erkennen kann. Pharmagelatine wird häufig aus Haut und Knochen von Rindern hergestellt und vorwiegend für Kapseln verwendet, da sie in getrocknetem Zustand sehr elastisch ist (Schrieber 2001).

Weitere Medikamente, die tierische Rohstoffe enthalten, sind zum Beispiel Blutersatzstoffe, Wachstumshormone, Enzyme, Heparine, Cortison, Pankreatin, einige Insulinarten, chirurgisches Nahtmaterial (Catgut), einige Infusionslösungen und viele Kapseln, Tabletten und Dragees, die Gelatine enthalten (Peta 2025). Hier gilt es, in Absprache mit dem Betroffenen Alternativen zu finden oder zu besprechen, ob bestimmte Arzneimittel trotz tierischer Inhaltsstoffe akzeptiert werden können, falls es keine andere Möglichkeit gibt.

1.5.7 Besondere Gebete und Gebräuche

Gliederung des menschlichen Lebens

Das menschliche Leben wird im Hinduismus in vier Abschnitte gegliedert: die Zeit der Erziehung, die Zeit der Tätigkeit in der Welt, die Zeit der Ablösung von dieser Welt und das Warten auf Befreiung durch den Tod.

Für einen sterbenden Hindu haben die beiden letztgenannten Lebensabschnitte die größte Bedeutung: Zunächst beginnt der Sterbende, sich von dieser Welt zu lösen, im weiteren Verlauf befreit sich nach und nach sein Geist und vereint sich mit dem »Höchsten Wesen«. Diese Phasen der Loslösung nach und nach durchleben zu können, ist für hinduistische Sterbende ebenso hilfreich wie tröstlich. Da im Hinduismus eine große Anzahl von Göttern verehrt wird, haben kranke Hindus oft diverse Glücksbringer, Amulette, Talismane, Gebetsperlen sowie Bilder und Figuren einzelner oder verschiedener Götter bei sich. Ein Hindu wird es zu schätzen wissen, beim Beten seine Privatsphäre zu haben. Während jüngere Hindus bezüglich ihrer Gebetszeiten recht flexibel sind, bevorzugen ältere Hindus dafür meist den frühen Morgen. Eine einheitliche Form des Betens ist im Hinduismus nicht bekannt, Hindus beten daher sehr individuell. Manche gehen mehrmals pro Woche in einen Tempel, andere meditieren in aller Stille oder kombinieren Meditation, Gebet und Yoga. Häufig werden sterbende Hindus bei ihren Gebeten von Brahmanen (Hindu-Priestern) unterstützt, die ihnen Worte aus den Weden (»Heiliges Wissen«, Aufzeichnung von Offenbarungen aus den Jahren 1300–500 vor Christus) vorsprechen, um ihnen dadurch zu einer guten Wiedergeburt zu verhelfen. Oft wird sterbenden Hindus Milch oder Wasser aus dem heiligen Fluss Ganges eingeflößt. Damit ihre Seele Frieden findet, werden sie darin unterstützt, den Namen Gottes (»Ram Ram«) auszusprechen. Ein tröstlicher Gesang ist das »Gayatri-Mantra«:

Gayatri-Mantra

»OM, bhur bhuvah swah
tat savitur varenyam
bhargo devasya dimahi
díyo yo nah pracodayat«
Es bedeutet übersetzt:
»OM, Erde, Himmel und All,
wir meditieren über diese
und das unbeschreibliche Licht
und den Glanz der Sonne!
Möge sie unsere Gedanken erleuchten!«

(Shivani 2025)

1.5.8 Hilfreiches Verhalten in der Sterbephase

Klagen sind weder von dem Sterbenden noch von seinen Angehörigen üblich, da für Hindus das Leiden zum Leben gehört und sie deshalb nicht versuchen, dagegen anzukämpfen. Dem hinduistischen Glauben nach beeinflussen die Gedanken des Sterbenden die Art seiner Wiedergeburt. Negative Gedanken in den letzten Augenblicken des Lebens können zu einer ungünstigen Wiedergeburt führen, daher wird alles getan, damit der Sterbende sich den Umständen entsprechend wohl fühlt. Sterbende Hindus ziehen sich so gut es ihnen möglich ist zurück, halten Rituale zu Ehren verschiedener Götter ab und meditieren über ihr bisheriges Leben. Oft möchten sie armen Menschen, Priestern oder ihrem Tempel Nahrungsmittel und andere Dinge spenden. Die Familien sterbender Hindus legen oft kleines Stück Kuscha-Gras unter das Bett; dieses heilige Gras symbolisiert ein weibliches Kalb, das in der Heimat oft an Arme verschenkt wird. Ebenso besorgen die Familien oft Gangeswasser und Blätter der Tulsi-Palme beim örtlichen Tempel und legen diese heiligen Gegenstände den Sterbenden vor deren Tod in den Mund. Vielen sterbenden Hindus werden von Brahmanen als Segenszeichen Schnüre um Hals oder Handgelenk gebunden. Falls ein Sterbender den Wunsch äußert, vor seinem nahen Tod noch einmal eine rituelle Ganzkörperwaschung zu erhalten, sollten aus Gründen der Sittlichkeit die betreuende Person desselben Geschlechts wie der Sterbende und möglichst wenige weitere Personen anwesend sein. Befindet sich der Sterbende in einer Pflegeeinrichtung, so sollte man dort für eine kurzfristige Verlegung flexibel sein, da die meisten Hindus nach Möglichkeit zu Hause sterben möchten.

1.5.9 Umgang mit dem Verstorbenen

Rituelle Waschung

Direkt nach dem Eintritt des Todes träufelt ein Brahmane dem Verstorbenen etwas Wasser in den Mund. Darauf folgt die rituelle Waschung des Leichnams. Sie wird von den Hinterbliebenen mit fließendem Wasser (z. B. auf einer Liege im Bad) vorgenommen, wobei dem Waschwasser, wenn möglich, etwas Gangeswasser hinzugefügt wird. Nach der Waschung wird der Verstorbene gesalbt, in Tücher gewickelt oder neu eingekleidet und dann entweder auf den Fußboden oder in sein Bett gelegt. Kerzen werden angezündet, Weihrauch wird verbrannt und das »OM« (ein religiöses hinduistisches Symbol) auf einen Tisch neben dem Verstorbenen gestellt. Ein verstorbener Hindu darf zwar von Andersgläubigen berührt werden, jedoch ist es ratsam, zunächst die Hinterbliebenen zu fragen, ob sie Einwände dagegen haben. Ist dies nicht der Fall, sollten Nicht-Hindus mit Rücksicht auf die religiösen Gefühle der Angehörigen bei der Versorgung des Verstorbenen Handschuhe tragen. Dabei sollten dem Verstorbenen aufgelegte geweihte Fäden, Schmuck und andere religiöse Gegenstände nicht entfernt werden.

1.5.10 Einstellung zu Obduktion und Organspende

Da viele Hindus Obduktionen als Respektlosigkeit gegenüber Toten empfinden, stimmen sie ihnen nur in Ausnahmefällen zu. Hat aber eine Obduktion stattgefunden, sollten dem Leichnam vor der Einäscherung auf jeden Fall sämtliche entnommenen Organe zurückgegeben werden. Organspenden stehen die meisten Hindus eher ablehnend gegenüber.

1.5.11 Bestattung

Feuerbestattung

Ein verstorbener Hindu wird in jedem Fall feuerbestattet. Sannyasins (Hindus, die in Askese und Besitzlosigkeit leben) und Säuglinge werden allerdings begraben. In Deutschland verstorbene Hindus werden meist hier eingeäschert und ihre Asche wird dann in die Heimat geflogen, um dort verstreut zu werden. In einigen Krematorien ist es möglich, dass der älteste Sohn den Einäscherungsvorgang per Knopfdruck auslöst, um die Tradition zu wahren, nach der er das Feuer entzünden soll (► Kap. 1.5.12 Besondere Rituale). In der Regel entscheiden die Verwandten des Verstorbenen, wo die mit der Beerdigung verbundenen Rituale stattfinden, ohne dass ein Hindupriester darauf Einfluss nimmt. Falls die Verwandten des Verstorbenen in Deutschland keine Wohnung besitzen oder diese zu klein ist, mieten sie für die Feierlichkeiten eine Halle.

1.5.12 Besondere Rituale

Der nachfolgende Text bezieht sich auf Rituale, die in Indien praktiziert werden.

Heilige Kuh

Wenn der Tod bevorsteht, sollte der Sterbende möglichst noch eine heilige Kuh berühren, die dann dem von den Angehörigen herbeigerufenem Brahmanen als Geschenk überreicht wird.

Nach alter Tradition tragen Angehörige den Sterbenden aus dem Haus und legen ihn auf einen gereinigten, mit Kuhmist bestrichenen oder mit Blumen bestreuten Platz außerhalb des Dorfs. Sein Kopf wird Richtung Süden gelegt, wo das »Totenreich« vermutet wird. Die Familie setzt sich um ihn herum und ruft die Götter an. Da die Art der Wiedergeburt unter anderem vom Zustand des Bewusstseins zum Todeszeitpunkt abhängt, versuchen die Angehörigen, durch das Rezitieren heiliger Schriften die Aufmerksamkeit des Sterbenden auf Gott zu lenken. Den Hindus, die nicht am Ganges sterben können, wird nach Möglichkeit von ihren Familien löffelweise Gangeswasser eingeflößt. Nach Eintritt des Todes wird der Verstorbene ins Haus zurückgebracht, rituell gewaschen, gesalbt, geschmückt, mit Blumen umgeben und in ein rotgoldenes Gewand gehüllt. Die Hinterbliebenen singen drei Tage lang spirituelle Lieder und errichten einen kleinen Altar mit Blumen und einem Bild des Verstorbenen, vor dem täglich seine Lieblingsspeisen gestellt werden. Mehrmals täglich werden Zeremonien abgehalten, die der Seele des Verstorbenen helfen sollen, einen neuen Körper zu finden. Bei Vernachlässigung dieser Rituale bleibt nach hinduistischem Glauben die Seele als Geist unter den Lebenden gefangen.

Einäscherung

Einer der wichtigsten Götter des Hinduismus ist Agni, der Gott des Feuers. Der Verstorbene muss verbrannt werden, damit sich seine Seele (»Atman«) vom Körper lösen kann. Für eine Einäscherung werden etwa 300 kg trockenes Holz benötigt, wodurch diese Zeremonie sehr teuer wird, denn Holz ist in Indien sehr rar. Die Einäscherung ist ein festlicher Akt, der mehrere Stunden dauert und nicht von großem Kummer begleitet wird, weil der Tod nicht als das Ende der Existenz betrachtet wird. Der Verstorbene wird drei Tage nach seinem Tod in Tücher gehüllt, geschmückt und zum Verbrennungsplatz gebracht. Der Ehepartner des Verstorbenen oder der älteste Sohn geht voraus, wobei er glühende Kohlen in einem Tontopf vor sich her trägt. Nachdem sich die Hinterbliebenen ein letztes Mal von dem Verstorbenen verabschiedet haben, besprengt ihn ein Brahmane mit Duftwasser und spricht ein Gebet. Während der Körper auf den Verbrennungsort gelegt wird, werden Verse aus der Rigweda (dem heiligen Buch der Hindus) gesprochen. Es ist dann die Pflicht des Sohns, den Scheiterhaufen zu entzünden, während der Brahmane Mantras singt, um das Feuer zu weihen. Der Sohn geht siebenmal um den Leichnam herum, wobei er die brennende Fackel und einen mit Wasser gefüllten Tontopf trägt, in den ein kleines Loch gebohrt wurde. Das aus dem Topf tropfende Wasser bildet bei dem Gang um den Scheiterhaufen eine Grenzlinie, damit die Seele des Verstorbenen nicht als Geist zur Erde zurück flüchtet. Die Hinterbliebenen überlassen dann den Scheiterhaufen dem Personal des Verbrennungsplatzes, baden im Fluss, kehren zurück nach Hause und reinigen das Haus des Verstorbenen. Am dritten Tag wird die Asche des Verstorbenen eingesammelt und nach Ablauf der zehn Trauertage in den Ganges gestreut. Ist dies nicht möglich, wird die Asche in einen nahe gelegenen Fluss oder ins Meer gestreut, nur notfalls wird sie vergraben. Die Angehörigen gelten noch zehn Tage lang als unrein, müssen die ersten zwei Tage fasten und dürfen sich in dieser Zeit der Unreinheit anderen Menschen nicht nähern. Zudem ist es ihnen in den folgenden acht Tagen untersagt, im Trauerhaus zu kochen und ihre Haare und Bärte zu schneiden. Zehn Tage nach der Einäscherung besuchen die Teilnehmer der Verbrennung die Familie des Verstorbenen, bieten ihnen Hilfe an und spenden ihnen Trost. Eine Witwe muss traditionell für den Rest ihres Lebens enthaltsam sein, Söhne des Verstorbenen nur einen Monat lang. Einmal jährlich führen die männlichen Verwandten die Shreda (ein Ahnenritual) durch, bei der dem Verstorbenen Opfergaben in Form von Speisen und Getränken dargebracht werden. Dadurch versuchen sie, sich im Jenseits Verdienste zu erwerben. Die Hinterbliebenen fasten von nun an immer bei Neumond zum Gedenken an den Verstorbenen.

Wer am heiligen Fluss Ganges stirbt, soll besonders gute Chancen auf eine bessere Wiedergeburt haben, daher werden täglich Tausende Sterbende dorthin gebracht. Im nordwestindischen Varanasi (früher: Benares) befindet sich das bedeutendste Pilgerzentrum der Hindus. Es ist ein heiliger Ort, an dem Hindus ihre Sünden vergeben werden können. Am Ufer des Ganges sind dort auf einer Länge von 6 km Steintreppen angelegt, zu denen jährlich viele tausende Menschen pilgern, um dort zu sterben, die Leichen ihrer Angehörigen zu verbrennen oder die Asche von Verwandten in den Ganges zu streuen.

1.6 Islam

1.6.1 Grundwissen

Die Zahl der Muslime wird weltweit (im Jahr 2024) auf 1,9 Milliarden geschätzt (Statista 2025). Der Islam ist vor allem in Afghanistan, Ägypten, Algerien, Indonesien, Iran, Jordanien, den Ländern des ehemaligen Jugoslawien, Libanon, Malaysia, Marokko, Pakistan, Syrien, Tunesien, Türkei und zunehmend in Zentraleuropa verbreitet. Nach dem Christentum ist der Islam mit rund 5,5 Millionen Angehörigen die zweitgrößte Religion in Deutschland. Der muslimische Anteil an der Gesamtbevölkerung beträgt ca. 6,6% (Deutsche Islam-Konferenz 2025). Der Islam ist in Deutschland schon seit der Preußenzeit bekannt und in neuerer Zeit vor allem durch Migration nach Deutschland gekommen. Nur wenige Deutsche sind bislang zum islamischen Glauben konvertiert, ihre Anzahl stieg in den letzten Jahren jedoch kontinuierlich. In Deutschland sind außer den großen Richtungen der Sunniten und Schiiten auch islamische Sondergemeinschaften, wie z. B. die Aleviten, vertreten. Der Islam ist die jüngste der großen Weltreligionen, beruft sich auf den Propheten Mohammed (571–632 n. Chr.) und hat dieselben Ursprünge wie das Judentum und das Christentum. Das Alte und das Neue Testament (also die jüdische Thora und die christliche Bibel in ihrer Urversion) werden als authentische Offenbarungen Gottes angesehen. Jesus Christus wird als ein Prophet, nicht aber als Gottes Sohn anerkannt. Nach islamischem Glauben war Mohammed der letzte Prophet, der die letztgültige Offenbarung Gottes erhielt: den Koran (Qur'an). Das Wort »Islam« bedeutet wörtlich übersetzt »Ergebenheit in Gott«. Muslime leben jedoch ihre Religion individuell und unterschiedlich aus. Nicht alle Muslime beachten alle Regeln des Islams, viele muslimische Frauen tragen kein Kopftuch und nicht jeder Muslim nimmt am traditionellen Freitagsgebet teil. Die fünf Grundsäulen des Islams, an die sich gläubige Muslime halten, sind (Ditib 2025).

Fünf Grundsäulen des Islams

1. *Shahada:* Das Glaubensbekenntnis: »Es gibt keine Gottheit außer dem Einen Gott und Muhammad ist sein Gesandter.«
2. *Salah:* Wer regelmäßig (fünfmal am Tag) betet, hat den halben Weg zu Gott hinter sich.
3. *Saum:* Wer im Monat Ramadan fastet, kommt bis an die Pforte des Paradieses.
4. *Zakah:* Wer armen Menschen *Almosen* gibt, dem wird der Eingang zum Paradies geöffnet (Entrichtung der Armensteuer).
5. *Hadsch:* Wer einmal im Leben *nach Mekka* pilgert (soweit die finanziellen Möglichkeiten gegeben sind), wird nach dem Tod im Paradies leben.

Darüber hinaus sollen sich Muslime für ihren Glauben einsetzen. Leiden und Krankheit werden in erster Linie als das Resultat des Nichtbeachtens psychischer und gesundheitlicher Präventionsmaßnahmen betrachtet.

Darüber hinaus sieht ein Muslim darin, sowie in allen anderen Bereichen des Lebens, eine Prüfung, die unabhängig vom Befolgen der Gebote Gottes jeden treffen kann und eine Möglichkeit zur Persönlichkeitsentwicklung bietet. Geduld in diesem Prozess bewirkt Sühne und die Reinigung von Körper und Seele.
Muslime sind dazu angehalten, den Tod in ihr Leben mit einzubinden, statt ihn zu verdrängen.

Die Aleviten (»Anhänger Alis« = Alevi) sind mit etwa 700.000 Gläubigen und 160 Ortsgemeinden eine der größten in Deutschland lebenden islamischen Gemeinschaften (Alevitische Gemeinde Deutschland 2025) Etwa 10–12% der türkischen Bevölkerung sind Aleviten (ATAG e.V.) In ihrer Religion spielen Motive aus anderen Religionen und alte anatolische Traditionen ebenso eine Rolle wie vorislamische und mystische Elemente. Gläubige Aleviten lehnen wesentliche Elemente des in der Türkei vorherrschenden sunnitischen Islams, wie z.B. die Scharia (das religiöse Gesetz) ab. Sie legen den Koran im Gegensatz zu anderen islamischen Glaubensrichtungen nicht wörtlich aus, da sie glauben, dass er nach Mohammeds Tod verfälscht wurde. Viele islamische Rituale, wie etwa die fünf täglichen Pflichtgebete und die Pilgerfahrt nach Mekka, führen Aleviten nicht aus und alevitische Frauen tragen kein Kopftuch. Toleranz und Gleichberechtigung sind zentrale Werte des alevitischen Glaubens. Christentum und Judentum werden als gleichberechtigte Offenbarungen anerkannt. Das Herz eines Menschen wird als »Gottes Haus« betrachtet. Im Gegensatz zu anderen islamischen Glaubensgemeinschaften feiern alevitische Männer, Frauen und Kinder gemeinsam ihre Gottesdienste. Bei diesen Feiern wird musiziert, gesungen und getanzt. Daraus konstruieren manche fundamentalistische islamische Gemeinschaften das Vorurteil, bei den Gottesdiensten der Aleviten käme es zu Orgien und Inzest.

Islamische Feiertage

Die Festtage werden nach dem islamischen Mondkalender bestimmt, der sich von unserem Kalender unterscheidet; daher fallen die Feste im Laufe der Jahre in verschiedene Monate. Die Verschiebung erfolgt im Sonnenkalender rückwärts um meist etwa 11 Tage.

- *Id ul-Adha (Opferfest)* zum Abschluss der Pilgerfahrt nach Mekka, das höchste islamische Fest
- *Id al-fitr (Ramadanfest)* die ersten drei Tage nach Ende des Ramadans
- *Mawlid an-Nabi* (Geburtstag des Propheten)
- *Mi'raj* (Himmelsreise des Propheten)
- *Muharram* (Trauertage der Schiiten, nur im islamischen Osten, wie z.B. in Pakistan)
- *Ramadan* (Fastenmonat)
- *Die Beschneidung der Jungen* als wichtiges Familienfest

Besonderheiten

Krankenbesuche

Krankenbesuche gelten im Islam als »heilige Pflicht« und ehren den Kranken, weshalb in den Krankenzimmern von Muslimen meist viele Besucher anzutreffen sind. Der Koran fordert ein großes Zusammengehörigkeitsgefühl, sodass viele Muslime glauben, durch einen Krankenbesuch eine gute Tat zu vollbringen. Da sie damit einer Empfehlung des Propheten Muhammad folgen, hoffen sie, dass ihnen dies Gottes Segen bringt.

Einem gläubigen Muslim kann es wichtig sein, dass sich in seinem Zimmer und an dem Ort, wo er seine Pflichtgebete durchführt, kein Kreuz oder christliche Bildnisse befinden. Ferner wird er zu schätzen wissen, wenn seine Gebetszeiten geachtet und seine Essens- und Hygieneregeln respektiert werden.

Gebete

Freitags hat das Mittagsgebet eine besondere Bedeutung, denn dieser Wochentag ist im Islam heilig. Der Koran schreibt fünf tägliche Gebete mit dazugehörigen rituellen Waschungen vor, Kranke dürfen diese Gebete jedoch zu einem Gebet zusammenfassen. Wer nicht in der Lage ist, den Vorschriften gemäß zu beten, darf das Gebet im Liegen oder Sitzen verrichten.

Ramadan

Im Fastenmonat Ramadan dürfen Muslime von der Morgendämmerung bis zum Sonnenuntergang nicht essen, trinken und rauchen sowie keinen sexuellen Verkehr haben. Diese Regeln gelten zwar nicht für Kranke (auch nicht für Kinder, Schwangere, Frauen zur Zeit der Menstruation und Reisende), dennoch möchten sich die meisten kranken Muslime so gut wie möglich daran halten. Interessant hierbei ist, dass insbesondere jene Muslime, die sich nicht als »sehr« gläubig ansehen, trotzdem das Fasten einhalten. Einer Studie zufolge fasten über 75 % aller Muslime in Deutschland (Deutsche Islam Konferenz 2025). Versäumte Fastentage sollen den islamischen Vorschriften zufolge später nachgeholt werden. Ist dies nicht möglich, sollen ersatzweise arme Menschen mit Nahrung versorgt werden. Während des Ramadans werden Medikamente, Spritzen oder rektale Temperaturmessungen oft verweigert, da diese das Fasten brechen (► Kap. 1.6.6 Umgang mit Arzneimitteln).

Es kommt vor, dass der Ehemann oder ein Verwandter einer kranken Muslima bei der täglichen Pflege und auch bei ärztlichen Untersuchungen anwesend sein will, denn in einigen islamischen Kulturen gilt es als unschicklich, wenn ein fremder Mann mit einer Frau allein in einem Raum ist. Dies gilt für Ärzte ebenso wie für männliches Pflegepersonal. Bei oberflächlichen Schnittwunden an Kopf, Armen und Beinen eines Muslims handelt es sich häufig nicht um Misshandlungen oder Unfälle, sondern um ein Mittel der islamischen Volksmedizin, ähnlich einem Aderlass: Durch kleine Einschnitte sollen Krankheiten und Schmerzen mit dem Blut hinausgeschwemmt werden.

1.6.2 Körperpflege

Rituelle Waschung

Im Islam sind die Reinheit von Körper und Seele untrennbar miteinander verbunden. Die tägliche Reinigung mit fließendem Wasser ist wichtig. Anstelle von fließendem Leitungswasser kann mit einer Kelle frisches Wasser aus einer Schüssel geschöpft und das benutze Wasser mit einer zweiten Schüssel aufgefangen werden. Die rituelle Waschung (nicht die rituelle Ganzwaschung!) ist für das fünfmal am Tag stattfindende Pflichtgebet und vor der Rezitation des Korans erforderlich und vielen Muslimen, gerade bei Krankheit, wichtig. Betreuende sollten sich im Einzelfall erkundigen, inwieweit Hilfestellung, zum Beispiel zur Bereitstellung von Wasser, benötigt wird. Bei einer rituellen Waschung werden Gesicht, Stirn, Ohren, Hände und Arme bis zu den Ellbogen und die Füße bis zu den Knöcheln gewaschen. Der Mund wird ausgespült und die Nase durch das Einziehen von Wasser gereinigt. Auch in einer Pflegeeinrichtung wäscht sich ein Muslim lieber selbst, um »rein« zu werden. Wenn er selbst nicht mehr dazu in der Lage ist, kann die Körperwäsche zwar auch von den ihn Betreuenden übernommen werden, allerdings können sie keine rituelle Waschung durchführen, da dies nur der Muslim selbst tun kann. Ein muslimischer Mann darf nur von männlichen Personen und eine muslimische Frau nur von weiblichen Personen gewaschen werden. Ist dies in einer Pflegeeinrichtung nicht möglich, sollten die Angehörigen gebeten werden, bei der Körperpflege des Kranken behilflich zu sein. Muslimische Männer und Frauen legen großen Wert auf die Entfernung sämtlicher Körperhaare, Kopfbehaarung und eventuell Bärte ausgenommen. Je nach Tradition umfasst der Intimbereich bei muslimischen Frauen den ganzen Körper mit Ausnahme von Gesicht und Händen; bei muslimischen Männern reicht er vom Bauchnabel bis zu den Knien. Da ein Muslim durch sämtliche ausgehende Körpersäfte unrein wird, müssen muslimische Frauen am Ende ihrer Menstruation eine rituelle Ganzwaschung vornehmen. Vor jeder Mahlzeit muss einem Muslim die Möglichkeit gegeben werden, sich die Hände zu waschen. Die Intimregion wird nach dem Toilettengang unter fließendem Wasser gereinigt. Da in deutschen Pflegeeinrichtungen Bidets nicht Standard sind, ist es ratsam, eine kleine, mit Wasser gefüllte Gießkanne neben der Toilette zu platzieren. Die meisten Muslime betreten ein Badezimmer nur mit Schuhen (z. B. Badeschlappen), die sie ausschließlich für das Bad verwenden. Das Bad wird nicht mit Straßenschuhen (die vor dem Betreten der Wohnung generell ausgezogen werden), Pantoffeln oder gar barfuß betreten, da man beim Toilettengang unabsichtlich die Schuhe verschmutzen könnte und mit diesen dann nicht in die Wohnung, geschweige denn zum Gebet, gehen will. Hintergrund hierfür ist, dass in vielen muslimischen Ländern als Toiletten nur in den Boden eingelassene Löcher dienen, wo Verschmutzungen der Schuhe beim Toilettengang schneller passieren können als auf einem WC. Trotz anderer Hygienestandards ist der Brauch, extra Schuhe für das Bad anzuziehen, auch in Deutschland sehr verbreitet und sollte auch in der Pflegeeinrichtung berücksichtigt werden.

1.6.3 Ernährung und Kleidung

Islamische Speisevorschriften

Die meisten Muslime nehmen ihre Hauptmahlzeit erst abends zu sich. Hier ist Flexibilität seitens des Pflege- und Küchenpersonals gefragt. Vor allem ältere Muslime bevorzugen Mahlzeiten, die von ihren Angehörigen zubereitet und in die Einrichtung mitgebracht werden, da das in der Einrichtung angebotene Essen hinsichtlich der Zubereitung nicht ihren Gewohnheiten entspricht. Die islamischen Speisevorschriften sind im Koran und in der Sunna festgelegt und unterteilen die Nahrung in erlaubte (Halal) und verbotene (Haram) Lebensmittel. Pflanzliche Produkte sind grundsätzlich erlaubt. »Haram«, also nicht erlaubt, sind Schweinefleisch, Blut und jegliches Fleisch, das nicht im Namen Gottes geschlachtet und ausgeblutet wurde. Der Verzehr von Tieren, die selber Fleischfresser sind sowie von Fischen ohne Schuppen (z. B. Aal) ist ebenso verboten wie jegliche Verwendung von Alkohol in Nahrungsmitteln und die Einnahme aller Rauschmittel, welche die Sinne beeinträchtigen. Bei den Aleviten existiert kein zwingendes Verbot für den Genuss von Schweinefleisch und Alkohol, viele Aleviten nehmen aber trotzdem weder Alkohol noch Schweinefleisch zu sich. Informationen über Halal-Lebensmittel sind unter anderem bei muslimischen Gemeinden, Verbraucherzentralen und auf Internetportalen erhältlich (► Anhang).

Erscheinungsbild

Die meisten Muslime legen großen Wert auf ein gepflegtes Erscheinungsbild und saubere Kleidung. Das Tragen eines Kopftuchs, das sie vor Belästigungen schützen soll, ist für viele, aber nicht für alle muslimischen Frauen ein wichtiger Bestandteil des Glaubens. Viele von ihnen legen es auch bei ärztlichen Untersuchungen nicht ab. Wenn von einer gläubigen Muslima verlangt wird, das Kopftuch abzulegen, wird sie sich sehr wahrscheinlich schlecht behandelt fühlen und den Betreuenden und Ärzten misstrauisch gegenüberstehen.

Eine gläubige Muslima trägt keine körperbetonende Kleidung; von den Handgelenken bis zu den Fußknöcheln darf keine Haut sichtbar sein. Gläubige muslimische Männer bedecken grundsätzlich den Bereich zwischen dem Bauchnabel und den Knien. Kopfbedeckungen (z. B. Keffiya, Mütze oder Turban) werden nur von männlichen »Respektpersonen« getragen.

1.6.4 Kommunikation

Muslimische Kranke und deren Angehörige stellen unter Umständen selten Fragen, da sie die Ärzte und Betreuenden nicht belästigen bzw. deren Zeit nicht in Anspruch nehmen wollen. Oft nicken sie freundlich, um höflich zu sein, verstehen eventuell aber gar nicht, was ihnen gesagt wird. Durch Nachfragen würden sie ihre Unwissenheit offenbaren, was einem »Gesichtsverlust« gleichkäme. Auch der Erklärende sollte darum bemüht sein, im Gespräch sein Gesicht zu wahren. Dabei ist es wichtig, dass er dem Kranken und dessen Angehörigen nicht deren Unwissenheit vor Augen hält, bzw. sie »von oben herab« behandelt. Vor allem türkische Muslime bejahen oft nicht verstandene Fragen aus Scham, weil sie sich keine Blöße geben wollen. Daher sollte der Erklärende nachfragen, ob auch wirklich alles verstanden worden ist und dabei besonders auf die Körpersprache seines Gegenübers achten, da vieles nonverbal geäußert wird.

Muslime erwarten von Ärzten und Pflegenden deutliche Anweisungen. Aussagen wie »Das müssen Sie selbst wissen« lassen den Arzt oder den Pflegenden aus der Sicht vieler Muslime inkompetent erscheinen, denn sie erwecken bei ihnen den Eindruck, dass ihr Gegenüber selbst nicht Bescheid weiß.

Nonverbale Kommunikation

Da anhaltender Blickkontakt mit Autoritätspersonen als respektlos betrachtet wird, schaut ein Muslim beispielsweise einen Arzt im Gespräch meist nicht direkt an, vor allem nicht in die Augen. Zur Begrüßung ist ein Händedruck üblich. Im Sitzen die Beine übereinander zu schlagen, gilt als ungehörig. Schnalzen und dabei den Kopf in den Nacken werfen bedeutet »Nein«. Trauer und Schmerz werden je nach den Traditionen der jeweiligen Herkunftsländer unterschiedlich ausgedrückt, sehr emotionale Reaktionen sind aber bei den meisten Muslimen die Regel. Einige Muslime glauben, ein Leiden in dieser Welt sichere ihnen einen Platz im Himmel.

1.6.5 Bewegung, Beschäftigung und Schlaf

Gläubige Muslime werden es gerne annehmen, wenn ihnen, möglichst auf ihrem Zimmer, Ruhe und Privatsphäre zum Verrichten ihrer Gebete eingeräumt wird.

Gebetszeiten

Das erste Gebet findet vor Sonnenaufgang statt, das Mittagsgebet folgt nach dem Sonnenzenit. In zeitlichem Abstand folgen im Anschluss daran das Nachmittagsgebet, das Abendgebet nach Sonnenuntergang das Nachtgebet. Es gibt Gebetskalender, in denen die nach dem Sonnenstand errechneten Gebetszeiten verzeichnet und die unter anderem über Moscheen erhältlich sind.

1.6.6 Umgang mit Arzneimitteln

Während des Ramadan

Ein besonderes Problem kann die Arzneimitteltherapie während des Ramadan sein. Jede Form der Medikamentenanwendung, die in den Körper eindringt und systemisch wirkt, bricht nach einer islamischen Grundregel das Fasten. Dies betrifft im Ramadan somit die orale, rektale, parenterale und auch transdermale Medikamentengabe während des Tages.

Manche Muslime möchten sich in dieser für sie sehr bedeutsamen Zeit besonders streng an die Fastenregeln halten und in ihrer Familie keine Ausnahmestellung einnehmen. Deshalb nehmen sie im Ramadan tagsüber ihre Medikamente nicht, obwohl kranke Muslime von den Fastengeboten befreit sind und notwendige Medikamente auch tagsüber einnehmen dürfen.

Manche Muslime, die im Ramadan tagsüber ihre verordneten Medikamente ablehnen, verwenden stattdessen abends beim Fastenbrechen gleich die komplette Tagesdosis auf einmal, was unter Umständen lebensbedrohliche Folgen haben kann.

Schmerzpatienten

Gerade bei Schmerzpatienten können daher Retardpräparate eine gute Lösung sein – allerdings sollten keine Präparate verwendet werden, die

Inhaltsstoffe vom Schwein enthalten. Dies betrifft vor allem Medikamente in Kapselform, die oftmals unter Verwendung von Schweinegelatine hergestellt werden. Der Verzehr von Schweinefleisch und Blut ist im Koran strikt untersagt.

Koran

Im Koran steht geschrieben: »Verboten ist euch (als Nahrung) das Fleisch von verendeten Tieren, Blut, Schweinefleisch und das (Fleisch von Tieren, die) im Namen eines anderen als Gott geopfert wurden, von Ersticktem, Erschlagenem, zu Tode Gestürztem und (von anderen Tieren) zu Tode Gestoßenem, und was von wilden Tieren gerissen worden ist – mit Ausnahme dessen, was ihr noch rechtmäßig machen konntet (indem ihr das Tier wie vorgeschrieben geschlachtet habt, während es noch lebendig war) – und was geopfert worden ist für etwas, das als Götze herhalten muss, an Orten, die der Opferung für andere als Gott vorbehalten sind« (Koran, Sure 5, Vers 3).

Viele Präparate werden jedoch aus Blutbestandteilen oder aus Rohstoffen vom Schwein hergestellt, wie zum Beispiel Blutersatzstoffe, Wachstumshormone, Enzyme, Heparine, Cortison, Pankreatin, einige Insulinarten, Infusionslösungen und chirurgisches Nahtmaterial (Catgut). Schweinegelatine und andere Produkte vom Schwein können auch in Kapseln, Tabletten und Dragees enthalten sein oder zu deren Herstellung verwendet werden (Peta 2025).

Hier sollten also nach Möglichkeit andere Präparate zur Anwendung kommen. Synthetisch hergestellte Insuline (Humaninsuline) und Arzneimittel, die aus Rohstoffen vom Rind hergestellt werden (z. B. Rindergelatine) sind eine Alternative. Letztere sind an dem auf einigen Verpackungen und Beipackzetteln befindlichen Hinweis »bovinen Ursprungs« zu erkennen.

Halal-Zertifikat

Einige Pharmahersteller bieten Medikamente an, die alle religiösen Anforderungen erfüllen, daraufhin geprüft wurden und als Nachweis dafür ein »Halal-Zertifikat« erhalten haben. Bei diesen Medikamenten wird nicht nur darauf geachtet, dass sie keine Inhaltsstoffe vom Schwein enthalten, sondern auch darauf, dass die Inhaltsstoffe von »erlaubten« (halal) Tieren stammen, die im Namen Gottes geschächtet wurden (► Anhang).

Berauschende Substanzen

Ebenso wie den Verzehr von Schweinefleisch und Blut untersagt der Koran die Einnahme berauschender Substanzen. Dazu gehört auch Alkohol. Dies hat ebenfalls Auswirkungen auf die Arzneimitteltherapie, denn muslimische Patienten, die sich streng an die Regeln ihrer Religion halten, nehmen keine alkoholartigen Medikamente wie zum Beispiel Tropfen ein. Hier gilt es also, alkoholfreie Präparate oder andere Applikationsformen zu finden.

Diabetes mellitus

Muslime, die an insulinpflichtigem Diabetes mellitus erkrankt sind, dürfen in den meisten Fällen nicht fasten, da sie dadurch ihre Gesundheit gefährden würden. Manche tun es aber dennoch. Oftmals geschieht dies ohne Rücksprache mit dem behandelnden Arzt. Für nicht insulinpflichtige Diabetiker, die als Therapie nur eine Diät einhalten müssen, ist das Fasten unter Umständen möglich. Orale Antidiabetika können nach Absprache mit dem behandelnden Arzt unter Umständen vor Beginn des Fastens (vor

Tagesanbruch) oder nach dem Fastenbrechen (nach Eintritt der Dämmerung) eingenommen werden. Sind Insulininjektionen therapeutisch tagsüber absolut notwendig, ist das Fasten nicht möglich.

In Bezug auf Arzneimitteltherapie gilt jedoch auch: Not bricht Gebot. Gibt es zu einem lebensnotwendigen Medikament, das Alkohol oder Schwein enthält, keine Alternativen, dürfen Muslime es verwenden. Ist bei einem schwerkranken Muslim die Verwendung von oralen, rektalen, parenteralen und auch transdermalen Medikamenten unerlässlich, so ist dies im Ramadan auch während des Tages erlaubt, da in diesem Fall keine Verpflichtung zum Fasten besteht.

Not bricht Gebot

Es ist unerlässlich, dass behandelnde Ärzte ihre muslimischen Patienten bezüglich der Behandlung während des Ramadan beraten und unterstützen.

Um dies zu gewährleisten, ist es wichtig, dass Ärzte nicht nur ihre muslimischen Patienten über Behandlungsalternativen aufklären, sondern sich auch über die wichtigen Inhalte des Islams informieren, damit eine vertrauensvolle Basis zwischen ihnen und den Patienten entstehen kann.

1.6.7 Besondere Gebete und Gebräuche

Für schwerstkranke bzw. sterbende gläubige Muslime ist es hilfreich und tröstlich, wenn sie, so gut es ihnen möglich ist, ihren religiösen Pflichten nachkommen können. Gläubige Muslime versuchen oft, auch noch kurz vor ihrem Tod, die rituellen Waschungen durchzuführen und die vorgeschriebenen Gebete zu verrichten, obwohl nach dem Koran Sterbenskranke von dieser Pflicht befreit sind.

Fester Bestandteil des regelmäßigen Ritualgebets ist die einleitende Sura Fatiha (= die Eröffnende):

Sura Fatiha

> Im Namen Gottes, des Allerbarmers, des Barmherzigen
> Alles Lob gebührt Gott, dem Herrn der Welten,
> dem Allerbarmer, dem Barmherzigen,
> dem Herrscher am Tage des Gerichts!
> Dir (allein) dienen wir, und Dich (allein) bitten wir um Hilfe.
> Führe uns den geraden Weg,
> den Weg derer, denen Du Gnade erwiesen hast, nicht (den Weg) derer,
> die (Deinen)Zorn erregt haben, und nicht (den Weg) der Irregehenden.
> (Serdarhan Uyar 2025)

Sura Ya Sin

In der Regel beten Muslime auf sauberem Boden oder einem eigenen bzw. zur Verfügung gestellten Gebetsteppich, da sie sich mehrmals hinknien und den Boden mit ihrer Stirn berühren. Vor allen Gebeten, die immer in Richtung Mekka durchgeführt werden, nehmen Muslime eine rituelle Waschung vor. Für Muslime, die nicht mehr in der Lage sind, zum Beten aufzustehen, ist es hilfreich, zumindest in Richtung Mekka schauen zu können. Diese Richtung (von Deutschland aus betrachtet der Südosten) sollte daher bekannt sein oder durch einen Kompass ermittelt werden können. Viele gläubige Muslime haben eine App auf Ihrem Smartphone, die Ihnen sowohl die Gebetsrichtung als auch die genauen Gebetszeiten angibt.

Das Rezitieren der Sura 36 (Ya Sin), auch das »Herz des Korans« genannt, ist ein tröstlicher und verbindlicher Brauch bei schwerer Erkrankung. Darüber hinaus können jegliche Suren oder Abschnitte aus dem Koran rezitiert werden. Nichtmuslime können Übersetzungen des Korans aus dem Arabischen nutzen, dennoch sollten sie einem kranken Muslim nur dann Passagen aus Koranübersetzungen vorlesen, wenn dieser es ausdrücklich wünscht.

1.6.8 Hilfreiches Verhalten in der Sterbephase

Die Anwesenheit Sterbender ist wichtig

Muslimisches Glaubensbekenntnis (Schahada)

Krankheiten und die damit verbundenen Leiden werden von Muslimen als möglicher Ablass von den Sünden, die sie bis dahin eventuell begangen haben, gesehen. Heilung wird in erster Linie von Gott und nicht von den Ärzten erwartet. Gottes Wille wird nicht hinterfragt, auch wenn keine Heilung mehr möglich und der Tod nicht zu verhindern ist. Sterbende Muslime sehen dem Tod eher gelassen entgegen, da er nicht als das Ende, sondern als Beginn einer neuen spirituellen Existenz betrachtet wird. Da ein sterbender Muslim nicht allein gelassen werden soll, sind seine Angehörigen meist bei ihm, um religiöse Riten und Zeremonien durchzuführen und zu beten. Diese Aufgabe darf aber auch von anderen Muslimen übernommen werden. Die Anwesenheit eines Imam ist nicht notwendig, aber vielfach erwünscht. Einem sterbenden Muslim muss häufig zu trinken angeboten werden, denn darf nicht durstig sterben. Am Bett eines sterbenden Muslims wird die Trauer je nach regionaler Tradition des Herkunftslandes zum Ausdruck gebracht, zumeist jedoch erst nach dessen Tod. Sterbende Muslime schauen in Richtung Mekka, heben einen Finger zum Himmel und sprechen das muslimische Glaubensbekenntnis, die Schahada: »Es gibt keine Gottheit außer den einen Gott und Muhammad ist sein Gesandter.« Überlieferungen zufolge habe der Prophet selbst gesagt, wer als letzte Worte in seinem Leben dieses sage, der gehe ins Paradies ein. Ein Sterbender wird also auf dieselbe Weise verabschiedet, wie ein Neugeborenes begrüßt wird: mit dem Bekenntnis zu Gott und Mohammed – damit schließt sich ein Lebenskreis. Kann ein Sterbender den Finger nicht selbst heben oder selbst das Gebet sprechen, übernehmen dies die Angehörigen oder andere Muslime. Auch ein Christ kann die Hand des Sterbenden halten, er darf dabei jedoch nicht das Glaubensbekenntnis sprechen. Da ein Verstorbener im Grab von den Engeln nach seinem Gott, seinem Propheten, seiner Religion und seiner Gebetsrichtung befragt wird, werden dem Sterbenden die richtigen Antworten ins Ohr gesprochen. Beantwortet er später die Fragen richtig, erfährt er Trost von den Engeln, die ihm das Paradies verheißen. Sind seine Antworten jedoch falsch, beginnt seine Peinigung schon im Grab.

PositionierungEin sterbender Muslim soll mit erhöhtem Oberkörper und nach Mekka gerichtetem Gesicht auf die rechte Seite gelegt werden. Er kann auch auf den Rücken, mit den Füßen in Richtung Mekka sterben, falls die oben genannte Position nicht möglich ist. Bereits vor dem letzten Atemzug sollen seine Augen langsam geschlossen und dabei ein Gebet gesprochen werden.

Richtung Mekka

1.6.9 Umgang mit dem Verstorbenen

Nachdem ein Muslim gestorben ist, wird von einem muslimischen Anwesenden die Sura Ya-Sin gelesen. Es muss mit lauter, klagenreicher Trauer der Angehörigen am Krankenbett gerechnet werden. Der Verstorbene wird entkleidet und sein Bett neu bezogen. Nichtmuslime sollten den Verstorbenen nur mit Handschuhen berühren. Der Leichnam darf nicht unbedeckt gezeigt werden, nackte Körperteile sind mit einem Laken zu bedecken. Der Verstorbene wird dann baldmöglichst in eine Moschee gebracht und dort gewaschen. Meist führen speziell darin unterrichtete Leichenwäscher diese Reinigung durch, sie darf jedoch auch von jedem anderen Muslim vorgenommen werden. Falls der Verstorbene nicht sofort in eine Moschee überführt werden kann, können die Betreuenden ihn wie in der Einrichtung üblich versorgen. Sie dürfen allerdings keine rituellen Waschungen durchführen, falls sie nicht selbst muslimischen Glaubens sind. Die Versorgung eines verstorbenen Muslims durch Nichtmuslime ist für die Angehörigen sehr schwer zu akzeptieren und erfordert daher viel Fingerspitzengefühl. In jedem Fall darf ein männlicher Verstorbener nur von einem Mann und eine weibliche Verstorbene nur von einer Frau gewaschen werden. Nach der Versorgung werden Augen und Mund des Verstorbenen geschlossen, er wird in saubere, weiße Baumwolllaken (arabisch: kafan) gehüllt und mit einem Laken bedeckt. Manchmal binden Angehörige seine Füße an den Zehen mit einem Faden zusammen. Die Arme werden seitlich an den Leichnam gelegt und sein Kopf Richtung Mekka ausgerichtet. Meist findet eine Totenwache statt, bei der eigens dafür bestellte Männer passende Koranstellen vorlesen. Der Verstorbene wird nach Möglichkeit noch am selben Tag rituell gewaschen und in der Moschee aufgebahrt. Bei geplanten Überführungen kann es vorkommen, dass der Verstorbene vor Ort direkt vor dem Begräbnis erneut rituell gewaschen wird.

Die Rituelle Waschung eines verstorbenen Muslims erfolgt folgendermaßen:

Rituelle Waschung

Der Leichnam wird vollständig entkleidet, auf einen für die Waschung vorgesehenen Tisch gelegt und der Intimbereich mit einem Tuch verhüllt. Ein männlicher Verstorbener wird vom Imam, eine weibliche Verstorbene von einer älteren Muslima gewaschen. Ein Verwandter des Verstorbenen rezitiert dabei die Sura Al-Anam und andere Abschnitte aus dem Koran. Der Leichenwäscher versucht zunächst, durch sanften Druck im Leichnam verbliebene Ausscheidungen auszuleiten. Die verschmutzten Körperbereiche werden danach gründlich gereinigt. Im Anschluss folgt die gleiche rituelle Waschung, die auch vor einem Gebet durchgeführt wird. Danach wird erst die rechte und dann die linke Seite des Verstorbenen dreimal gründlich mit Seifenwasser gewaschen. Zum Schluss wird der Leichnam mit Kampferlösung übergossen bzw. mit duftenden, feinen Ölen gesalbt und in ein mit Rosenwasser und anderen Duftessenzen besprengtes weißes Baumwolllaken gehüllt. Dieses Laken wird bei einer Frau fünffach und bei einem Mann dreifach gewickelt. Der Verstorbene wird in einen ungeschmückten Holzsarg gelegt und der offene Sarg mit einem Gebetsteppich oder einem grünen Tuch, in das eventuell Koranverse eingestickt sind, bedeckt.

1.6.10 Einstellung zu Obduktion und Organspende

Menschlicher Körper unantastbar

Der menschliche Körper gilt im Islam auch nach dem Tod als unantastbar. Organe von Hirntoten dürfen aber dennoch transplantiert werden, da im Islam die Rettung eines Menschenlebens vor sämtlichen anderen Prinzipien Vorrang hat. Dazu muss allerdings eine zu Lebzeiten gegebene Zustimmung des Verstorbenen vorliegen. In der Glaubenslehre des Islams wird ein Mensch als tot betrachtet, wenn seine Seele den Körper verlassen hat. Dieser Zeitpunkt kann jedoch nicht genau bestimmt werden, sodass die meisten muslimischen Rechtsgelehrten den Herz- und Atemstillstand bzw. den Ausfall der Hirnfunktion als Todeszeitpunkt anerkennen.

Da muslimische Verstorbene in unversehrtem Zustand beerdigt werden müssen, werden Obduktionen nur in Ausnahmefällen, z. B. zur Aufklärung von Verbrechen, akzeptiert.

1.6.11 Bestattung

Bestattung innerhalb von 24 Stunden

Muslime werden möglichst innerhalb von 24 Stunden in ein Baumwolllaken gewickelt auf der rechten Seite liegend mit dem Gesicht Richtung Mekka beerdigt. Da in Deutschland auf allen Friedhöfen Sargpflicht besteht, ist eine muslimische Beerdigung nur auf dafür vorgesehenen muslimischen Friedhöfen möglich. Es gibt in Deutschland allerdings nur wenige islamische Friedhöfe und damit Möglichkeiten zur Bestattung in muslimisch geweihter Erde. Die üblichen deutschen Friedhofsordnungen (jede Gemeinde hat eine eigene Friedhofsordnung, daher sei nur als Beispiel die Friedhofsordnung der Stadt Frankfurt, 2018, erwähnt) setzen zudem eine bei muslimischen Gräbern unübliche Grabpflege sowie eine Grabauflösung nach einer gewissen Zeit (meist 25–35 Jahre) voraus. Ein muslimisches Grab gehört dem Verstorbenen jedoch bis in alle Ewigkeit, eine Umbettung oder Grabauflösung ist also unter keinen Umständen möglich. Somit sind in Deutschland die Möglichkeiten, nach den vorgeschriebenen islamischen Riten zu bestatten, sehr begrenzt. Dies ist einer der Gründe dafür, dass die meisten verstorbenen Muslime möglichst zügig in die islamische Heimat überführt werden. Zu diesem Zweck haben viele muslimische Familien Versicherungen bei dafür eingerichteten Vereinen abgeschlossen. Diese Vereine kaufen in der Türkei Grundstücke, errichten darauf Friedhöfe und sorgen dafür, dass ihre verstorbenen Mitglieder dorthin überführt und beigesetzt werden (► Kap. 2.3 Überführung eines Leichnams ins Ausland). Aufgrund der im Islam wichtigen Unversehrtheit des Leichnams sind Muslimen Feuerbestattungen nicht erlaubt.

1.6.12 Besondere Rituale

Der folgende Text bezieht sich auf Rituale in muslimischen Ländern. Bei muslimischen Begräbnissen sollen die Hinterbliebenen ihre Trauer und ihren Schmerz auf angemessene Weise zum Ausdruck bringen, Klageschreie sind beispielsweise nicht statthaft. Beerdigungen von muslimischen Verstorbenen finden schnellstmöglich, meist innerhalb von 24 Stunden statt. Der Verstorbene wird auf einer Bahre oder in einem schlichten, offenen Holzsarg zum Friedhof getragen, wobei sich die Trauernden als Träger abwechseln. An der Beerdigung selbst nicht beteiligte Passanten tragen den Verstorbenen gerne einige Schritte, weil sie sich dadurch vor Gott um den Toten verdient machen. Der von Koranlesungen begleitete Trauerzug hält auf dem Weg zum Friedhof an einer Moschee an, wo die Teilnehmer unter der Führung eines Imams das Totengebet (cenaze namazı) sprechen. Die Gräber, in die Verstorbene nur in ihre Baumwolllaken gehüllt gelegt werden, sind parallel zu Mekka liegend angeordnet. Die Köpfe der Toten weisen nach Westen, ihre Füße nach Osten. Sobald ein Verstorbener in sein Grab gelegt wurde, wird sein Kopf leicht zur rechten Seite geneigt, sodass sein Gesicht gen Mekka gerichtet ist. Am offenen Grab sprechen die Anwesenden noch einmal die Sura Ya Sin und beten mehrfach das Glaubensbekenntnis. Anschließend wirft jeder der Trauernden drei Handvoll Erde in das Grab, wobei gesprochen wird: »Wir schufen dich daraus und verwahren dich darin und werden dich noch einmal aus ihr erschaffen« (Koran 20, 55). Der Verstorbene wird mit Brettern abgedeckt, auf die eine Decke gebreitet wird, danach schließen die Anwesenden das Grab, indem sie es mit bloßen Händen am Kopfende beginnend mit Erde füllen. Am Grab selbst soll weder öffentlich geklagt noch sollen Lobreden gehalten werden. Nach islamischer Tradition wird auf Grabschmuck und Inschriften verzichtet. Es werden weder Kerzen angezündet noch gibt es eine Mahlzeit für die Teilnehmer des Begräbnisses. Für Freunde und Nachbarn ist es Pflicht, Kondolenzbesuche bei den Hinterbliebenen zu machen. In der 40-tägigen Trauerzeit besuchen die Angehörigen häufig das Grab. In dieser Zeit ist es Tradition, dass die Nachbarn der trauernden Familie Mahlzeiten zubereiten.

Muslimische Gräber werden tief ausgehoben, weil angenommen wird, dass die Verstorbenen in der Nacht nach ihrer Beerdigung aufrecht sitzend von den Engeln Munkar und Nakir auf Glaubensfestigkeit geprüft werden (► Kap. 1.6.8 Hilfreiches Verhalten in der Sterbephase).

Werden diese Fragen von ihnen richtig beantwortet, so erfährt nach muslimischem Glauben ein Verstorbener Trost von den Engeln, die ihm das Paradies versprechen. Bei einer falschen Antwort beginnt die Peinigung schon im Grab. Märtyrer kommen ohne diese Prüfung direkt in das Paradies, das vom Engel Ridwan bewacht wird. Den Zeitpunkt der Auferstehung der Toten kennt nur Gott selbst. Wenn es soweit ist, wird der Engel Israfil die Posaune erschallen lassen, woraufhin sich alle Toten aus ihren Gräbern erheben. Die Verdammten werden von dem Engel Malik in die Hölle gebracht, wo sie schreckliche Qualen erleiden.

1.7 Jesiden

1.7.1 Grundwissen

Das Jesidentum ist mindestens 4.200 Jahre alt. Jesiden sind von der Volkszugehörigkeit Kurden. Ihre traditionellen Siedlungsgebiete liegen im Nordirak, im Nordosten Syriens, im westlichen Iran und in der südöstlichen Türkei. Einige Siedlungen befinden sich in Armenien, Georgien, Russland und der Ukraine. In der Tempelstadt Lalisch, 60 km nordöstlich von Mossul, liegt sowohl das religiöse Zentrum der Jesiden als auch der Sitz ihres weltlichen und religiösen Oberhauptes. Dort befindet sich auch der Schrein des bedeutsamsten Heiligen und Mystikers der Jesiden, Scheich Adi Ibn Musafir (1074–1162). Ebenfalls im Nordirak, im Shingal-Gebirge, liegt die Pilgerstätte des heiligen Sherfedin.

Für den Namen der Jesiden gibt es diverse Schreibweisen: Ezidi, Ezdayi, Yazidi, Yeziden, Yezidi. Er bedeutet »von Gott erschaffen«. Den Ursprung des Namens betreffend gibt es mehrere Theorien. Einerseits wird vermutet, dass er von dem kurdischen Wort »Yazdan« abgeleitet wurde, der »Gott« oder »Höchstes Wesen« bedeutet. Andererseits wird angenommen, dass der Name von dem kurdischen Wort »Ezidi« stammt, welches »Schöpfer« bedeutet. Die in Deutschland lebenden Jesiden verwenden meist den Begriff »Eziden«. weil er dem kurdischen Wort »Ezidi« am Ähnlichsten ist.

Geschichte der Jesiden

Die Geschichte der Jesiden ist geprägt von Flucht, Verfolgung und Genoziden. Ihre Verfolgung und Unterdrückung als religiöse, nicht-muslimische Minderheit in islamisch geprägten Ländern führte insbesondere nach dem Militärputsch in der Türkei 1980 und der Verfolgung durch die Truppen Saddam Husseins in den 1980er Jahren zu einer massiven Flucht aus ihren kurdischen Heimatgebieten. Ende der 1990er Jahre waren bis auf wenige hundert ältere Menschen alle Jesiden aus den türkischen Siedlungsgebieten geflüchtet. Auch im Zuge des Irakkrieges (2003) und des syrischen Bürgerkrieges (2011) flüchteten viele tausend Jesiden. Kurz darauf erklärte die terroristische Vereinigung »Islamischer Staat« das Jesidentum zu einer »heidnischen Religion aus vorislamischer Zeit« und leitete mit dem Ziel der kompletten Auslöschung einen grausamen Vernichtungsfeldzug gegen die jesidische Bevölkerung im Nordirak und in Syrien ein. Am 3. August 2014 griff der IS Shingal an und überfiel die jesidischen

Siedlungen im Sindschar-Gebirge im Nordirak. Mehr als 5.000 Männer und Jungen über 12 Jahren wurden barbarisch exekutiert und mindestens 7.000 Frauen und Kinder entführt, Friedhöfe und Heilige Stätten wurden verwüstet, Häuser zerstört und der Besitz der Bewohner geplündert. In Kocho wurden mehrere hundert Jungen und Männer erschossen, enthauptet oder bei lebendigem Leib begraben. Hunderte alte Menschen sowie körperlich und geistig Behinderte wurden bei lebendigem Leib verbrannt. Hunderte jesidische Kinder starben ohne ihre Eltern auf der Flucht auf dem Berg Shengal, weil sie in ihren Verstecken bei großer Hitze verhungerten und verdursteten. Weil nach dem Willen des IS die Jesiden vollständig ausgerottet und somit auch keine jesidischen Kinder mehr geboren werden sollten, wurden Zwangsabtreibungen an Jesidinnen vorgenommen, die zum Zeitpunkt der Gefangennahme schwanger waren. Frauen und Kinder wurden auf Sklavenmärkten des IS für wenige Dollar oder auch im Austausch für Waffen gehandelt. Schon Mädchen ab 6 Jahren wurden unter den IS Kriegern als Sexsklavinnen verkauft, sie waren ebenso wie die Frauen täglich mehrfach Vergewaltigungen, Folterungen und Misshandlungen ausgesetzt. Viele hundert jesidische Frauen und Mädchen nahmen sich in Gefangenschaft oder nach einer gelungenen Flucht das Leben. Die Aufnahme von erst 9-jährigen schwangeren Mädchen in Flüchtlingslagern war keine Seltenheit. Als einzige Möglichkeit, dem Tode zu entgehen, wurden einigen Jesiden vom IS die Konvertierung zum Islam angeboten. Diejenigen, die sich weigerten, wurden unverzüglich umgebracht. Später stand den Jesiden, die unter Zwang und zum Schein zum Islam konvertierten, die Rückkehr in die jesidische Gemeinschaft offen. Der damalige oberste religiöse Führer der Jesiden, Babashêx Xurto Hecî Îsmaîl (Baba Scheich) erließ ein Gesetz, nach dem keine vergewaltigte Frau mehr als unrein gilt (Wawatschek 2017). Etliche der Grausamkeiten des IS lassen sich kaum in Worte fassen. Das Ergebnis dieser brutalen, bestialischen Massenmorde waren über 5.000 Tote und die Vertreibung von über einer halben Million Menschen – rund 80 % der jesidischen Bevölkerung im Irak (Zentralrat der Jesiden in Deutschland 2024. Etwa 2.600 Jesiden werden bis heute vermisst. (Amnesty International 2024). Die Verbrechen des IS an den Jesiden wurden vom Europäischen Parlament (2016), den Vereinten Nationen (2016), der deutschen Bundesregierung (2023) und etlichen weiteren Staaten offiziell als Völkermord anerkannt.

Über die Anzahl der Menschen, die weltweit der jesidischen Gemeinschaft angehören, gibt es keine genauen Erhebungen. Schätzungen gehen von ca. 800.000 aus (Gesellschaft für bedrohte Völker 2025). Nach dem Genozid in Shingal 2014 flüchteten über 450.000. Jesiden aus ihren Ursprungsgebieten in alle Welt, etwa 75.000 von ihnen nach Deutschland. Im Nordirak leben derzeit noch etwa 550.000 Jesiden (Gesellschaft für bedrohte Völker 2025). Die weltweit größte Diaspora-Gemeinschaft der Jesiden befindet sich gegenwärtig mit geschätzt 230.000 Mitgliedern in Deutschland, vor allem in Niedersachsen, Nordrhein-Westfalen und Baden-Württemberg (Mediendienst Integration 2024). Jesiden leben auch in Frankreich, Großbritannien, den Niederlanden, Belgien, der Schweiz und

Spanien. Wenige Jesiden sind in Schweden, Dänemark, Österreich und in außereuropäischen Staaten, wie in den USA, Kanada und Russland ansässig. Durch die insgesamt 74 Genozide in ihrer Jahrtausende alten Geschichte, die Trennung und Verstreuung von Familien in alle Welt durch Flucht und die Unmöglichkeit, zu diesem Glauben zu konvertieren, steht die Gemeinschaft der Jesiden gegenwärtig vor der großen Herausforderung, ihre Kultur nicht aussterben zu lassen. Daher werden schon kleinste Veränderungen der Traditionen und Verhaltensweisen in der Diaspora als Bedrohung der jesidischen Kultur wahrgenommen. Nur wenige kleinere Änderungen der Traditionen werden zwar nicht gutgeheißen, aber toleriert. Das Jesidentum ist eine alte kurdische monotheistische Naturreligion. Außer Gott werden in diesem Glauben sieben Erzengel verehrt. Deren Oberhaupt ist Tausi Melek, der Königsengel. Der Glaube an ihn ist ein sehr wichtiger Bestandteil des Jesidentums. Tawis kommt aus dem altpersischen und bedeutet Gott; Melek bedeutet Engel. Tausi Melek ist der bedeutendste Engel der Schöpfungsgeschichte und Gottes erster Engel. Er wurde von Gott damit beauftragt, die Erde zu überwachen und die Jesiden zu beschützen. Der Überlieferung der Jesiden zufolge forderte Gott einst seine sieben Erzengel dazu auf, vor dem von ihm geschaffenen ersten Menschen Adam niederzuknien. Damit wollte er herausfinden, ob seine Engel nur ihn liebten und sich vor keinem anderen Lebewesen verbeugen würden. Tausi Melek war der einzige Engel, der sich weigerte und sich somit als loyal gegenüber Gott erwies. Daraufhin ernannte Gott Tausi Melek als Dank für seine Treue zum obersten Engel. Diese Überlieferung hat große Ähnlichkeit mit der Geschichte des gefallenen Engels Iblis aus dem Koran. Im Islam wurde der Engel Iblis für seinen Ungehorsam von Gott in die Hölle geworfen. Er verkörpert den Satan. Aufgrund dieser Parallelen werden Jesiden von Islamisten als Teufelsanbeter beschimpft. Dies ist der Hauptgrund für die über Jahrhunderte andauernden Verfolgungen durch Muslime und auch für den Genozid an den Jesiden durch den IS. Jesiden glauben jedoch an keinen Teufel. Das Böse existiert ihrem Glauben nach nur im Menschen selbst, denn Gott wäre nicht allmächtig, wenn neben ihm noch ein Widersacher existieren könnte. Jesiden sprechen daher das Wort »Teufel« nicht aus, weil sie sonst ihrem Glauben nach die Existenz des Bösen akzeptieren und die Allmächtigkeit ihres Schöpfers anzweifeln würden. Ihrer Anschauung nach ist der Mensch allein der Verursacher des Leides in dieser Welt.

Gott hat Tausi Melek damit beauftragt, die Jesiden auf der Erde zu beschützen. Tausi Melek ist neben der Sonne das wichtigste Symbol der Jesiden. Der wichtigste Heilige ist Scheich Adi Ibn Musafir (1074–1162). Er gilt als Reformator des jesidischen Glaubens und wird als Menschwerdung des Tausi Melek besonders verehrt. Tausi Melek und fünf weitere Scheichs bilden zusammen die sogenannten »Sieben Mysterien« der Jesiden. Jesiden glauben an die Trinität von Gott, Tausi Melek und Scheich Adi. Die heiligen Elemente des sehr naturverbundenen jesidischen Glaubens sind die Sonne, der Mond, die Erde, das Feuer, das Wasser und die Luft. Insbesondere die Sonne wird als sichtbarer Beweis für die Existenz Gottes angesehen, denn ohne die Sonne wäre jedes Leben auf der Erde undenkbar. Da Jesiden die Sonne sehr verehren, werden sie auch »Kinder des Lichtes« genannt. Ihre Gebete werden immer zur Sonne hin ausgerichtet, die Gebete richten sich jedoch stets an Gott. Kirchen oder Gebetsräume gibt es in jesidischen Gemeinden nicht. Glaubensinhalte und Gebete wurden über Jahrtausende nur mündlich überliefert. Allerdings existieren einige Abschriften aus zwei alten Heiligen Schriften: dem »Kitab al-Djilwa« (»Buch der Offenbarung« und dem »Mashafa Resh«, (»Schwarze Schrift«).

Fünf Glaubenspflichten

Es gibt fünf Pflichten des Glaubens (*penc ferzen heqiqete*), die alle Jesiden befolgen sollen:

- die Anerkennung Gottes
- die religiöse Betreuung durch einen Scheich
- die religiöse Betreuung durch einen Pîr
- die Wahl eines Lehrers
- die Wahl eines Jenseitsgeschwisters

Jeside wird man ausschließlich durch Geburt. Es ist nicht möglich, zum jesidischen Glauben zu konvertieren. Es ist verboten, Ehen mit Andersgläubigen einzugehen, denn nach jesidischer Auffassung würde dadurch das Jesidentum aussterben. (Dieses Gebot entstand im 12. Jahrhundert vor dem Hintergrund, sich vor Verfolgungen durch Muslime zu schützen, deren Religion keine Konvertierung zu anderen Glaubensrichtungen erlaubt). Zuwiderhandlungen haben daher den Ausschluss aus der Gemeinschaft zur Folge. In der Jahrtausende alten Geschichte der Jesiden gab es weder Glaubenskriege noch Missionierungen, was einerseits an der Unmöglichkeit zu konvertieren lag, andererseits jedoch auch durch die Toleranz und den Respekt gegenüber anderen Religionen und Kulturen begründet ist. Diese werden im jesidischen Glauben grundsätzlich respektiert, da alle Menschen unabhängig von ihrer Religion oder Kultur als gleichwertig angesehen werden. Anderen Menschen darf niemals, weder in Gedanken noch im Gebet, etwas Schlechtes gewünscht werden. Nach jesidischem Glauben hat Gott den Menschen den freien Willen und den Verstand gegeben. Ihnen wurde von Geburt an die Fähigkeit gegeben, zwischen Gut und Böse zu unterscheiden, sodass sie für ihre Taten selbst verantwortlich sind und Gott sich nicht in ihr Handeln einmischt. Für ihre Taten müssen sich die Menschen nach ihrem Tod vor Gott verantworten. Wesentlicher Bestandteil des Glaubens ist, dass die Seele im Gegensatz zum Körper unsterblich sei. Ein Mensch ist gut, wenn er gut denkt, gut redet und Gutes tut – dadurch hat er eine reine Seele. Schlechte und böse Handlungen und Gedanken eines Menschen führen nach jesidischer Auffassung dazu, dass die Seele so lange wiedergeboren werden muss, bis sie den richtigen Weg und die Wahrheit gefunden und Reinheit erlangt hat und dann zu Tausi Melek zurückkehrt. Jesiden sagen, wenn jemand stirbt, »wechselt er das Kleid« (kiras guharin). In engem Zusammenhang mit dem Glauben an Reinkarnation steht die Praxis der »Jenseitsgeschwister«. Jeder Jeside sucht sich selbst schon in jungen Jahren einen »Bruder oder eine Schwester für das Leben nach dem Tod« (*biraye axirete und xuşka axirete*) aus. Diese »Jenseitsgeschwister« begleiten einander durchs Leben und sollen einander auch nach dem Tod beistehen, indem sie am Tag des jüngsten Gerichts gegenseitig die moralische Mitverantwortung für die Taten im Leben übernehmen und den verstorbenen Jenseitsbruder/-schwester bei den Totenzeremonien begleiten. Somit spielen sie im Leben, aber vor allem bei den Beerdigungszeremonien, eine wichtige Rolle. Die Verbindung der Jenseitsgeschwister bestand nach jesidischem Glauben schon im vorherigen Leben und wird im folgenden Leben ebenfalls weiter bestehen.

Feiertage

Die jesidische Zeitrechnung richtet sich nach dem julianischen Kalender. Zu dem in Deutschland verwendeten gregorianischen Kalender besteht eine Differenz von 13 Tagen, sodass der 14. Tag eines Monates dem 1. Tag eines jesidischen Monats entspricht. Es gibt zahlreiche Feiertage im Jahr. Die Wichtigsten sind:

- *Xidirilyas/Xidirnebi* (zu Ehren der beiden Heiligen Xidir und Ilyas) am ersten Donnerstag und Freitag nach dem 14. Februar
- *Çarşema* Sor (Roter Mittwoch) Neujahrsfest zu Ehren von Tausi Melek am ersten Mittwoch nach dem 14. April
- *Cima'iya Şêx'adi (Scheich-Adi-Fest)* vom 6. bis 13. Oktober
- Îda Êzî *(Fest zu Ehren Gottes)* am ersten Freitag nach dem 14. Dezember

Der Mittwoch ist vergleichbar mit dem christlichen Sonntag. An diesem Tag werden jedoch keine besonderen Gebete gesprochen oder Rituale befolgt. Außerhalb ihrer Herkunftsländer ist der Mittwoch für Jesiden, den Umständen entsprechend, ein normaler Arbeitstag. Ein wichtiges feierliches Ereignis ist außerdem die rituelle Aufnahme eines Säuglings in die jesidische Gemeinschaft. Diese geschieht bei kleinen Jungen durch das Ritual »Bisk«: das Haareschneiden im 7., 9. oder 11. Lebensmonat. Der Scheich schneidet von beiden Seiten des Kopfes insgesamt drei Locken ab, wobei das Gebet Qewlê biske gesprochen wird. Zwei Locken werden den Eltern des Kindes überreicht, eine Locke behält der Scheich und widmet sie den Vorfahren von Scheich Adī. Erst nach dieser rituellen Handlung dürfen die Eltern dem Kind selbst die Haare schneiden. Zu dieser feierlichen Zeremonie werden Angehörige und Freunde zu einem gemeinsamen Essen eingeladen. Weibliche Säuglinge werden mit Wasser besprengt, falls möglich, wird dazu Wasser aus der heiligen Quelle Ava Kaniya Sipi aus Lalisch verwendet.

Nach jesidischem Glauben heiraten im Monat April die Engel. Dieser Monat wird daher auch »Bûka salê« (»Braut des Jahres«) genannt, er steht für Fruchtbarkeit und Erneuerung und den Beginn des Frühlings. Im April werden weder Verlobungen noch Hochzeiten gefeiert.

Besonderheiten

Die Gemeinschaft der Jesiden unterteilt ihre Mitglieder in verschiedene Kasten, deren Zugehörigkeit vererbt wird. Das Kastensystem wurde im 12. Jahrhundert von Scheich Adi etabliert, nachdem das Volk der Jesiden bedroht, verfolgt und beinahe ausgerottet worden war. Es soll ausschließlich die Zuständigkeiten in religiösen und sozialen Fragen und Pflichten regeln und den Fortbestand der Kultur und Religion sichern. Die Zugehörigkeit zu einer bestimmten Kaste beinhaltet keinerlei soziale Wertung. Somit existieren keine Vergünstigungen oder Vorteile einzelner Kasten. Die Mitglieder der einzelnen Kasten haben gute Kontakte zueinander, es gibt nicht, wie beispielsweise im Hinduismus, eine Kaste der »Unberührbaren« und keine Kaste ist höher oder niedriger gestellt als eine andere.

Es ist nicht möglich, in eine andere Kaste zu wechseln. Dies soll einen Machtkampf zwischen den Kasten verhindern. Es kann auch nur innerhalb derselben Kaste geheiratet werden. Grundsätzlich gliedern sich die Kasten in zwei Hauptgruppen: Geistliche und Laien.

An der Spitze der Gemeinschaft steht der *Mir*, der das weltliche Oberhaupt der Jesiden ist. Gegenwärtig (2025) ist dies Hazim Tahsin Saied Beg. Sein Amtssitz liegt in Baadre, nicht weit entfernt von Lalisch. Ihm folgen die Kasten der *Scheiche* (arabisch: Gelehrter, Oberhaupt) und *Pirs*, die die geistigen Führer der Gemeinschaft darstellen. Ihre Aufgabe ist es, religiöse Zeremonien abzuhalten, Inhalte der Religion und Kultur zu vermitteln und Ansprechpartner für religiöse Fragen zu sein. Das gegenwärtige (2025) spirituelle Oberhaupt der Jesiden, der Babashêx (»Vater Scheich«), ist Shêx Ali Elyas Hajji. Er hat einen speziellen Sitz am Heiligtum von Lalisch. Die Scheiche haben die Aufgaben von religiösen Lehrern, die Pirs sind Priester. Verstirbt ein Scheich oder Pir, wird seine Funktion von seinem Erbnachfolger übernommen. Die große Mehrheit der jesidischen Gemeinde besteht aus Angehörigen der Kaste *Murid*. Sie sollen den Angehörigen der Kasten der Sheiks und Pirs dienen und ihnen einen Anteil ihres Einkommens zur Ausübung der religiösen Aufgaben abgeben. Für jede *Murid*-Familie sind ein *Scheich* und ein *Pir* zuständig. Innerhalb der Kasten der *Scheiche* und *Pirs* gibt es Unterteilungen in weitere Gruppierungen. Zum *Fequir (Fakir)* kann unabhängig von der Kaste jeder Jeside berufen werden, der dies möchte und dazu in der Lage ist. Feqîrê widmen ihr Leben freiwillig der Religion und verzichten dabei auf materiellen Besitz.

1.7.2 Körperpflege

Den meisten Jesiden sind Sauberkeit und Reinlichkeit ausgesprochen wichtig. Besonders vor Feiertagen ist gründliche Körperpflege ein Muss. Allerdings ist es Jesiden untersagt, sich mittwochs zu waschen. Dies betrifft den Zeitraum von Dienstag ab Sonnenuntergang bis Mittwoch zum Sonnenuntergang. Insbesondere am ersten Mittwoch nach dem 14. April, einem hohen Feiertag (▶ Kap. 1.7.1, Feiertage) wird darauf großen Wert gelegt. Gläubige Jesiden werden sich also in einer Pflegeeinrichtung an den genannten Tagen wahrscheinlich weigern, sich zu waschen oder gewaschen zu werden und stattdessen dienstags vor Sonnenuntergang eine gründliche Körperpflege durchführen bzw. erbeten. Weitere Körperpflege, wie z. B rasieren, ist hingegen auch mittwochs erlaubt. Die Körperpflege sollte immer von Pflegenden des gleichen Geschlechts durchgeführt werden. Ist dies in einer Pflegeeinrichtung nicht möglich, sollten Angehörige gebeten werden, die Körperpflege zu übernehmen. Eheleute und die nächsten Verwandten (Kinder, Eltern, Geschwister) dürfen auch andersgeschlechtliche Pflege durchführen, beispielsweise darf eine Tochter ihren Vater waschen, eine Mutter ihren Sohn etc.

Frauen ist es freigestellt, ihre Haare zu schneiden und Männern, Bärte zu tragen. Traditionell tragen jesidische Männer einen Oberlippenbart als Zeichen besonderer Männlichkeit, Frömmigkeit und Ehre. Allerdings wird dieser alte Brauch heutzutage längst nicht mehr von allen jesidischen Männern befolgt und viele von ihnen rasieren sich, obwohl die Rasur insbesondere des Oberlippenbartes in der jesidischen Tradition ein Tabu ist. Unter älteren jesidischen Frauen ist das Haare schneiden ebenfalls ein Tabu, da dieses früher nur Frauen vorbehalten war, die sich als Trauerritual ihre Zöpfe abschnitten. Einige Männer, die Fequire sind (► Kap. 1.7.1, Besonderheiten), müssen einen Bart tragen und dürfen diesen nicht schneiden. Diese Fequire tragen zudem besondere Wäsche. Sollte es unabdingbar sein, den Bart zu schneiden (z. B. für einen medizinischen Eingriff) steht es dem Fequir jedoch frei, dem zuzustimmen, denn nach jesidischem Glauben sind sowohl Krankheiten von Gott gegeben als auch die Möglichkeiten, Krankheiten zu bekämpfen. Die Anwesenheit von Verwandten bei Untersuchungen oder pflegerischen Verrichtungen ist nicht notwendig.

1.7.3 Ernährung und Kleidung

Der Verzehr von Schweinefleisch ist untersagt, der Konsum von Alkohol jedoch nicht. Einige Jesiden essen aus Respekt vor ihren Schutzpatronen keinen Fisch, Hühnchen- und Hasenfleisch, Bohnen oder Kürbis. Manche Jesiden essen keinen Lattich (zu denen auch Kopfsalat zählt) und vermischen nicht mehrere Salatsorten miteinander.

Fasten

Generell betont die jesidische Kultur den freien Willen des Einzelnen. Daher ist, wie auch das Sprechen von Gebeten, die Einhaltung von Fastentagen freiwillig, obgleich in der Gemeinschaft Wert darauf gelegt wird. Wer das Fasten nicht einhalten kann oder unterbrechen muss, kann es auf freiwilliger Basis nachholen. Kinder und Kranke sollen nicht fasten. An Fastentagen wird von Beginn bis zum Ende der Dämmerung nicht gegessen und getrunken. Auch Kaugummi kauen, rauchen und küssen sind nicht erlaubt. Für Beginn und Ende der Dämmerung gibt es keine offiziellen Zeiten. Das Jesidentum ist eine Naturreligion und richtet sich daher nach dem Blick in den Himmel. Die wichtigsten Fastentage beginnen drei Wochen vor dem Fest *Îda Êzî* im Dezember (► Kap. 1.7.1, Feiertage). Es sind insgesamt neun Fastentage, jeweils am Dienstag, Mittwoch und Donnerstag, von denen die ersten drei Fastentage besonders bedeutsam sind. Die den Fastentagen folgenden Freitage sind Feiertage. Mit dem Fest *Îda Êzî*, das am Freitag nach den letzten drei Fastentagen stattfindet, ist auch die Fastenzeit beendet. Dieses Fest wird mit Musik, Speisen, Getränken und Tanz groß gefeiert. Es ist nicht unüblich, dass dazu auch Angehörige anderer Glaubensgemeinschaften eingeladen werden. Auch die Gräber von verstorbenen Angehörigen werden besucht. Besonders Jesiden aus Armenien, Russland und Georgien möchten oft drei Tage vor dem *Xidir-Ilyas-Fest* im Februar fasten, also am Montag, Dienstag und Mittwoch vor dem 1. Donnerstag nach dem 14. Februar. Dieses Fest hat auch eine besondere Bedeutung für diejenigen Jesiden, deren Vorname Xidir oder Ilyas ist.

Das Tragen von Kopftüchern ist unter jesidischen Frauen nicht üblich. Ältere Jesidinnen tragen zuweilen zwar Kopftücher, diese unterscheiden sich jedoch deutlich von denen muslimischer Frauen. Als Symbol ihrer Religion und der Reinheit tragen die Jesiden traditionell weiße Unterwäsche. Shirts oder Unterhemden sollten hierbei keinen V-Ausschnitt, sondern einen Rundausschnitt haben. Es gibt zwei Formen dieses Unterhemdes, sie werden als »Tok« oder »Girivan« bezeichnet.

Kleidungsstücke sollten nicht aus der Farbe Blau bestehen oder sie beinhalten, da die Farbe Blau Trauer symbolisiert. Ein weiterer Grund ist, dass die Armeen, die in der Vergangenheit Genozide an den Jesiden begingen, blaue Uniformen trugen.

Die Farbe Blau symbolisiert außerdem den Himmel und das Vermeiden des Tragens und Verwendens dieser Farbe ist ein Ausdruck des Respekts vor Gott. Daran halten sich heutzutage allerdings viele Jesiden in der Diaspora nicht mehr. Dies wird zwar geduldet, aber nicht gutgeheißen.

1.7.4 Kommunikation

Die Muttersprache der Jesiden ist das kurdische »Kurmancî«. Religiöse Texte und Überlieferungen sind ebenfalls in Kurmanci geschrieben, auch gebetet wird in dieser Sprache. Jesiden, die durch Flucht in ein neues Land gekommen sind, bemühen sich aber im Allgemeinen sehr, dessen Sprache zu lernen. Jesiden sind in der Regel mehrsprachig- sehr viele von ihnen beherrschen mindestens drei Sprachen. Viele Jesiden und ihre Angehörigen haben traumatische Fluchterfahrungen erlebt. Ihre Familien wurden auseinandergerissen und viele ihrer Familienangehörigen verschleppt oder ermordet. Diese Erfahrungen hinterlassen lebenslange Spuren. Der Umgang mit diesen traumatisierten Menschen erfordert besonders viel Fingerspitzengefühl. Ein sehr behutsamer Umgang bei der Pflege und Feinfühligkeit bei der Kommunikation sind äußerst wichtig. Hilfreich sind z. B. Bezugspflege, kleine Unterhaltungen am Rande der Arbeitsroutine und Herzlichkeit im Umgang. Aus den bereits erwähnten Gründen (▶ Kap. 1.7.1 Grundwissen) sprechen Jesiden den Namen des »Bösen« und des Teufels (Scheitan) sowie Wörter, die ähnlich klingen, nicht aus.

1.7.5 Bewegung, Beschäftigung und Schlaf

Jesiden sollten dreimal am Tag ein Gebet sprechen: morgens nach Sonnenaufgang, mittags und abends vor Sonnenuntergang. Dabei sollten sie zur Sonne schauen. Ist dies nicht möglich, genügt es, in Richtung eines Fensters zu schauen, durch welches Tageslicht zu sehen ist, oder sich aus einem Fenster heraus so gut wie möglich zur Himmelsrichtung der Sonne zu wenden. Meist werden zum Gebet – sei es stehend oder liegend – die Hände ineinandergelegt und es wird in Richtung des Lichtes ein kurzes Gebet gesprochen: »Gott schütze erst die 72 Völker und dann uns« (Yezidische Gemeinde Osterholz-Scharmbeck e. V. 2025).

Vorgeschriebene Gebetstexte existieren -mit Ausnahme des Glaubensbekenntnisses (▶ Kap. 1.7.7 Besondere Gebete und Gebräuche) nicht, Jesiden erzählen Gott in ihren Gebeten das, was aus ihrem Herzen kommt. Dabei darf niemandem auf der Welt etwas Schlechtes gewünscht werden, dies wäre eine schwere Sünde.

1.7.6 Umgang mit Arzneimitteln

Es gibt keine Besonderheiten zu beachten. Auch in Fastenzeiten dürfen erkrankte Jesiden alle erforderlichen Medikamente verabreicht bekommen.

1.7.7 Besondere Gebete und Gebräuche

In jedem Jahr vom 6.–13. Oktober wird in Lalish das Cima'iya Şêx'adi Fest zu Ehren von Scheich Adi gefeiert. Besonders für aus dem Irak stammende Jesiden ist dieses Fest von großer Bedeutung. Jeder Jeside sollte, insofern er dazu in der Lage ist, daran teilnehmen. Jesiden, die nicht daran teilnehmen können, halten während dieser Zeit aber keine besonderen Rituale ab und müssen keine speziellen Traditionen oder Vorschriften beachten. Für alle Jesiden hat das *Îda Êzî-* Fest im Dezember einen hohen Stellenwert (▶ Kap. 1.7.1, Feiertage), daher möchten sich viele von ihnen an die vorherige Fastenzeit halten (▶ Kap. 1.7.3 Ernährung). Die Fastentage symbolisieren die immer kürzer werdenden Tage vor der Wintersonnenwende, an denen die Sonne täglich weniger sichtbar ist. Mit dem *Îda Êzî-* Fest wird das Ende der Tage mit immer weniger Sonnenlicht gefeiert. Das Neujahrsfest, *Carşema Sor,* (▶ Kap. 1.7.1, Feiertage) gilt als das wichtigste Familienfest der Jesiden, an dem die Angehörigen auch in der Diaspora oft über große Entfernungen zusammenkommen. Es wird zu Ehren des Engels Tausi Melek gefeiert, der an diesem Tag von Gott vom Himmel auf die Erde gesandt wurde. Jedes Jahr an diesem Tag soll Tausi Melek erneut auf die Erde kommen, um den Gläubigen Schutz zu geben und ihnen Gesundheit und Wohlstand zu schenken. Das Neujahrsfest erinnert ein wenig an das christliche Osterfest: die Häuser werden geputzt und mit Blumen sowie mit bunt bemalten Eiern geschmückt und besondere Speisen werden zubereitet und gesegnet. An diesem Feiertag wird auch der verstorbenen Angehörigen gedacht: ihre Gräber werden besucht und geschmückt. Viele Gläubige tragen Armbänder oder Zöpfe mit rot-weiß-grünen Bändern. Jesidische Patienten freuen sich zumeist, wenn ihnen an diesem Tag zum neuen Jahr gratuliert wird, sie Zeit mit ihren Angehörigen verbringen können und, falls es medizinisch vertretbar ist, auch mitgebrachte Speisen genießen dürfen.

Das jesidische Glaubensbekenntnis wird von vielen Jesiden als Abendgebet rezitiert. Vor allem wird es auch in Notsituationen gebetet.

Şahda dînî (Das jesidische Glaubensbekenntnis)

Şahda dînê min yek Xweda ye
Emîn Cebraîl evîniya Ezdaye ye
Bergeha min roj û mergeh e

Silavên min li mergehê li Lalişê
Û li xwedanê qubêyê
Şêxadî Şêxê min e, ji nûra padşa ye
Şemsê Êzdînê çira ye

Pîrê min Hesin Meman e
Hoste û merebî ji mala Baban e
Kaniya Sipî mora min e
Kaf û mixar û zimzim Heca min e
Tawisî Melek şahda û îmana min e

Übersetzung

Das Bekenntnis meines Glaubens ist ein Gott
Der loyale Gabriel ist die Liebe meines Schöpfers
Die Sonne und das Fürstentum sind meine Fundamente

Mein Gruß richtet sich an das Fürstentum, das Heiligtum Lalish
Und an die Heiligen der Kuppeln
Sheikhadi ist mein Shex, er ist aus dem Lichte Gottes
Shemse Ezdin ist das Licht

Mein Pîr ist Hesin Meman
Die Meister und Lehrer sind aus dem Haus des Vaters
Die weiße Quelle ist mein Siegel (Taufwasser)
Meine Pilgerstätte sind kaf û mixar û zimzim
Tawisî Melek ist mein Zeuge und Bekenntnis

(Demir 2013)

1.7.8 Hilfreiches Verhalten in der Sterbephase

Sterbenden Jesiden sollte auf jeden Fall ein Löffel Wasser eingeflößt oder, falls das nicht möglich ist, zumindest die Lippen mit Wasser befeuchtet werden. Es gibt keine besonderen Rituale oder Gebete. Das Morgen- und Abendgebet kann nur ein Jeside selbst sprechen, es wird nicht stellvertretend für ihn gebetet. Es können aber sehr wohl von anderen Menschen Gebete für den Sterbenden gesprochen werden.

1.7.9 Umgang mit dem Verstorbenen

Ist ein Jeside verstorben, übernehmen seine Angehörigen bzw. sein Jenseitsgeschwister dessen weitere Versorgung. Sind keine Angehörigen erreichbar, sollte die nächste jesidische Gemeinde benachrichtigt werden. Diese informiert dann einen Scheich oder einen Pir, der die Versorgung des Verstorbenen entweder noch in der Einrichtung oder später in der Friedhofshalle durchführt. Sollte es nicht möglich sein, eine jesidische Gemeinde zu erreichen, kann eine –unbedingt gleichgeschlechtliche! – Pflegekraft die Waschung des Verstorbenen übernehmen, sollte aber unbedingt vor Beginn die Worte sagen: »Gott, erlaube mir, mit Deiner Hilfe diesen Verstorbenen zu waschen«. Diese Waschung hat, ähnlich wie die Waschung eines Leichnams z. B. im Christentum, in erster Linie einen rituellen und weniger einen reinigenden Charakter. Nach der Waschung soll dem Verstorbenen neue, ungewaschene, weiße Kleidung angezogen werden (▸ Kap. 1.7.12 Besondere Rituale).

1.7.10 Die Einstellung zu Obduktion und Organspende

Diese richtet sich ausschließlich nach der persönlichen Entscheidung des Einzelnen.

1.7.11 Bestattung

Jesidische Verstorbene sollten frühestmöglich bestattet werden. In den Herkunftsländern finden Beisetzungen daher meist noch am Todestag selbst statt. Grundsätzlich darf ein jesidischer Verstorbener nur zwischen Sonnenaufgang und Sonnenuntergang beerdigt werden. Verstirbt ein Jeside nach Sonnenuntergang, so findet die Beerdigung grundsätzlich nicht vor dem nächsten Sonnenaufgang statt. Außerhalb der Ursprungsgebiete ist eine Bestattung noch am Todestag oft per Gesetz untersagt, sodass dort die Beisetzungen stattfinden, sobald es das Gesetz des jeweiligen Landes erlaubt. Da nach jesidischem Glauben die Erde überall auf der Welt zu Gott gehört, werden Überführungen von verstorbenen Jesiden in die Herkunftsgebiete nicht als wichtig erachtet und finden daher nicht sehr oft statt.

Da der menschliche Körper auch nach dem Tod als Eigentum Gottes angesehen wird, sind Einäscherungen verboten. Es finden ausnahmslos Erdbestattungen statt.

In den letzten Jahrzehnten haben immer mehr Friedhöfe in Deutschland eigene Grabfelder für jesidische Verstorbene eingerichtet, auf denen die Verstorbenen den jesidischen Regeln und Traditionen entsprechend bestattet werden können. Das erste jesidische Gräberfeld in Deutschland wurde 1984 auf dem Stadtfriedhof Lahe bei Hannover errichtet. Auf einigen dieser Gräberfelder (auch auf dem Stadtfriedhof Lahe) wird den Angehörigen durch die Bereitstellung spezieller Geräte die Möglichkeit gegeben, das Grab ihres Verstorbenen selbst zu schließen. Jesidische Gräber sind grundsätzlich nach Osten ausgerichtet, sodass die Gesichter der Verstorbenen in Richtung Sonnenaufgang zeigen. Die Gräber der weiblichen Verstorbenen werden etwas tiefer ausgehoben als die der männlichen Verstorbenen und erhalten einen Grabstein am Kopfende. Die Gräber der männlichen Verstorbenen bekommen sowohl einen Stein am Kopfende als auch am Fußende (► Kap. 1.7.12 Besondere Rituale). Anders als in den Ursprungsgebieten werden jesidische Grabstätten in Deutschland oftmals bunt geschmückt und die Grabsteine mit jesidischen Symbolen versehen. Insbesondere finden sich Abbildungen der Sonne, des Engels Tausi Melek sowie die Bezeichnungen »Ezîdî«, »Yezidi« oder »Yezide«. Gelegentlich wird die Kastenzugehörigkeit erwähnt, es gibt jedoch, mit wenigen Ausnahmen, keine Unterteilung von Gräbern nach Kastenzugehörigkeit. Trauerfeiern finden meist in den Gemeindehäusern der jesidischen Gemeinden statt. Dabei bieten die Angehörigen der Verstorbenen den oft weit gereisten und zahlreich anwesenden Trauergästen eine Vielzahl von selbst zubereiteten Speisen an.

1.7.12 Besondere Rituale

Die rituelle Waschung erfolgt in Anwesenheit des Scheichs, des Pirs und des Jenseitsgeschwisters des Verstorbenen. Der Leichnam wird nach einer bestimmten Zeremonie warm gewaschen. Seine Körperhaare (bis auf Bart- und Kopfhaare) werden entfernt. Anschließend werden Berat-Kugeln auf die Augen und in den Mund gelegt. Diese Kugeln bestehen aus heiliger Erde und Quellwasser aus Lalish und sollen die Seele des Verstorbenen auf ihre Reise dorthin vorbereiten. Anschließend wird der Verstorbene in ein weißes Tuch aus neuem, ungewaschenen Leinen gelegt. Über den Augen wird ein Tuch dreimal verknotet und wieder geöffnet. Dieses Ritual soll der Seele den späteren Ausweg aus dem Körper zeigen. Danach wird das Leichentuch zugenäht. Im Anschluss an die Waschung wird der Verstorbene zum Friedhof gebracht. Bestattungen in den jesidischen Ursprungsgebieten finden möglichst am Todestag selbst, jedoch unbedingt zwischen Sonnenaufgang und Sonnenuntergang statt. Verstirbt ein Jeside nach Sonnenuntergang, wird er nach dem folgenden Sonnenaufgang beerdigt. Am Friedhof angekommen wird der Verstorbene in das ausgehobene Grab gelegt und mit Steinen bedeckt. Dabei wird im Kopfbereich ein Loch gelassen, damit die Seele des Verstorbenen dort leichter entweichen kann. Dann wird ein Grabstein am Kopfende aufgestellt. Verstorbene Männer erhalten, im Gegensatz zu verstorbenen Frauen, zusätzlich eine Grabplatte am Fußende. Im Rahmen der Beerdigungszeremonie rezitieren nun die anwesenden Priester verschiedene heilige Hymnen (*Qewlen*). Währenddessen verhalten sich alle Anwesenden still, niemand verlässt die Grabstelle. Oftmals wird das Qewlê seremergê (»Qewl vom Moment des Todes«) rezitiert. Nach jesidischem Glauben ist die Seele eines Verstorben noch bis zum Ende seiner Beerdigungszeremonie an seinen Körper gebunden und glaubt noch während der Rezitation der Qewls, als Mitglied der Trauergemeinde leiblich anwesend zu sein. Der Verstorbene bemerkt also noch nicht, dass er tot ist. Wenn die Trauergesellschaft die Grabstelle verlässt, möchte er mitgehen. Bei dem Versuch, aufzustehen, stößt er mit dem Kopf gegen die Steinplatte am Kopfende seines Grabes. Erst wenn er sich den Kopf gestoßen hat wird ihm klar, dass er verstorben ist, und seine Seele fährt aus dem Körper hinaus zum Jenseits, wo über ihr weiteres Schicksal entschieden wird. Da der Glaube vorherrscht, dass Frauen besonders energisch versuchen, wieder aufzustehen, werden ihre Gräber etwa 30 cm tiefer ausgehoben als die der Männer.

In vielen Ursprungsgebieten werden die Gräber auch heute noch nicht mit jesidischen Symbolen versehen, weil jesidische Gräber in der Vergangenheit häufig geschändet wurden. Mancherorts gibt es jedoch den Brauch, dass sich Frauen ihre Haare abschneiden und diese über die Gräber ihrer verstorbenen männlichen Angehörigen hängen.

1.8 Judentum

1.8.1 Grundwissen

Zum Judentum bekennen sich gegenwärtig weltweit etwa 16,7 Millionen Gläubige (Jewish People Policy Institute 2024), den jüdischen Gemeinden in Deutschland gehören gegenwärtig etwa 119.000 Mitglieder an (Jewish People Policy Institute 2024). Juden glauben an den richtenden, allmächtigen und barmherzigen Gott, der die Sünden des Menschen mit dessen guten Taten verrechnet und sie auch vergeben kann. Im Judentum stehen das Leben und die Lebenden im Vordergrund. Der Umgang mit trauernden Angehörigen, die ja »im Leben stehen« fällt einem gläubigen Juden daher oft leichter als sich um einen Sterbenden zu kümmern. In jüdischen Familien ist es üblich, die Grundpflege und die Ernährung eines erkrankten Familienangehörigen zu übernehmen und ihn auch dann beim Sterben zu begleiten, wenn er in einer Pflegeeinrichtung ist. Orthodoxe Juden nehmen diese Verpflichtung besonders ernst. Die Vorstellungen von einem Leben nach dem Tod sind individuell sehr unterschiedlich, der Tod hat jedoch nie etwas Beängstigendes, da daran geglaubt wird, dass es ein Leben nach dem Tod gibt. Nach volkstümlichen jüdischen Vorstellungen ringt ein Sterbender mit dem Todesengel, der am Fußende des Betts steht, um sein Leben. Der Todesengel wartet darauf, dass sich die Seele vom Körper des Sterbenden löst, um sie danach zu Gott zu bringen.

Jüdische Feiertage

- *Sabbat* heiliger Ruhetag, jeden Freitagabend bis Samstagabend
- *Purim* (Tag der Errettung der persischen Juden im Altertum) 1 Tag lang im Februar/März
- *Pessach (Passahfest)* beginnt am Abend des ersten Frühlingsvollmonds (März/April) und dauert 8 Tage lang
- *Tag der Staatsgründung Israels* am 14. Mai (1948)
- *Schawuot* (Wochenfest) am 50. Tag nach Pessach (Mai/Juni)
- *Shiw'a ›Asar beTamus* (17. Tag des Monats Tammus) im Juni ist ein Fastentag, der an die Belagerung Jerusalems durch die Babylonier erinnert
- *Tisch'a beAv (9. Aw)* im Juli, 3 Wochen nach dem 17. Tammus, ist ein Fasten- und Trauertag, an dem der Zerstörung des Jerusalemer Tempels gedacht wird
- *Rosch Ha-Schana* (jüdisches Neujahrsfest) im September/Oktober
- *Zom Gedalja* am Tag nach dem jüdischen Neujahrsfest (falls der Tag auf einen Samstag fällt, verschiebt sich dieser Fastentag um einen Tag auf Sonntag)
- *Bußtage* (September/Oktober)
- *Jom Kippur* (Versöhnungstag) im September (Oktober) ist ein Fastentag
- *Sukkot* (Laubhüttenfest) 8 Tage lang im September/Oktober
- *Chanukka* (jüdisches Lichterfest) im Dezember
- *Assara beTevet* eine Woche nach dem Abschluss von Chanukka

Die jüdische Zeitrechnung beginnt mit der biblischen Schöpfung, nicht mit der Geburt Jesu. Der jüdische Kalender orientiert sich zudem an den Mondphasen. Die Monate fallen jedoch stets in dieselbe Jahreszeit, da zur Angleichung an den Sonnenzyklus Schaltmonate eingesetzt werden.

Daher entspricht das Jahr 2026 – bis einschließlich September – dem Jahr 5786 im jüdischen Kalender.

Besonderheiten

Sabbat

Der Sabbat wird jeden Freitag von der Abenddämmerung bis Samstag zur Abenddämmerung begangen. Am Sabbat ist jegliche Arbeit untersagt, zum Beispiel die Zubereitung von Speisen, Auto fahren, schreiben und malen. Die Verwendung bestimmter Energiequellen ist ebenfalls verboten. Zu diesen Energiequellen gehört auch Strom, sodass sehr gläubige Juden nicht fotografieren, filmen, fernsehen, telefonieren oder Lichtschalter und elektrische Geräte verwenden. Aus dem gleichen Grund verwenden streng gläubige Juden daher möglicherweise den Schwesternruf nicht, sodass öfter nach ihnen geschaut werden sollte. Automatisierte Vorgänge (wie z. B. Bewegungsmelder und vorprogrammierte Zeitschaltuhren) werden jedoch akzeptiert. An Pessach, Jom Kippur und Sukkot gelten die gleichen Regeln wie am Sabbat, wobei an Jom Kippur zusätzlich gefastet wird (▶ Kap. 1.8.3 Ernährung). All diese Regeln gelten jedoch nicht für Schwangere, Wöchnerinnen, Schwerkranke und kleine Kinder.

Da das Judentum sehr individuell und vielgestaltig gelebt wird, ist es ratsam, den zu Betreuenden und seine Familie zu fragen, welche Vorschriften von ihm befolgt bzw. für wichtig erachtet werden.

1.8.2 Körperpflege

Gleichgeschlechtliche Körperpflege

Die Körperpflege sollte immer von Pflegenden des gleichen Geschlechts durchgeführt werden. Da jüdische Pflegebedürftige bei der Pflege durch einen Fremden niemals komplett unbekleidet sein dürfen, müssen die Körperteile, die gerade nicht gewaschen werden, bedeckt werden.

Männer rasieren sich nur trocken. Bart und Schläfenlocken dürfen nicht geschnitten werden. Sollte zur Vorbereitung eines medizinischen Eingriffs eine Enthaarung des betroffenen Gebietes erforderlich sein, so sollte nur das absolut Notwendigste rasiert werden. Da das Händewaschen nicht nur eine hygienische, sondern oftmals auch eine rituelle Bedeutung hat, soll es bettlägerigen Juden öfter angeboten werden und zwar mindestens vor jeder Mahlzeit, nach dem Toilettengang und nach dem Erwachen. Zahncreme, Mundspülungen und weitere Pflegeprodukte sollten nach Möglichkeit koscher sein. Falls keine eigenen Pflegemittel vorhanden sind und daher von der Pflegeeinrichtung gestellt werden müssen, ist diesbezüglich ein Blick in die »Koscherliste« hilfreich (► Kap. 1.8.3 Ernährung).

Am Sabbat und an Feiertagen soll keine Körperpflege durchgeführt werden, wenn es nicht zwingend notwendig ist. Manche orthodoxe Juden reißen für den Sabbat einen Vorrat an Toilettenpapierblättern vor, da das Reißen am Sabbat zu den verbotenen Tätigkeiten gehört. Hier empfiehlt es sich, feuchtes Toilettenpapier bereitzustellen, das nicht mehr gerissen werden muss. Vitalzeichenkontrollen wie Fieber- und Blutdruckmessen sind am Sabbat erlaubt.

Insbesondere sollte in Bezug auf behutsame Körperpflege das Kapitel Kommunikation beachtet werden (► Kap. 1.8.4 Kommunikation).

1.8.3 Ernährung und Kleidung

Einhaltung der Speisevorschriften

Gerade bei Krankheit spielen die Speisegebote für einen Juden oft eine besonders große Rolle. Unterstützung bei der Einhaltung der Speisevorschriften wird von dem Kranken und seinen Angehörigen zumeist hoch geschätzt. Diese Vorschriften werden jedoch individuell sehr unterschiedlich eingehalten. Daher ist es von äußerster Wichtigkeit, den Betroffenen oder dessen Angehörige nach den persönlichen Essgewohnheiten zu fragen.

Im Judentum existieren sehr komplexe Vorschriften für »koscheres« Essen, z. B. (Jüdische Gemeinde Gelsenkirchen 2013):

Koscheres Essen

- Es gibt keine grundsätzlichen Einschränkungen für pflanzliche Nahrungsmittel.
- Gelatine ist nicht koscher, daher gilt Vorsicht bei Süßigkeiten und bestimmten Milchprodukten (z. B. Joghurt), die oft Gelatine enthalten.

- Der Verzehr von bestimmten Fetten (z. B. Schmalz und Nierenfett) und Blut ist untersagt.
- Nur Fleisch von Tieren, die Wiederkäuer sind oder Hufe und gespaltene Klauen haben, darf verzehrt werden. Geflügel ist erlaubt. Schweinefleisch ist verboten.
- Zum Verzehr bestimmte Tiere müssen auf die im Judentum vorgeschriebene Weise geschächtet werden. Beim Schächten werden Luftröhre, Speiseröhre und Halsschlagader mit einem sehr scharfen, schartenfreien Messer durchtrennt, wodurch ein schnelles und gründliches Ausbluten des Tiers gewährleistet wird.
- Um alle Blutreste zuverlässig zu entfernen, wird koscheres Fleisch zunächst eine halbe Stunde in Wasser und danach eine halbe Stunde in Salz eingelegt. Im Anschluss wird es gründlich abgewaschen und erst dann zubereitet.
- Eier und Milch von Tieren, die koscher gehalten bzw. geschlachtet werden, sind erlaubt.
- Meeresfrüchte dürfen nicht verzehrt werden.
- Bei orthodoxen Juden ist getrenntes Koch- und Essgeschirr für »fleischige« und »milchige« Lebensmittel erforderlich, da Fleisch- und Milchprodukte sowie Fleisch und Fisch nicht zusammen aufbewahrt, zubereitet, gekocht oder verzehrt werden dürfen.
- Schalentiere, Tintenfische und Muscheln dürfen nicht gegessen werden. Nur Meerestiere, die Schuppen und Flossen haben, sind zum Verzehr erlaubt.
- Gesetzestreue Juden trinken nur koscheren Wein aus Israel. Koscherer Wein darf keine Zusatzstoffe enthalten und unterliegt dem natürlichen Gärungsprozess, der nicht beschleunigt werden darf. Zudem wird für die Klärung keine Gelatine verwendet, was bei nicht koscheren Weinen sehr häufig der Fall ist. Traubenhaltige Getränke, wie z. B. Traubensaft, müssen ebenfalls koscher sein.
- Alkoholhaltige Getränke, die nicht aus Wein hergestellt wurden, sind koscher.

Koscherliste

Liberale Juden halten sich nicht immer streng an alle jüdischen Speisegesetze. Die oben genannten Ernährungsregeln gelten nicht, wenn durch nicht koschere Ernährung das Leben erhalten werden kann (z. B. darf als Notmaßnahme bei Unterzuckerung einem Diabetiker auch nicht koschere Nahrung gegeben werden). Es gibt eine Liste über deutsche Lebensmittel, die als koscher angesehen werden. Sie wird in regelmäßigen Abständen aktualisiert und ist bei der Orthodoxen Rabbinerkonferenz Deutschland (ORD) sowohl in gedruckter Form erhältlich als auch im Internet einsehbar (Informationen dazu befinden sich im ► Anhang).

Für jüdische Patienten, die sich in einer Pflegeeinrichtung befinden und sich auch dort an die Regeln für koschere Ernährung halten wollen, ist es ratsam, dass deren Angehörige von ihnen gekochte Mahlzeiten bringen. Alternativ dazu kann von der Einrichtung veganes Essen gereicht werden. Sojaprodukte sind im Allgemeinen koscher. Vegetarische Ernährung ist ebenfalls möglich, jedoch ist hier darauf zu achten, dass Käse kein Lab und Milchspeisen keine Gelatine enthalten. Da nach dem Reinheitsgebot für milchige und fleischige Speisen getrenntes Geschirr und Besteck verwendet werden muss, sollte entweder von zu Hause mitgebrachtes Geschirr oder Einweggeschirr verwendet werden.

Durch das Verbot, am Sabbat Feuer zu entzünden, entstanden viele traditionelle jüdische Speisen. Diese werden vor Beginn des Sabbats bei niedriger Flamme aufgesetzt und köcheln dann sehr langsam und lange. Ein Beispiel hierfür ist die als Allheilmittel geltende Hühnersuppe. Die Nahrungsaufnahme wird als Zeichen des Festhaltens an dieser Welt betrachtet. Angehörige eines schwer Kranken oder Sterbenden bringen daher oft traditionelle Speisen, Lieblingsgerichte und diverse Delikatessen für ihn mit und sorgen sich sehr darum, dass dieser auch etwas davon zu sich nimmt.

Fastentage

Im jüdischen Glauben gibt es mehrere Fastentage: »Schiwa Assar beTammus«, »Zom Gedalja«, »Assara beTevet«, »Tischa beAv« und Jom Kippur. Diese Fastentage werden unterschiedlich streng eingehalten. An Jom Kippur jedoch fasten die meisten gläubigen Juden. Von der Abenddämmerung des Vortages bis zur Abenddämmerung des Feiertages sind jegliche Nahrungsaufnahme, Körperpflege, das Tragen von Lederschuhen, das Verrichten jeglicher Arbeit, sexueller Kontakt und das Tragen von Schmuck verboten. Schwangere, Stillende, Kinder und Schwerkranke sind von diesen Fastengeboten befreit.

Pessachfest

Während des sieben Tage dauernden Pessachfestes nehmen gläubige Juden nichts Gesäuertes (Chametz) zu sich und legen auch Wert darauf, dass sich nichts davon in ihrer Umgebung befindet. Damit wird an die biblische Überlieferung erinnert, nach der die Israeliten so überstürzt aus Ägypten flüchten mussten, dass sie keine Zeit mehr hatten, um ihre Brote zu säuern und gären zu lassen. Zu Gesäuertem zählen Weizen, Roggen, Gerste, Hafer und Dinkel (Spelt), sobald sie mit Wasser in Kontakt kamen und eine Gärung eingesetzt haben könnte. Auch jede Speise und jedes Getränk, das aus einer dieser Getreidesorten hergestellt wurde, ist Chametz, wie zum Beispiel Mehl-, Malz- und Getreideerzeugnisse, Bier und Spirituosen. Während der acht Festtage wird darum nur ungesäuertes Brot (*Matzen*) gegessen.

Erdnüsse, Reis, Mais und Hülsenfrüchte sind nicht Chametz, werden jedoch aufgrund ihrer Ähnlichkeit mit Getreide von streng gläubigen Juden ebenfalls gemieden (Payer 1999).

Kopfbedeckung

Sehr gläubige jüdische Frauen tragen immer eine Kopfbedeckung, meist ein Kopftuch, gelegentlich auch Perücken. Sehr gläubige jüdische Männer tragen häufig auch nachts eine Kopfbedeckung (Kippa). An Jom Kippur tragen gläubige Juden weiße Kleidung.

1.8.4 Kommunikation

Viele jüdische Zuwanderer kommen aus Russland nach Deutschland und sprechen häufig kaum Deutsch oder Hebräisch.

Es ist gut möglich, dass ältere Juden vor langer Zeit Erfahrungen mit Konzentrationslagern und Deportation machen mussten, der Umgang mit ihnen erfordert besonders viel Fingerspitzengefühl. Die Aufnahme in eine Pflegeeinrichtung wird von ihnen unter Umständen wie eine Rückkehr in ein Lager erlebt. Menschen, die in ihrem Leben Lagererfahrungen machen mussten, sind oft besonders sensibel gegenüber intensiven Befragungen (z. B. beim Aufnahmegespräch) und uniformähnlicher Kleidung (wie z. B. einheitlicher Arbeitskleidung des Pflegepersonals). Das Drängen zur Körperpflege und ein ruppiger Umgang seitens der Betreuenden können ebenso wie Maßnahmen zur Fixierung bei dem Betroffenen schlimme Erinnerungen wachrufen und ungewollt Panik auslösen. Schreien oder weinen anderer Mitbewohner, der Geruch von Kot oder Urin und Situationen, die für den Betroffenen schambesetzt sind (z. B. Inkontinenz oder Vergesslichkeit) können ebenfalls Erinnerungen an Erniedrigungen im Lager hervorrufen. Ein sehr behutsamer Umgang bei der Pflege ist also besonders wichtig.

Gläubige Juden reichen einer Person anderen Geschlechts aus Respekt nicht die Hand.

1.8.5 Bewegung, Beschäftigung und Schlaf

Einem gläubigen Juden sind tägliche Gebete, die Einhaltung des Sabbats und der Speisevorschriften wichtig. Es kann für einen kranken Juden sehr hilfreich sein, ihm – soweit es sein Gesundheitszustand erlaubt – die Teilnahme an jüdischen Festen und Besuche einer Synagoge zu ermöglichen. Das Zimmer sollte soweit möglich nach seinen Bedürfnissen und Wünschen gestaltet werden können. Zumindest ist es ratsam, ein eventuell vorhandenes Kreuz aus dem Zimmer zu entfernen.

Nach jüdischem Glauben bedeutet der Schlaf 1/60 des Todes. Während des Schlafens geht die Seele zu Gott und kehrt zum Aufwachen zurück. Das morgendliche Händewaschen dient der rituellen Reinigung davon.

1.8.6 Umgang mit Arzneimitteln

Medikamente ohne tierische Bestandteile

Die komplexen jüdischen Speisegesetze haben auch Auswirkungen auf die Anwendung von Arzneimitteln. Grundsätzlich sollten keine Medikamente zum Einsatz kommen, die tierische Bestandteile enthalten, es sei denn, sie haben das Koscher-Zertifikat. Bluttransfusionen sind ebenso erlaubt wie Medikamente, die Alkohol enthalten, solange dieser Alkohol nicht aus Wein gewonnen wurde.

An Fastentagen, wie zum Beispiel an Jom Kippur, ist nur die Anwendung von absolut notwendigen Medikamenten erlaubt. Kranke sind von den Fastengeboten jedoch ebenso befreit wie Schwangere, Stillende und Kinder. Während des Pessachfestes achten streng gläubige Juden darauf, dass ihre Medikamente nichts Gesäuertes enthalten. Dies betrifft vor allem Vitaminpräparate, Sirupe und Tropfen, aber auch sehr viele Tabletten und Dragees, die aus Getreide und Wasser hergestellte Stärke als Bindemittel enthalten (Komitee Kosher Wien 2025). Derzeit existiert keine für Deutschland gültige Liste für koschere Medikamente. Im Internet können jedoch Listen für koschere Arznei- und Lebensmittel eingesehen werden (ORD 2025. Es sind auch etliche koschere Alternativmedikamente, meist aus Israel, erhältlich, die speziell koscher zertifiziert wurden. Ein Koscher-Zertifikat kann nur von einem Rabbiner ausgestellt werden und hat eine begrenzte Gültigkeit (etwa 12 Monate; ► Anhang).

Not bricht Gebot

Im jüdischen Glauben gilt jedoch auch: Not bricht Gebot. Die Gesundheit ist wichtiger als religiöse Grundsätze. Im Talmud (Joma 84b und 85b) steht geschrieben, dass man diese Grundsätze nicht einhalten muss, wenn dadurch das Leben gefährdet wird (vgl. Berger 2013/Goldschmidt 2025).

Gibt es zu einem notwendigen Medikament, das nicht koscher ist oder nicht den Anforderungen für Pessach entspricht, keine Alternativen, dürfen gläubige Juden es verwenden.

Nicht unmittelbar notwendige Behandlungen oder diagnostische Maßnahmen sollten am Sabbat und den anderen jüdischen Festtagen nicht stattfinden. Es ist jedoch im jüdischen Glauben eine ärztliche Pflicht, Leben zu retten und zu erhalten. Deshalb dürfen alle medizinischen Maßnahmen, die Leben retten, erhalten oder eine Gefährdung des Kranken vermeiden, auch an diesen wichtigen religiösen Tagen durchgeführt werden.

1.8.7 Besondere Gebete und Gebräuche

Grundsätzlich können Menschen nicht-jüdischen Glaubens jüdische Menschen im Gebet unterstützen. Sie dürfen jedes jüdische Gebet sprechen, denn nur Juden sind dem jüdischen Gesetz und dem jüdischen Ritus unterstellt. Allerdings ist es z. B. einem Christen nicht gestattet, in einer Synagoge zu beten. Es wird fast ausschließlich auf Hebräisch gebetet.

Tägliche Gebetsrituale

Gläubige Juden beten dreimal täglich: morgens vor dem Frühstück, mittags und abends. Dabei sollten sie möglichst ungestört sein, da die Gebete nicht unterbrochen werden dürfen. Beim Gebet werden eine Kopfbedeckung und oft auch Gebetsriemen (beim Morgengebet) und – von männlichen Juden – ein Gebetsschal (Tallit) getragen. Der Gläubige wendet sich dabei in Richtung Osten. Das Hin- und Herwiegen beim Beten dient der Konzentration und hat auch eine rituelle Bedeutung.

Sabbat

Zu Beginn des Sabbats, der sich nach dem Eintritt der Abenddämmerung richtet und daher an jedem Tag zu einer anderen Uhrzeit stattfindet, werden Kerzen entzündet. Dies ist eine religiöse Vorschrift. Aus Brandschutzgründen kann dies jedoch in einer Pflegeeinrichtung ein Problem sein. Um dies trotzdem zu ermöglichen, kann anstelle von offenen Kerzen ein Windlicht verwendet werden.

Der höchste jüdische Feiertag ist Jom Kippur. Er wird auch Versöhnungstag genannt und dient der Aussöhnung des Gläubigen mit Gott und seinen Mitmenschen. Am Versöhnungstag beten gläubige Juden mehr als an übrigen Tagen. In vielen dieser Gebete wird auch der Verstorbenen gedacht. Jom Kippur

Falls ein Sterbender es wünscht, sollte ihm eine gedruckte Thora (der wichtigste Hauptteil der hebräischen Bibel, die fünf Bücher Moses) gereicht werden. Während der Woche des Passahfests ist das Überbringen von *Matzen* eine Mitzwa (gute Tat).

Matzen, auch »Brot des Elends« genannt, sind ungesäuerte Brote, die wie Pfannkuchen aussehen und nur aus Wasser und Mehl bestehen. Sie symbolisieren den überstürzten Aufbruch der Israeliten, der ihnen keine Zeit mehr ließ, Sauerteig herzustellen. Matzen

Charosset ist die traditionelle jüdische Süßspeise beim Passahfest. Sie soll den Mörtel darstellen, der von den jüdischen Sklaven zum Bau der Lagerhäuser des Pharaos verwendet wurde. Möchte man einem jüdischen Kranken eine besondere Freude machen, kann man Charosset recht einfach zubereiten: 500 g geraspelte Äpfel, 250 g gehackte Walnüsse oder Mandeln, 2 Esslöffel Honig und 1 Teelöffel Zimt vermischen und mit 100 ml koscherem Rotwein verrühren. Bei Zimmertemperatur servieren. Dieses Gericht hält im Kühlschrank etwa fünf Tage. Charosset

Drei tröstende Gebete für einen gläubigen jüdischen Kranken sind Psalm 121, das jüdische Schuldbekenntnis und das jüdische Glaubensbekenntnis (Schma Israel):

Psalm 121

Ich hebe meine Augen auf zu den Bergen. Woher wird meine Hilfe kommen?
Meine Hilfe kommt vom Herrn, der Himmel und Erde gemacht hat.
Er wird nicht zulassen, dass dein Fuß wanke.
Dein Hüter schlummert nicht.
Siehe, nicht schlummert und nicht schläft der Hüter Israels.
Der Herr ist dein Hüter, der Herr ist dein Schatten über deiner rechten Hand.
Am Tag wird die Sonne dich nicht stechen, der Mond nicht bei Nacht.
Der Herr wird dich behüten vor allem Unheil, er wird dein Leben behüten.
Der Herr wird deinen Ausgang und deinen Eingang behüten
von nun an bis in Ewigkeit.

(Die Bibel, Psalmen, Psalm 121 (Ein Wallfahrtslied))

Schuldbekenntnis

Ich bekenne vor dir, Herr, mein und meiner Vater Gott, dass meine Wiederherstellung und mein Tod in deiner Hand sind. Möge mein Andenken und mein Gebet vor dich gelangen, wie das Gebet Hiskias in seiner Krankheit zu dir gedrungen ist. Und wenn du meinen Tod beschlossen hast, so nimm meinen Tod für eine Sühne an für alle meine

Sünden, die ich getan, für alle Schuld, die auf mir lastet, und für meine Schuld, die ich vor dir mein ganzes Leben lang begangen habe. Lass mich des himmlischen Eden würdig, der künftigen Welt teilhaftig werden, auf dass ich den Lohn finde, der den Gerechten aufbewahrt ist. Ach, Herr, höre auf mein inbrünstiges Gebet und blicke auf meine Tränen, denn Du bist allmächtig, du kannst die Toten beleben, um wie viel mehr die Kranken heilen. Du willst nicht des Sünders Tod, sondern dass er sich bekehre und lebe.

(Jüdische Gemeinde Gelsenkirchen 2013)

Das »*Schma Israel*« wird von gläubigen Juden zweimal täglich (morgens und abends) gebetet. Dabei werden die Hände über die Augen gelegt und gesprochen:

Schma Israel

Schma Jisrael, Adonai Elohejnu, Adonai Echad!
Baruch Schem Kewod, Malchutho le'Olam va'Ed!
Veahawta et Adonai Elohejcha, bechol Lewawcha uwechol Nafschecha uwechol Meodecha.
Vehaju haDewarim haeleh ascher Anochi mezavecha hajom ›al Lewawecha.
Veschinantam leWanecha, vedibarta bam, beSchiwtecha beWejthecha uweLechtecha waDerech uweSchochbecha uweKumecha.
Ukschartam leOt ›al Jadecha, vehaju leTotafoth bejn ›Ejnecha.
Uchthawtam ›al Mesusoth Bejthecha uwiSch'arejcha.

(Jüdische Gemeinde Gelsenkirchen 2013)

Übersetzung

Höre Israel: Der Ewige, unser Gott, der Ewige, ist einzig!
Gelobt der Name der Ehre, seine Herrschaft für immer und ewig!
Und also liebe den Ewigen, deinen Gott, mit deinem ganzen Herzen und mit deiner ganzen Seele und mit deinem ganzen Können.
Und es seien diese Worte, die Ich dir heute befehle auf deinem Herzen
Und schärfe sie ein deinem Sohne, und rede von ihnen, bei deinem Sitzen in deinem Hause und bei deinem Gehen am Wege und deinem Niederlegen und bei deinem Aufstehen
Und binde sie zum Zeichen auf deine Hand, und sie seinen dir zum Hauptschmuck zwischen deinen Augen. Und schreibe sie auf die Pfosten deines Hauses und an deine Tore.

(Jüdische Gemeinde Gelsenkirchen 2013)

Das Gebet El Malej Rachamim (Gott voller Erbarmen) wird für alle Verstorbenen gesprochen. (Es ist kein spezielles Gebet für die Opfer der Shoah, wird jedoch durch Ergänzungen für die verschiedenen Opfer vorgetragen.)

El Malej Rachamim

El malej Rachamim, schochen baMromim,
hamze Menuchah nechonah,
tachat Knafej haSch'chinah,
beMaalot Keduschim weTehorim keSohar haRakia mas'hirim

et khal haNeschamot schel sheshet Millionej haYehudim,
Hal'lej haShoah beEuropa,
sche-nehergu, sche-nisch'chetu,
sche-nis'refu, wesche-nis'pu al Kidusch haSCHEM,
b'Jadej haMeraz'chim haGermanim
weOs'rejhem miSch'ar haAmim.
Baawur sche-khal haKahal mit'palel lelluj Nischmotehem,
lachen Baal haRachamim jastiram
beSeter Knafaw leOlamim
wejizror biZror haChajim et Nischmotejhem.
Adonaj hu Nachlatam, beGan-Eden tehe Menuchatam,
wejanuchu beSchalom alMischkewotejhem.
Wejaamidu leGoralam leKejz haJamim.
Wenomar: Amejn.

(Gall 2013)

Übersetzung

Gott voller Erbarmen, in den Himmelshöhen thronend,
es sollen finden die verdiente Ruhestätte
unter den Flügeln Deiner Gegenwart,
in den Höhen der Gerechten und Heiligen,
strahlend wie der Glanz des Himmels,
all die Seelen der Sechs-Millionen Juden,
Opfer der Shoah in Europa,
ermordet, geschlachtet,
verbrannt, umgekommen in Heiligung Deines Namens;
durch die Hände der deutschen Mörder
und ihrer Helfer aus den weiteren Völkern.
Sieh die gesamte Gemeinde betet für das Aufsteigen ihrer Seelen,
so berge sie doch Du, Herr des Erbarmens,
im Schutze deiner Fittiche in Ewigkeit
und schließe ihre Seelen mit ein in das Band des ewigen Lebens.
Gott sei ihr Erbbesitz,
und im Garten Eden ihre Ruhestätte,
und sie mögen ruhen an ihrer Lagerstätte in Frieden.
Und sie mögen wieder erstehen zu ihrer Bestimmung
am Ende der Tage.

(Gall 2013)

1.8.9 Hilfreiches Verhalten in der Sterbephase

Im Judentum wird sehr einfühlsam mit den Trauernden umgegangen: Sie werden unterstützt und getröstet, hingegen wird sich um die Sterbenden meist weniger intensiv gekümmert, da das Festhalten am Leben im Vordergrund steht. Sterbenden darf ihr Zustand nicht verheimlicht werden, damit sie sich auf ihren Tod vorbereiten können. Bei einem diesbezüglichen Gespräch muss jedoch darauf geachtet werden, dem Sterbenden trotz allem nicht die letzte Hoffnung auf Besserung zu nehmen. Es ist daher ratsam, mit den Angehörigen des Sterbenden über dessen nahen Tod zu sprechen, damit diese ihm dann die Nachricht auf die für ihn beste Weise überbringen können. Wichtig ist, dass man einen Sterbenden nicht alleine lässt, vor allem besonders dann nicht, wenn er Schmerzen hat. Der Besuch eines Rabbiners wird oft von den Angehörigen oder dem Sterbenden gewünscht, er ist allerdings nicht zwingend erforderlich. In der Regel werden Sterbende von der Chewra Kaddisha (▶ Kap. 1.8.10 Umgang mit dem Verstorbenen) bis zu ihrer Beerdigung betreut. Von Besuchern eines Sterbenden wird erwartet, dass sie ruhig und gefasst wirken. Trauer und Schmerz zum Ausdruck zu bringen, gilt als nicht angemessen. Alle Handlungen und auch alle unterlassenen Handlungen am Sterbenden, die den Eintritt des Todes beschleunigen könnten, gelten nach jüdischem Recht als Mord. So darf ein Sterbender zum Beispiel nicht bewegt oder anders positioniert werden, wenn dies einen schnelleren Eintritt seines Todes zur Folge haben kann. Es dürfen keine Anordnungen für seine Beerdigung getroffen werden, bevor er gestorben ist. Aktive Sterbehilfe ist verboten. Ein sterbender Jude bedenkt – so es ihm möglich ist – vor seinem Tod noch einmal sein Leben und segnet seine Kinder. Bevor der Tod eintritt, sollen die Menschen, die dem Sterbenden am nächsten stehen, noch einmal zu ihm kommen. Sie fordern ihn auf, sich zu Gott zu bekennen und seine Sünden zu bereuen und sprechen ihm das Sündenbekenntnis vor, das er nachspricht, falls es ihm noch möglich ist. Kurz vor dem Eintritt des Todes sprechen die Anwesenden: »Gott herrscht, Gott herrschte, Gott wird herrschen in alle Ewigkeit.« Dann dreimal: »Gepriesen sei sein Name, der Ruhm seines Königtums in alle Ewigkeit.« Diese Sätze umfassen den Lebensinhalt des Judentums. Bei Eintritt des Todes sprechen die Anwesenden das »Schma Israel« und sehen den Sterbenden dabei nach Möglichkeit an (▶ Kap. 1.8.7 Besondere Gebete und Gebräuche). Es kann auch der letzte Wunsch eines Sterbenden sein, dass nach seinem Tod jemand Kaddish – das Trauergebet – für ihn sagt.

1.8.10 Umgang mit dem Verstorbenen

Chewra Kaddisha

Fast immer wird die Chewra Kaddisha (übersetzt: Beerdigungsgesellschaft) mit der Versorgung des Verstorbenen beauftragt. Ist dies jedoch nicht möglich, übernehmen die Angehörigen diese Aufgabe. Sind diese nicht anwesend, kann der Verstorbene vom Pflegepersonal versorgt werden. Dies ist auch für streng gläubige Juden kein Problem. Wichtig ist es vor allem, Ruhe zu bewahren, um so die Würde des Toten zu achten. In jedem Fall muss die zuständige jüdische Gemeinde benachrichtigt werden.

Nach Eintritt des Todes soll ein jüdischer Verstorbener nach Möglichkeit die ersten 15 Minuten lang weder bewegt noch berührt werden. Anschließend soll er mit gerade ausgestreckten Armen und Beinen auf den Boden gelegt und seine Augen und sein Mund geschlossen werden. Zum Schließen des Mundes soll das Kinn hochgebunden werden; die Verwendung von Kinnstützen ist hierfür unüblich. Der Leichnam wird zum

Schluss mit einem Laken zugedeckt und am Kopfende eine Kerze angezündet. Der große Respekt vor der Würde des Toten gebietet es, dass er ab jetzt nicht mehr angeschaut wird, zumindest sein Gesicht sollte immer bedeckt bleiben. Es ist nicht erlaubt, den Leichnam allein zu lassen oder zu verlegen.

Falls die Chewra Kaddisha die Versorgung eines jüdischen Verstorbenen übernimmt, wird er recht bald mit lauwarmem Wasser rituell gewaschen, wobei jeweils nur der Körperteil aufgedeckt sein darf, der gerade gewaschen wird. Anschließend wird der Leichnam in ein einfaches weißes Hemd gekleidet. Die Farbe Weiß symbolisiert Reinheit.

Am Sabbat und an Feiertagen darf der Leichnam nicht bewegt werden. Allerdings ist es erlaubt, seine Augen zu schließen und sein Kinn hochzubinden. Mitglieder der Chewra Kaddisha und Angehörige des Verstorbenen halten Totenwache und sprechen verschiedene Gebete. So bald wie möglich wird der Verstorbene zur Bestattung abgeholt.

1.8.11 Einstellung zu Obduktion und Organspende

Jegliche Verstümmelung des Körpers ist durch das jüdische Gesetz untersagt. Obduktionen sind nur dann zulässig, wenn sie zur Aufklärung von Verbrechen nötig sind oder bei Vorliegen von erblichen Krankheiten dazu beitragen können, dass überlebende Verwandte gerettet werden können. Eine schriftliche Anordnung der zuständigen Behörden ist für die Zustimmung zu einer Obduktion unerlässlich.

Orthodoxe Juden akzeptieren Organtransplantationen nur dann, wenn die Organe von Lebenden gespendet werden. Die Lebendspende wird als besonderer Akt der Nächstenliebe betrachtet. Organspenden von Hirntoten werden von vielen gläubigen Juden vor allem aus zwei Gründen als problematisch angesehen: Zum einen kümmern sich Juden in den Stunden zwischen Tod und Beerdigung intensiv um ihre Toten – dies ist im Organspendeverfahren allerdings kaum möglich. Zum anderen ist der Hirntod im Judentum sehr umstritten. Die meisten Rabbiner betrachten einen Hirntoten als einen noch lebenden Menschen im Stadium zwischen Leben und Tod. Liberale und nicht praktizierende Juden sind Organspenden und Obduktionen gegenüber offener eingestellt.

1.8.12 Bestattung

Jüdische Gesetze sehen eine schnellstmögliche Beerdigung (innerhalb von 24 Stunden) vor, wobei der Verstorbene nur in weiße Sterbekleider und ein weißes Tuch eingehüllt bestattet werden soll. Laut deutscher Gesetzgebung müssen zwar mindestens 24 Stunden zwischen Tod und Bestattung vergehen, es können jedoch Ausnahmeregelungen getroffen werden (vgl. § 13 (Fn 3) Bestattungsgesetz NRW 2025). Es gibt bundesweit etwa 2.000 jüdische Friedhöfe, auf ca. 110 jüdischen Friedhöfen finden heute noch Bestattungen statt. (Freundeskreis zum Erhalt der jüdischen Friedhöfe im mitteleuropäischen Kulturraum e. V. 2025).

Erdbestattung

Jüdische Verstorbene werden grundsätzlich nur erdbestattet. Dies sollte, wenn möglich, auf einem jüdischen Friedhof geschehen, da auf deutschen Friedhöfen nur eine begrenzte Liegezeit gilt, jüdische Gräber aber auf Ewigkeit dem Verstorbenen gehören und niemals eingeebnet werden dürfen. Alle jüdischen Verstorbenen erhalten die gleiche Kleidung, die gleiche Zeremonie und den gleichen Sarg. Für jüdische Bestattungen verwendete Särge bestehen nur aus Holz, sind schlicht und ohne Verzierungen und dürfen weder Nägel noch Metallbeschläge oder Innenausstattung mit Stoffen und sonstige Verzierungen enthalten, da sie, wie der Verstorbene auch, komplett in der Natur aufgehen sollen. Die Gräber werden nach Osten ausgerichtet, da in dieser Richtung Jerusalem und somit der Ort der Auferstehung liegt.

Am Sabbat dürfen jüdische Friedhöfe nicht betreten werden und es finden keine Beerdigungen statt.

1.8.13 Besondere Rituale

Dieses Kapitel bezieht sich in erster Linie auf die Trauer- und Bestattungsrituale in Israel. Nach dem Eintritt des Todes wird dem Verstorbenen zwecks Feststellung des Atemstillstands acht Minuten lang eine Feder auf Nase und Mund gelegt. Anschließend schließt entweder ein Sohn oder ein anderer naher Verwandter behutsam die Augen und den Mund des Verstorbenen und spricht: »Gepriesen sei, der richtet in Wahrheit.« Die Spiegel werden verhängt, im Haus des Verstorbenen wird eine Kerze angezündet, die 30 Tage lang brennen soll.

Der Leichnam wird mit einem Laken zugedeckt und mit gerade ausgestreckten Armen und Beinen, die Füße in Richtung Tür, auf den Boden gelegt. Am Kopfende wird eine Kerze angezündet. Einige Stunden nach dem Tod findet die Reinigung des Leichnams (Tahara) statt, bei der der Verstorbene nach besonderen Bestimmungen gesäubert und mit lauwarmem Wasser gewaschen wird. Anschließend kleidet man ihn in ein einfaches Sterbekleid aus weißem Leinen. Ihm wird keinerlei Schmuck angelegt. Ein männlicher Verstorbener bekommt seinen Tallit, den Gebetsmantel, mit ins Grab, wobei an einer Ecke die Zizijot (Schaufäden) entfernt werden. Damit wird symbolisiert, dass er nun nicht mehr das jüdische Gesetz (Halacha) befolgen muss. Ebenfalls wird das Ornamentband entfernt. Frauen besitzen keinen Tallit. Mitglieder der Chewra Kaddisha halten bis zur Beerdigung Totenwache im Raum des Verstorbenen. In einigen sehr ländlichen Gebieten gießt man Wasser vor dem Haus des Verstorbenen aus, um den Nachbarn auf diese Weise mitzuteilen, dass dort jemand gestorben ist (dadurch wird das Wasser symbolisiert, mit dem der Todesengel sein Schwert abgespült hat). Vor der Beisetzung wird den Angehörigen nicht kondoliert, weil deren Schmerz nicht noch vergrößert werden soll.

In dieser Trauerphase dürfen die Angehörigen niemanden grüßen, kein Fleisch essen, keinen Wein trinken und müssen sexuell enthaltsam sein. Beisetzungen, für die ebenfalls die Chewra Kaddisha zuständig ist, finden so bald wie möglich statt, idealerweise noch am Todestag. Jüdische Friedhöfe in Israel sind an Wochentagen den ganzen Tag und auch während einiger Nachtstunden geöffnet, am Sabbat und an Feiertagen jedoch geschlossen.

Trauerzug K'riah

Der Trauerzug beginnt dort, wo der Tote verstorben ist, also meist vor dem Haus des Verstorbenen. Es kommt so gut wie niemals vor, dass Verstorbene, die in einer Pflegeeinrichtung verstorben sind, noch einmal nach Hause gebracht werden. In diesen Fällen beginnt der Trauerzug vor der Pflegeeinrichtung. In vielen Orten wird als Sinnbild für die Verwundbarkeit des Lebens an der Schwelle des Hauses ein Gefäß aus Ton zerbrochen oder es werden Münzen verstreut, um das Verlassen der materiellen Welt zu symbolisieren. Auf dem Weg wird allen Anwesenden die Gelegenheit gegeben, den Verstorbenen ein Stück zu tragen, um ihm damit einen letzten Dienst zu erweisen. Der Trauerzug führt zur Trauerhalle, wo die Zeremonien stattfinden. Vor Beginn der Trauerfeierlichkeiten wird dort in einem separaten Raum die K'riah ausgeführt – ein alter jüdischer Brauch, bei dem die Trauernden als Symbol des Risses in ihrer Seele, der durch den Tod ihres Angehörigen entstanden ist, ein Kleidungsstück einreißen. Dieser Brauch ist biblischen Ursprungs: Jakob riss aus Trauer um seinen Sohn Joseph, den er tot glaubte, sein Gewand ein (Die Bibel, 1. Buch Mose (Genesis) 37:34). Die Chewra Kaddisha enthüllt das Gesicht des Toten dafür einen Moment, falls die Angehörigen es wünschen. Ist ein Elternteil verstorben, wird die Kleidung über dem Herzen mehrere Zentimeter lang eingerissen. Bei anderen Angehörigen wird dieser Riss z. B. an einem Ärmel vorgenommen. Dieser Riss darf sieben Tage lang (für die Eltern dreißig Tage lang) nicht genäht werden. Nach der K'riah wird der Verstorbene in die Trauerhalle gebracht, wo Nachrufe gehalten werden und Kaddish gesprochen wird. Im Anschluss daran fährt der Trauerzug zum Friedhof. Um ihre Zugehörigkeit zur Trauergemeinde anzuzeigen, schalten in vielen Orten Israels alle Fahrzeuge des Trauerzugs tagsüber ihre Lichter ein. Auf dem Weg zur Grabstelle bleiben die Träger mehrmals stehen, um den Trauernden zu ermöglichen, Kaddish zu sagen verschiedene Verse zu rezitieren. Die Träger, welche die Bahre mit dem Verstorbenen siebenmal absetzen, folgen damit einem Brauch aus dem Talmud: die Zahl sieben entspricht der Anzahl der Schöpfungstage. Die Anwesenden versammeln sich rund um das offene Grab. Um zu prüfen, ob das Grab für die Beerdigung bereit ist, steigt ein Mitglied der Chewra Kaddisha kurz hinein. Anschließend wird der Verstorbene von Mitgliedern der Chewra Kadisha in das Grab gelegt, die dabei sagen: »Lass ihn in Frieden ruhen.« Schmuck oder Wertgegenstände werden nicht mit ins Grab gegeben, der Verstorbene wird nur in ein weißes Hemd oder in ein weißes Tuch gehüllt bestattet. Danach helfen alle Anwesenden dabei, das Grab mit Erde zu füllen, um so dem Verstorbenen noch einmal ihren Respekt zu erweisen. Dabei wird die Schaufel nicht weitergereicht, sondern in den Boden gesteckt. Der Rabbiner beginnt, danach folgen die männlichen Trauernden. Ist das Grab mit Erde gefüllt, wird eine Tafel mit dem Namen des Verstorbenen hineingesteckt. Ausgewählte Psalmen und Verse werden gesprochen, das Gebet El Malej Rachamin gesprochen und Kaddish gesagt. Vor dem Verlassen der Begräbnisstätte legen die Anwesenden jeweils einen Stein auf das Grab. Dies ist nicht nur beim Begräbnis üblich, sondern bei jedem Besuch einer Grabstelle. Ein mit Steinen bedecktes Grab bezeugt, dass viele Menschen an den Verstorbenen denken. Beim Verlassen des Friedhofs wird ein anderer Weg gewählt als der Hinweg. Am Friedhofsausgang waschen sich die Trauernden dreimal die Hände in einem dafür extra angebrachten Waschbecken, trocknen sie aber nicht ab – auf diese Weise wird die Trennung von Tod und Unreinheit symbolisiert. Nach der Heimkehr von der Bestattung wird der Familie von den Nachbarn eine Mahlzeit gereicht.

Trauerzeit Schiwa

Die anschließende Trauerzeit verläuft in verschiedenen Phasen. Die erste Woche, »*Schiwa*« (Sieben) genannt, ist für die Angehörigen die traurigste Zeit, in der sie keine Körperpflege betreiben, nicht arbeiten, keine ledernen Schuhe tragen und nicht ausgehen dürfen. Die Hinterbliebenen tragen das bei der Beerdigung eingerissene Kleidungsstück und schlafen auf dem Fußboden. Wer ein Geschäft besitzt, muss es während der Schiwa geschlossen halten. In dieser Woche werden die engsten Hinterbliebenen von den Nachbarn und anderen Familienmitgliedern mit Nahrung versorgt und getröstet. Ihre einzige Aufgabe ist es, ihre Trauer und Verzweiflung zuzulassen.

Scheloschim

Die zweite Trauerzeit heißt »*Scheloschim*«. In diesen dreißig Tagen (vom Todestag an gerechnet) werden keine Feste gefeiert und keine Musik gehört. Erst nach Ende der Scheloschim, die nur vom Sabbat unterbrochen wird, dürfen sich die Angehörigen wieder rasieren und die Haare schneiden.

Awelut

Auf Scheloschim folgt die »*Awelut*«, die erst nach zwölf jüdischen Kalendermonaten (vom Todestag an gerechnet) endet. Während dieser Zeit sollen die Hinterbliebenen nicht an Festen teilnehmen. Die Söhne des Verstorbenen sagen täglich Kaddish. Nach der Awelut wird nicht mehr öffentlich getrauert. Eine besondere Trauerfarbe (z. B. Schwarz) existiert nicht.

Der Sinn dieser Trauerphasen liegt darin, dass die Hinterbliebenen ihre Trauer und Verzweiflung erst ausleben, dann langsam überwinden und schließlich Stück für Stück ins Leben zurückfinden sollen. Nach dem Trauerjahr sollen sie in der Lage sein, ohne Verzweiflung und Schmerz an den Verstorbenen zu denken.

Sowohl während der Schiwa als auch während der Scheloschim und der Avelut brennt ständig ein Licht im Haus des Verstorbenen.

In jedem folgenden Jahr sagen die Söhne des Verstorbenen am Jahrestag seines Todes Kaddish, zünden ein Licht an und lassen es 24 Stunden lang brennen.

Grabsteinsetzung

Ist ein Jahr seit der Beerdigung vergangen, findet als letzter Abschied die Grabsteinsetzung statt. Traditionell werden jüdische Gräber in Anlehnung an die Bestattungen der Ahnen nur mit einer Steinplatte oder mit Efeu bedeckt: Vor langer Zeit gab es nur Wüstenbestattungen, bei denen die Gräber mit Steinen verschlossen wurden. Obwohl es kein jüdischer Brauch ist, Blumen und Kerzen auf das Grab zu stellen, haben doch viele diese Sitte übernommen.

1.8.14 Kaddish

Kaddish ist das Gebet der Trauernden und wird nicht nur in der Trauerzeit, sondern an jedem Tag gesprochen. Jedes Kaddish hebt den Verstorbenen ein kleines Stück höher zu Gott. Es darf nur von den männlichen Hinterbliebenen in der Gegenwart von zehn Männern (Minjan) gesagt werden. Mancherorts werden auch Frauen zum Minjan gezählt, dort dürfen auch sie Kaddish sagen. Das Kaddish wird auf Aramäisch gesprochen:

Kaddish

Jitgadal vejitkadasch sch'mei rabah, Amein. B'allma di v'ra chir'usei v'jamlich malchusei,b'chjeichon,uv'jomeichon,uv'chjei dechol beit Jisroel ,ba'agal u'vizman kariv,v'imru : Amein. Je'hei sch'mei raba m'vorach l'allam u'l'allmei allmaja J'hei sch'mei raba m'vorach,l'allam,u'l'allmei allmaja. Jitbarach ,ve jischtabach ve jispaar ,ve jisromam,ve jisnasei,ve jishadar,ve jishadar,ve jisaleih,ve jishalal schemeih d'kudschah b'rich hu. Le eihlah min kol Bir'chasah ve schiratah tuschbechatah ve nechematah,de ami'ran Be'allmaja, v'imru: Amein Je heih schlahmah rabbah min schmajah,ve chjim aleinu ve al kol jisroel v'imru: Amein.
Der Betende macht drei Schritte zurück, beugt sich nach links und sagt: Oseh Schalom Bomromaw
Er beugt sich nach rechts und sagt: ›hu jaásse Schalom alejnu;
Er beugt sich nach vorn und sagt: Ve al kol jisroel v'imru: Amein.
(Jüdische Gemeinde Gelsenkirchen 2013)

Übersetzung

Sein großer Name werde erhoben und geheiligt in der Welt, die nach seinem Willen von Ihm erschaffen wurde. Möge er bald und in naher Zukunft Sein Reich in Eurem Leben, in Euren Tagen und im Leben des gesamten Hauses Israel erstehen lassen, sprechet: Amen!
Sein großer Name sei gesegnet für immer und für alle Ewigkeit. Gesegnet und gepriesen, gerühmt und erhoben, erhöht und verherrlicht und gepriesen sei Name des Ewigen, gesegnet sei Er, hoch erhaben über jeden Lob und Gesang, über jeder Preisung und jedem Trost, die in der Welt gesprochen werden, sprechet: Amen!
Fülle des Friedens und Leben möge vom Himmel herab uns und ganz Israel zuteilwerden, sprechet: Amen.
Der Frieden stiftet in seinen Himmelshöhen, stifte Frieden unter uns und ganz Israel, sprechet: Amen.
(Jüdische Gemeinde Gelsenkirchen 2013)

1.9 Mormonen

1.9.1 Grundwissen

Weltweit existieren mehrere verschiedene Mormonenkirchen. Die »Kirche Jesu Christi der Heiligen der Letzten Tage« ist mit weltweit 17,5 Millionen getauften Mitgliedern in 200 Ländern, davon ca. 6,9 Millionen in den USA, die größte Mormonenkirche (Kirche Jesu Christi der Heiligen der Letzten Tage 2025). Dieses Kapitel bezieht sich auf diese »Kirche Jesu Christi der Heiligen der Letzten Tage«, mit dem Begriff »Mormonen« sind somit deren Mitglieder gemeint.

Gründung

In Deutschland leben gegenwärtig etwa 40.000 aktive Mormonen (Kirche Jesu Christi der Heiligen der Letzten Tage 2025). Die Mormonenkirche wurde im Jahr 1830 von Joseph Smith im Bundesstaat New York (USA) gegründet. Smith hatte nach seinen Angaben von Gott den Auftrag bekommen, die Urkirche wieder herzustellen. Er berichtete, ihm sei ein Engel erschienen, der ihm mehrere mit altägyptischen Zeichen versehene Goldplatten überreicht habe. Seine Aufgabe sei es gewesen, diese Zeichen mithilfe einer »Prophetenbrille« zu übersetzen. Als Smith 1844 eine Druckerpresse zerstören ließ, auf der eine Zeitung mit kritischen Äußerungen über ihn gedruckt worden war, wurde er verhaftet. Während er auf seine Verhandlung wartete, stürmte eine aufgebrachte Menschenmenge das Gefängnis und erschoss ihn und seinen Bruder Hyrum, wodurch Joseph Smith zum Märtyrer wurde. Ein Großteil der Mormonen wanderte anschließend in Richtung Westen zum Großen Salzsee, wo sie den heutigen Staat Utah mit der Hauptstadt Salt Lake City gründeten. Im Jahr 1837 kamen Missionare der Mormonen über den Atlantik und begannen in England ihre Predigertätigkeit, die sie später auf ganz Europa ausdehnten (Kirche Jesu Christi der Heiligen der Letzten Tage 2025).

Mormon

Das von Joseph Smith übersetzte »Buch Mormon« stellt die Glaubensgrundlage der Mormonen dar, wird von ihnen als das einzig wahre Buch auf Erden betrachtet und hat für die Gemeinde einen höheren Stellenwert als die Bibel, die als nicht korrekt übersetzt betrachtet wird und nach Ansicht Smiths voller Fehler ist. Die Mormonen sind seit dem 19. Jahrhundert bis heute der Ansicht, dass die dunkle Hautfarbe der Afrikaner durch den Fluch Kains verursacht wurde. Darin liegt unter anderem begründet, dass es dunkelhäutigen Menschen bis zum Jahr 1978 unmöglich war, das Priestertum der Mormonen zu erlangen. Nach der Lehre der Mormonenkirchen wird das Reich Gottes auf dem amerikanischen Kontinent errichtet werden. Christus selbst wird dann 1.000 Jahre auf der Erde, die von ihm in dieser Zeit völlig erneuert wird, regieren. Katastrophen werden nicht mehr eintreten, es wird reiche Ernten geben und die Menschen werden den Lohn für ihre Taten im Jenseits erhalten. Eine Hölle gibt es nicht, aber die bösen Menschen werden nicht die vielen Privilegien der guten Menschen erhalten. Der Glaube an einen lebenden Propheten, der fortwährend Offenbarungen von Gott erhält und so die Kirche Gottes auf der Erde leitet, ist für die Lehre der Mormonenkirchen ebenso bezeichnend wie der Glaube daran, dass die Rückkehr Jesu Christi unmittelbar bevorsteht und die Botschaft Gottes in der ganzen Welt verkündet werden soll. Dies ist die Grundlage für die missionarische Tätigkeit der Mormonen. Die Dauer dieses Missionardienstes beträgt 18 Monate für Frauen und ältere Ehepaare sowie zwei Jahre für Männer. Meist wird diese Aufgabe von Mormonen im Alter von 19 bis 22 Jahren wahrgenommen. Sie reisen jeweils zu zweit und leben in dieser Zeit von ihren Ersparnissen oder der Unterstützung ihrer Familie oder der Heimatgemeinde. Mormonen lehnen die Ökumene strikt ab, da sie sich als wahre und einzige Kirche Gottes betrachten. Das Priesteramt kann ausschließlich von männlichen Mormonen erlangt werden. Bereits Jungen ab dem 12. Lebensjahr können das »vorbereitende Priestertum« (aaronisches Priestertum) übertragen bekommen. Die hierarchische Reihenfolge innerhalb dieses Priestertums lautet Diakon, Lehrer, Priester, Ältester. So kann ein männlicher Mormone schon mit 18 Jahren »Ältester« werden. Hält ein Mormone das Wort der Weisheit ein und lebt keusch, ist er volljährig sowie mehr als ein Jahr ein aktives, bekennendes und nicht gebrechliches Mitglied der Mormonenkirche, dann ist er vermutlich ein »Tempelmormone«, der das sogenannte »Endowment« empfangen hat. Heute sind die Mormonen vor allem wegen der von ihnen in einzelnen Ländern immer noch betriebenen Polygamie in der Kritik. Dass Polygamie von Gott als Mittel zur Erhaltung der menschlichen Art erwünscht sei, soll Joseph Smith durch eine göttliche Eingebung vermittelt bekommen haben.

Feiertage der Mormonen

Mormonen feiern Ostern, Pfingsten und Weihnachten, beachten aber ebenso die Feiertage ihrer Heimatländer. Geburtstage, Jubiläen und ähnliche Feste werden ebenfalls gefeiert. Der Pioniertag am 24. Juli dient der Erinnerung an die Ankunft der ersten Pioniere im heutigen Utah im Jahr 1847. Die Mormonenkirche veranstaltet an den jeweils ersten Wochenenden im April und Oktober Generalkonferenzen für alle Mitglieder, bei denen diese von den Kirchenführern belehrt und unterstützt werden.

Besonderheiten

Das Abendmahl gilt als reines Erinnerungsmahl und wird nicht als Sündenvergebung betrachtet. Taufe und Ehe können auf einen Toten übertragen werden, um ihn »im Glauben zu versiegeln«. Die Totentaufe wird im Abschnitt Besondere Rituale beschrieben (▶ Kap. 1.9.12 Besondere Rituale).

1.9.2 Körperpflege

Mormonen betrachten ihren Körper als Geschenk Gottes. Sie sollen gesunde Nahrung zu sich nehmen, für ausreichend Ruhe sorgen und sich leistungsfähig und gesund halten. Diesbezüglich sind sie angewiesen, den im »Wort der Weisheit« vermittelten Ernährungsregeln für eine gesunde Lebensweise zu folgen.

1.9.3 Ernährung und Kleidung

Die meisten Mormonen vermeiden den Genuss von schwarzem Tee, Bohnenkaffee, Alkohol, Tabak und jeglichen Rauschmitteln, manche von ihnen lehnen auch heiße Getränke jeder Art ab. Alternativen sind Kräuter- und Früchtetees, Malzkaffee, Milch, Wasser oder Fruchtsäfte. Fleisch soll zwar nicht oder nur in geringen Mengen gegessen werden, dies wird heute aber von nur wenigen Mormonen beachtet. Der erste Sonntag im Monat ist zum Fasten bestimmt, was auch den Getränkekonsum beinhaltet. Das dadurch gesparte Geld wird den Armen gespendet. Von den Ernährungs- und Fastenvorschriften sind Kleinkinder und auf ärztliche Anordnung auch Kranke ausgenommen.

Garment

Einige Mormonen tragen besondere, »Garment« genannte Unterwäsche, die nur zur Körperpflege und für medizinische Eingriffe ausgezogen werden darf. Ein Garment besteht heute meist aus einem Unter- und einem kurzarmigen Oberteil, auf denen verschiedene Zeichen eingenäht sind. Weder weite Ausschnitte noch kurze Röcke können über einem Garment getragen werden – dies sorgt für eine keusche Bekleidung. Einteilige Unterwäsche wird nur noch selten verwendet. Garments sollen immer direkt am Körper anliegen, also muss z. B. ein Büstenhalter darüber getragen werden. Es gibt auch langarmige Garments mit den eingenähten Symbolen. Falls normale langarmige Unterwäsche getragen wird, dann zusätzlich über einem kurzarmigen Garment.

1.9.4 Kommunikation

Tempel- und Bestattungsrituale werden Großteils geheim gehalten und können daher kaum mit gläubigen Mormonen besprochen werden. Dies gilt auch für die Unterwäsche und die Bestattungsbekleidung.

1.9.5 Bewegung, Beschäftigung und Schlaf

Sonntag

Der Sonntag ist den Mormonen heilig. Sie begehen ihn als einen Tag, an dem die Arbeit ruht und Gott besonders verehrt wird. Der Besuch des sonntäglichen Gottesdienstes ist obligatorisch. Der restliche Tag wird entweder in aller Ruhe daheim verbracht oder es werden Freunde oder Verwandte besucht. Einem pflegebedürftigen Mormonen sollte es, mit Rücksicht auf seinen Gesundheitszustand, ermöglicht werden, am sonntäglichen Gottesdienst seiner Gemeinde teilzunehmen.

1.9.6 Umgang mit Arzneimitteln

Es sind keine Besonderheiten zu beachten.

1.9.7 Besondere Gebete und Gebräuche

Mormonen kennen die Praxis der Krankensegnung, die der Krankensalbung bei den Katholiken ähnelt, jedoch nur von einem Mormonenältesten vorgenommen werden darf. Bei einem »Endowment«, bekommt ein kranker Mormone die »Eheschließung für Zeit und Ewigkeit« durch die Ehepaare auch im Jenseits zusammenbleiben sowie geheime Belehrungen, Namen, Handgriffe und Zeichen, um in das Reich Gottes zu gelangen.

Tod als Zwischenstadium

Dem Glauben der Mormonen nach wird die Familie im nächsten Leben wieder vereint sein. Der Tod wird als ein Zwischenstadium betrachtet, nach dem das »wirkliche Leben« erst beginnt. Der Tod eines geliebten Menschen wird daher zwar betrauert, aber da gläubige Mormonen davon überzeugt sind, eines Tages wieder bei ihren Lieben zu sein, ist dieser Glaube für sie tröstlich.

1.9.8 Hilfreiches Verhalten in der Sterbephase

Spezielle Rituale zur Sterbebegleitung existieren nicht. Der Kontakt zu anderen Mormonen, insbesondere zur eigenen Familie, ist sterbenden Mormonen sehr wichtig. Priester bringen auf Wunsch des Sterbenden das Abendmahl oder spenden ihm die Krankensegnung. Erfahrene Priestertumsträger bieten den Angehörigen ihre Begleitung an und machen auch Krankenbesuche.

1.9.9 Umgang mit dem Verstorbenen

Nach Möglichkeit wird ein verstorbener Mormone von seinen Angehörigen oder Mitgliedern seiner Gemeinde gewaschen und angekleidet. Diese Aufgabe kann zwar auch von den Betreuenden übernommen werden, für das Einkleiden eines Verstorbenen in sein Garment bzw. die Zeremoniekleidung ist jedoch das Wissen eines Mitglieds der Mormonenkirche notwendig, das selbst das »Endowment« und somit die Garments und die Zeremoniekleidung empfangen hat. Die Zeremoniekleidung ist ebenso wie die Garments das Eigentum des Verstorbenen, allerdings haben nicht alle aktiven und bekennenden Mormonen das Endowment empfangen und verfügen somit über Unterwäsche und Zeremoniekleidung (▶ Kap. 1.9.12 Besondere Rituale).

Spezielle Bekleidung

Folgendes gilt als korrekte Bekleidung: Unterwäsche (Garments), normale weiße Kleidung (Socken oder Strümpfe, Kleid oder Rock und Bluse bzw. Hose, Hemd und Krawatte) und Zeremoniekleidung (eine Robe auf der rechten Schulter und links zugebunden, Schleier bzw. Kappe mit der

Schleife über dem linken Ohr und das Kappenband an die Schulterstreifen der Robe geknotet, eine grüne Schürze um die Lende, darüber die Schärpe links zu einer Schleife gebunden, weiße Schuhe oder Pantoffel).

Aufbahrung

Bei einer Aufbahrung in Anwesenheit von Nicht-Tempelmormonen wird häufig der Schleier oder die Kappe erst kurz vor der Schließung des Sargs aufgesetzt. Die Hände sollten dem Verstorbenen gefaltet und der grüne Lendenschurz unter Blumenschmuck versteckt werden. Eine freundliche Geste ist das Bereitstellen von Blütenblättern und Blumen.

Beim Herrichten des Zimmers zur Verabschiedung muss nichts Besonderes beachtet werden.

1.9.10 Einstellung zu Obduktion und Organspende

Die Entscheidung über eine Organspende oder Obduktion ist jedem einzelnen Mormonen selbst überlassen. Hintergrund ist hierbei der Glaube, dass alle Teile des menschlichen Körpers bei der Auferstehung wieder zusammengefügt werden.

1.9.11 Bestattung

Mormonenbestattungen verlaufen ähnlich wie christliche Beisetzungen, wobei eine Erdbestattung aufgrund der großen symbolischen Bedeutung der Beerdigung in der kirchlichen Lehre bevorzugt wird. Die Feier wird vom Bischof der Gemeinde geleitet und findet im Gemeindehaus statt, wo sich alle Mormonen gleichermaßen zu Hause fühlen. Daher ist es für die Angehörigen so, als würden sie den Verstorbenen noch einmal nach Hause holen. Die Aussegnungsfeier kann auch in jeder anderen Kapelle, z. B. auf einem Friedhof, stattfinden. Meist nimmt die gesamte Mormonengemeinde an der Aussegnung teil, da sich alle untereinander kennen und es jedem ein Bedürfnis ist, dem Verstorbenen das letzte Geleit zu geben. Die Aussegnung verläuft wie ein Sonntagsgottesdienst. Es ist möglich, dass die Angehörigen den Sarg ihres Verstorbenen selbst zur Grabstelle tragen. An der Grabstelle spricht der Bischof Segensworte und die Angehörigen sagen einige persönliche Worte, um den Verstorbenen zu segnen. In das offene Grab werfen die Anwesenden zum Schluss keine Erde, sondern Blütenblätter.

1.9.12 Besondere Rituale

Totentaufe

Hier ist vor allem die »stellvertretende Taufe für den Verstorbenen« erwähnenswert. Bei dieser »Totentaufe« werden Lebende stellvertretend für Verstorbene durch Untertauchen in Wasser getauft. Diese Praxis beruht auf der Annahme, dass sich Gemeindemitglieder der Korinther stellvertretend für Verstorbene taufen ließen, die ungetauft starben, aber trotzdem gläubig waren (Die Bibel, 1. Korinther 15: 29). Nur getaufte Menschen können nach dem Glauben der Mormonen das ewige Leben erlangen. Die Totentaufe soll denjenigen den Weg zum ewigen Leben ermöglichen, die bereits verstorben sind, aber nicht die Möglichkeit hatten, sich in einer Mormonenkirche taufen zu lassen. Ein mit der Totentaufe bedachter Verstorbener kann im Jenseits selbst entscheiden, ob er diese Taufe annehmen will. Mormonen führen die Totentaufe ausschließlich in ihren Tempeln durch. Dazu sind nach mormonischem Glauben nur die Kenntnis des korrekten Namens des Verstorbenen sowie dessen Geburts- und Sterbedatum notwendig. Offiziell dürfen nur die direkten Nachfahren des Verstorbenen eine Totentaufe beantragen, dies wird jedoch selten streng gehandhabt. Der Verstorbene muss, um eine Totentaufe erhalten zu können, mindestens ein Jahr tot oder – bei fehlendem Sterbedatum – mindestens 110 Jahre zuvor geboren worden sein. Darauf wird streng geachtet, und dies ist auch der Grund dafür, dass die Mormonenkirche durch ihre lange Ahnenforschung über die größte genealogische Datenbank der Welt verfügt. Die mehr als eine Milliarden Datensätze sind eine beliebte Forschungsquelle für Ahnenforscher und stehen jedem Interessenten zur Verfügung.

Endowment

In den Tempeln können neben Verstorbenen stellvertretend auch Lebende in einer besonderen Zeremonie das sogenannte »Endowment« empfangen. Nur treuen Mormonen steht diese Zeremonie nach gründlicher Prüfung der Glaubenstreue offen. Dabei empfangen sie die bereits beschriebene Unterwäsche – das Garment – und werden mit der Zeremoniekleidung vertraut gemacht, die sie im Anschluss auch kaufen können. Ausschließlich diese »Tempelmormonen« sollen bei ihrem Tod die erwähnte spezielle Sterbebekleidung tragen, allen anderen ist dies untersagt, da es für sie keine Bedeutung hat. Hintergrund ist der Glaube, dass die Auferstehung in dieser Kleidung erfolgt: Da die Zeremoniekleidung das »Priestertumsgewand Gottes« ist, soll sie auch als Zeichen der Auserwähltheit bei der Auferstehung dienen.

1.10 Neuapostolische Kirche

1.10.1 Grundwissen

Weltweit bekennen sich etwa neun Millionen Christen in fast 200 Ländern der Erde zur Neuapostolischen Kirche. Knapp 86 % der Kirchenmitglieder leben auf dem afrikanischen Kontinent. In Deutschland gibt es etwa 307.000 Mitglieder in circa 1.400 Gemeinden (Neuapostolische Kirche 2025). Damit ist sie nach der katholischen Kirche, der evangelischen Kirche und den orthodoxen Kirchen die größte christliche Religionsgemeinschaft und mit Abstand die größte »christliche Sondergruppe« in Deutschland (Neuapostolische Kirche 2025). Die Neuapostolische Kirche entstand 1863 aus der Katholisch-Apostolischen Gemeinde. Grundlage ihrer Lehre sind das Evangelium Christi und die Werteordnung, die sich aus den Zehn Geboten ergibt. Ihre Mitglieder werden durch ehrenamtlich tätige neuapostolische Priester, Diakone oder Gemeindevorsteher seelsorgerisch betreut. In dieser Glaubensgemeinschaft sind drei Sakramente bekannt: die heilige Wassertaufe, die heilige Versiegelung und das heilige Abendmahl. An der Spitze der Neuapostolischen Kirche, die sich aus den freiwilligen Spenden ihrer Mitglieder finanziert, steht ein »Stammapostel«, dem dieselbe Autorität wie den biblischen Aposteln zugeschrieben wird. Er hat innerhalb der Gemeinde sowohl eine leitende als auch eine versöhnende Funktion und setzt die »Apostel« ein. Ein Leben nach dem Evangelium Christi zu führen und sich – soweit möglich – aktiv in das Gemeindeleben einzubringen, sind wichtige Aufgaben der Glaubensmitglieder. Die Neuapostolische Kirche legt Wert auf das eigenverantwortliche Handeln ihrer Mitglieder: der Einzelne ist Gott gegenüber für sein Verhalten verantwortlich.

Neuapostolische Feiertage

Als »Tag der besonderen Anbetung« wird der Sonntag begangen, da er als Tag der Auferstehung Christi gilt. Die Gottesdienste finden sonntags statt, in manchen Gemeinden werden auch Wochengottesdienste abgehalten. Weihnachten, Ostern und Pfingsten werden jeweils an zwei aufeinander folgenden Tagen gefeiert. Pfingsten wird in der Neuapostolischen Kirche als »Geburtstag der Kirche« bezeichnet. Palmsonntag, Karfreitag und Christi Himmelfahrt werden ebenfalls als christliche Feste begangen.

Besonderheiten

Sobald sich ein neuapostolischer Christ in einer Pflegeeinrichtung befindet, wird er von einem Seelsorger seiner Glaubensgemeinschaft besucht. Der Besuch des Priesters und die Teilnahme an der Abendmahlfeier in der Heimatgemeinde sollten ermöglicht werden, sooft der Pflegebedürftige es wünscht. Erlaubt der Gesundheitszustand des Pflegebedürftigen keinen Transport, kann die Abendmahlfeier auch mit einem Seelsorger im Zimmer begangen werden.

1.10.2 Körperpflege

Es sind keine Besonderheiten zu beachten.

1.10.3 Ernährung und Kleidung

Es sind keine Besonderheiten zu beachten.

1.10.4 Kommunikation

Es sind keine Besonderheiten zu beachten.

1.10.5 Bewegung, Beschäftigung und Schlaf

Es sind keine Besonderheiten zu beachten.

1.10.6 Umgang mit Arzneimitteln

Es sind keine Besonderheiten zu beachten.

1.10.7 Besondere Gebete und Gebräuche

Viele neuapostolische Pflegebedürftige möchten, sofern es ihnen möglich ist, am Gottesdienst ihrer Gemeinde teilnehmen oder mit ihrem Seelsorger eine kurze Andacht am Bett feiern. Viele sind dankbar für eine ihnen von der Seelsorge oder vom Gideon-Bund zur Verfügung gestellte Bibel. Neuapostolischen Christen sind das Neue Testament, das Glaubensbekenntnis und das Vaterunser wichtig. Sterbende und ihre Angehörigen haben oft den Wunsch, von einem Vertreter ihrer Kirche begleitet zu werden. Der Besuch eines Priesters und die Abendmahlfeier sollten jederzeit ermöglicht werden. Durch ein Seelsorgegespräch und die Feier des heiligen Abendmahls hilft der Priester dem Kranken und seinen Angehörigen, sich auf den Tod vorzubereiten.

1.10.8 Hilfreiches Verhalten in der Sterbephase

Manche neuapostolische Christen haben eine christliche Patientenverfügung verfasst, aus der ihre Wünsche, Vorstellungen und Verfügungen für ihr Lebensende hervorgehen. Liegt ein neuapostolischer Christ im Sterben, sollte umgehend der Gemeindevorsteher oder ein Priester zu Gebet, Gespräch und Sündenvergebung mit Feier des heiligen Abendmahls verständigt werden.

1.10.9 Umgang mit dem Verstorbenen

Den Hinterbliebenen sollte viel Zeit gegeben werden, sich in Ruhe von ihrem Verstorbenen zu verabschieden. Vermutlich werden sie es schätzen, wenn sie den Verstorbenen selbst waschen und ihm eigene Kleidung anziehen können.

1.10.10 Einstellung zu Obduktion und Organspende

Die Neuapostolische Kirche hat weder Einwände gegen Organspende noch gegen Organtransplantationen. Die Entscheidung trifft jeder Einzelne für sich.

1.10.11 Bestattung

Die Art der Bestattung richtet sich nach dem Wunsch des Verstorbenen oder seiner Familie. Sowohl Erdbestattung als auch Einäscherung sind möglich. Diesbezügliche Absprachen treffen die Hinterbliebenen mit einem Vertreter der Neuapostolischen Kirche.

1.10.12 Besondere Rituale

Verstorbenen-Gottesdienste

In den Gemeindehäusern der Neuapostolischen Kirche finden dreimal jährlich Verstorbenen-Gottesdienste statt. Dabei wird zum einen der Verstorbenen gedacht, zum anderen wird an zentralen Plätzen die Spendung der Sakramente für Tote praktiziert. Dabei empfangen lebende Gemeindemitglieder stellvertretend für Verstorbene die Sakramente, ohne Kenntnis und Nennung von Namen.

1.11 Quäker

1.11.1 Grundwissen

Gründung

Die Gemeinschaft der Quäker entstand um das Jahr 1647 in England. Als wichtigster Mitbegründer gilt George Fox (1624–1691), der das »Innere Licht in jedem Menschen« in den Mittelpunkt des Glaubens stellte und als Rückbesinnung auf das ursprüngliche Christentum betrachtete.

Weltweit gibt es derzeit etwa 350.000 Quäker unterschiedlicher theologischer Ausrichtungen, davon die meisten in Kenia, den USA, Bolivien und Großbritannien (Religiöse Gesellschaft der Freunde [Quäker] 2025). In Deutschland und Österreich leben heute rund 260 Quäker (Religiöse Gesellschaft der Freunde [Quäker] 2025). In Bad Pyrmont befinden sich das einzige Quäker-Andachtshaus und der einzige Quäkerfriedhof Deutschlands, in Berlin existiert außerdem seit den 1920er Jahren ein Quäkerbüro. Der Name »Quäker« ist vom englischen »to quake« (beben/zittern) abgeleitet und resultiert aus einer ursprünglich abfälligen Bezeichnung ihrer Gegner. In Quäkerkreisen hingegen ist die Interpretation des Namensursprungs beliebt, George Fox habe einem seiner Richter gesagt, er werde im Angesicht Gottes »zittern«. Von etwa 1660–1689 wurden die Quäker in England verfolgt; George Fox wurde in dieser Zeit achtmal wegen Blasphemie inhaftiert. Auch danach blieben öffentliche Ämter, politische Mandate und Universitäten noch lange Zeit für Quäker verschlossen – unter anderem deshalb, weil sie den Eid unter Berufung auf die biblische Bergpredigt ablehnten. Sie weigerten sich, vor gesellschaftlich »höhergestellten« Personen den Hut zu ziehen, lehnten den Gebrauch von Titeln und anderen Ehrenbezeugungen ab, praktizierten eine schlichte Lebensführung und wandten sich gegen Luxus in Lebensstil und Kleidung (daher trugen die Quäker eine Einheitstracht die sie, wenn auch selten, noch heute tragen). Da sie außerdem die »Zahlung des Zehnten« (eine zehnprozentige Steuer auf ihr Einkommen) verweigerten und jedermann duzten, gerieten die Quäker an vielen Orten in eine politische und gesellschaftliche Außenseiterrolle. Viele von ihnen wanderten deshalb nach Nordamerika (Pennsylvania wurde 1681 von dem führenden Quäker William Penn gegründet), Westindien, Holland und Friesland aus. Einige der von Mitgliedern der Quäkergemeinschaft gegründeten Firmen sind noch heute bekannt und auf dem weltweiten Markt vertreten, z. B. Clarks (Schuhe), Barclays (Bank) und Cadbury (Schweppes und Süßigkeiten). Die Schriften von George Fox sind bis heute grundlegende Werke der Quäker. Sie betrachten die Bibel nicht, wie andere christliche Glaubensgemeinschaften, als die einzig wahre Lehre, denn ihrem Glauben nach sind die biblischen Schriften »nur eine Beschreibung der Quelle und nicht die Quelle selbst«. Die grundlegenden Schriften der Quäker sind heute die »Faith & Practice«-Editionen der verschiedenen Jahresversammlungen.

Quäkertum als Lebensform

Quäker sind der Überzeugung, dass jedes Leben heilig ist und jeder Mensch Gott begegnen kann, wenn er in den »Grund seines Herzens« schaut. Ihr Ziel ist es, von Jesu Leben zu lernen und danach zu handeln. Mit dieser Einstellung versuchen Quäker, ihren Glauben in Form von mitmenschlicher Hilfe und Beistand zu leben. Somit ist das Quäkertum weniger eine Glaubenslehre als eine Lebensform.

Feiertage der Quäker

Traditionell glauben Quäker nicht an Feiertage (wie zum Beispiel Weihnachten), denn sie sind der Ansicht, dass wahre Religion individuell im Herzen eines jeden Menschen stattfindet und nicht aus Büchern oder vorgegebenen Gebeten, Worten oder Ritualen gelernt werden kann. Daher kennen sie im Gegensatz zu den meisten anderen christlichen Konfessionen auch keine Sakramente wie z. B. Taufe und Abendmahl. Obwohl manche Quäker christliche Feste feiern, sind diese Tage für sie nicht heiliger als Wochentage. Es gibt keine Gottesdienste, sondern regelmäßige Andachtszusammenkünfte, bei denen die Anwesenden schweigend auf Gott warten. Dabei kann ein Mitglied der Versammlung – durch Gottes Führung – beginnen zu sprechen, zu beten oder aus der Bibel zu lesen. Es wird nicht gemeinsam gesungen und gebetet und es gibt keinen festgelegten Ablauf.

Besonderheiten

Älteste

Es gibt keine Priester. Stattdessen sind Frauen und Männer als »Älteste« eingesetzt, die bei religiösen Fragen aufgesucht und auch Ansprechpartner für die Betreuenden sein können. Manche Quäker sind zusätzlich Mitglieder einer weiteren Religionsgemeinschaft. Dies ist meist dann der Fall, wenn es nicht genügend Quäker im Umfeld gibt, um regelmäßig an Andachten teilnehmen zu können. Daher ist es möglich, dass ein Quäker zwar ein offizielles Mitglied einer anderen christlichen Religionsgemeinschaft ist, aber eigentlich der Gemeinschaft der Quäker angehört.

1.11.2 Körperpflege

Es sind keine Besonderheiten zu beachten.

1.11.3 Ernährung und Kleidung

Vegetarier

Viele Quäker sind Vegetarier. Bezüglich der Bekleidung gibt es keine Besonderheiten.

1.11.4 Kommunikation

Im Umgang miteinander werden die Anrede »du« und der Verzicht auf Titel bevorzugt. Darüber hinaus muss auf keine Besonderheiten geachtet werden.

1.11.5 Bewegung, Beschäftigung und Schlaf

Kunst und Kultur

Kunst und Kultur waren in der Quäkergeschichte zeitweise eher verpönt. Heute ist das Gegenteil der Fall: Kunst und Kultur werden von vielen Quäkern als Bereicherung ihres spirituellen Lebens geschätzt und gepflegt. Der Besuch anderer Mitglieder der Quäkergemeinschaft wird meist begrüßt.

1.11.6 Umgang mit Arzneimitteln

Viele Quäker sind Vegetarier. Es ist daher möglich, dass manche von ihnen Arzneimittel, die aus tierischen Rohstoffen hergestellt werden, ablehnen. Dies hat Auswirkungen auf die Arzneimitteltherapie, weil sehr viele Medikamente tierische Rohstoffe enthalten, wie zum Beispiel Blutersatzstoffe, Wachstumshormone, Enzyme, Heparine, Cortison, Pankreatin, einige Insulinarten, chirurgisches Nahtmaterial (Catgut) sowie einige Infusionslösungen, Kapseln, Tabletten und Dragees, die Gelatine enthalten (Peta 2025). Hier gilt es, in Absprache mit dem Betroffenen Alternativen zu finden oder zu besprechen, ob bestimmte Arzneimittel trotz tierischer Inhaltsstoffe akzeptiert werden können, falls es keine andere Möglichkeit gibt.

1.11.7 Besondere Gebete und Gebräuche

Quäker haben kein Glaubensbekenntnis und keine besonderen Gebete. Schriftliche Zeugnisse zum Quäkerglauben sind in »Ratschlägen und Fragen« sowie in Sammlungen zum »Quäker – Glauben und Wirken« gesammelt, in denen Quäker gerne lesen. Vielen ist nicht wichtig, Trost durch Lesen der Bibel zu erfahren. Hilfreich ist allen hingegen, wenn sie mit anderen Mitgliedern der Quäkergemeinschaft eine stille Andacht halten können. Es gibt Quäker, die davon überzeugt sind, dass es ein Leben nach dem Tod gibt und andere, die das Gegenteil denken. Allen Quäkern gemeinsam ist aber ihr Glaube daran, dass es wichtiger ist, das Leben in der Gegenwart zu leben und die menschlichen Bedingungen dieser Welt zu verbessern, statt über ein nächstes Leben zu spekulieren.

1.11.8 Hilfreiches Verhalten in der Sterbephase

Für die Sterbephase existieren keine speziellen Rituale oder Bräuche. Ebenso unterstützend wie die Anwesenheit seiner Angehörigen ist für den sterbenden Quäker der Besuch eines oder mehrerer Ältesten oder anderer Mitglieder der Quäkergemeinschaft. Diese begleiten ihn in schweigendem Gebet und sind ihm dadurch meist eine bedeutende Hilfe. Einem sterbenden Quäker ist es eine große Beruhigung zu wissen, dass seine Familie nach seinem Tod von anderen Quäkern begleitet und mit praktischer Hilfe unterstützt wird.

1.11.9 Umgang mit dem Verstorbenen

Schlichtheit

Bei der Versorgung des Verstorbenen und beim Herrichten des Zimmers zur Verabschiedung ist auf Schlichtheit zu achten. Quäker verzichten in der Regel auf Symbole. Kerzen werden gelegentlich verwendet, Kreuze jedoch nicht.

1.11.10 Einstellung zu Obduktion und Organspende

Es gibt keine religiösen Bedenken.

1.11.11 Bestattung

Die Bestattungszeremonie verläuft nicht nach bestimmten Regeln. Vielen Quäkern ist wichtig, dass Stille die Bestattungszeremonie begleitet. Feuerbestattungen sind ebenso gängig wie Erdbestattungen, es kommt dabei ausschließlich auf den Willen des Verstorbenen an.

1.11.12 Besondere Rituale

In der Quäkergemeinde wird die Beerdigung eines verstorbenen Mitglieds als gottesdienstliche Versammlung abgehalten. Zu Beginn der Trauerandacht, die ein Dankgottesdienst für das Leben des Verstorbenen sein soll, führt ein Verantwortlicher die anwesenden Nichtquäker in die Art und Weise der stillen Andacht ein. Diese wird von niemandem geleitet, sondern basiert auf stillen Betrachtungen und Gebeten. Jeder ist frei zu reden, seine augenblicklichen Empfindungen in Worte zu fassen oder den Anwesenden seine Erinnerungen an den Verstorbenen mitzuteilen. Die individuellen letzten Wünsche des Verstorbenen müssen in jedem Fall respektiert werden.

1.12 Rastafari

1.12.1 Grundwissen

Die Bewegung der Rastafari entstand auf den westindischen Inseln, hauptsächlich auf Jamaika und in der Dominikanischen Republik. Weltweit gibt es etwa 700.000 Anhänger, in Jamaika etwa 24.000 (Bopp 2025).

Herkunft

Der Begriff »Rastafari« leitet sich vom Geburtsnamen des äthiopischen Kaisers Haile Selassie, Ras (Prinz) Tafari Makonnen (1892–1975), ab. Die Angehörigen des Rastafari identifizieren sich mit Afrika und sehen sich selbst als einen der zwölf Stämme des alten Israels. Sie betrachten die Besteigung des äthiopischen Kaiserthrons durch Haile Selassie im Jahr 1930 als Erfüllung von Psalm 68 der Bibel, aus dem sie interpretieren, dass Gott den Schwarzen besondere Aufmerksamkeit schenkt. Angehörige des Rastafari verwenden nicht die Bezeichnung »Gott«, sondern »Jah« (gesprochen: Dschah), eine Kurzform des ursprünglichen Namens Jahwe. Das Alte und das Neue Testament werden als heilige Schriften angesehen, allerdings betrachten sich Rastafari nicht als »gewöhnliche« Christen. Die »Offenbarung des Johannes« nimmt in ihrem Glauben, wie auch in der christlichen Endzeitenlehre, eine zentrale Stellung ein. Haile Selassie wird von den Rastafari als wiedergeborener Messias betrachtet, der die Nachkommen der Sklaven aus dem Exil ins gelobte Land Afrika zurückführt. Im Gegensatz zu Juden, Christen und Muslimen warten sie also nicht mehr auf dessen erneutes Erscheinen, sondern sehen dieses bereits als durch die Krönung Haile Selassies geschehen an. Der Rastafarianismus ist ein persönlicher, relativ puritanischer Glaube, zu dem die demütige Unterwerfung gegenüber Gott und der Kampf für die Gleichberechtigung der schwarzen Bevölkerung ebenso gehören wie die Ablehnung eines Großteils des westlichen Wertesystems (»Babylon«), was zum Teil die Ablehnung westlicher medizinischer Versorgung mit einschließt. Unter Babylon verstehen Rastafari in erster Linie das unterdrückende westliche System. Jedoch werden nicht alle seine Werte als »Babylon« betrachtet, da viele westliche Normen auf christlichen Glaubensgrundsätzen basieren.

Marihuana

Gläubige Rastafari versuchen, mit dem Notwendigsten an Nahrung und materiellen Dingen auszukommen, sich vor nichts zu fürchten und sich körperlich gesund zu halten. Sie warnen vor den Gefahren durch Alkohol und Drogen für die Seele und den Körper. Allerdings wird Marihuana (Ganja, Holy Herb = Heiliges Kraut genannt) von den Rastafari nicht als Droge betrachtet, sondern als etwas Gutes, das Gott den Menschen mit auf den Lebensweg gegeben hat, um besser zu ihm zu finden. Sie glauben, dass Marihuana die Kraft besitzt, Menschen weise zu machen.

Angehörige des Rastafari glauben zudem, dass Männer und Frauen ihr Leben gegenseitig vervollkommnen, möglichst bis ans Lebensende zusammenbleiben und die Männer die Frauen besonders gut behandeln sollen. Der Homosexualität stehen die meisten auf der Grundlage der Bibel ablehnend gegenüber (»Gott hat den Mann so gemacht, dass er eine Frau begehren soll und die Frau so, dass sie einen Mann begehren soll und gleichgeschlechtliche Liebe nur unter Gottlosen herrscht« – Die Bibel, Brief des Paulus an die Römer 1: 26–32).

Farben der Rasta-Religion

Die drei Farben der Rasta-Religion sind rot, gelb und grün. Diese kommen auch in den Nationalflaggen anderer afrikanischer Länder, z. B. Äthiopien, vor und symbolisieren für die Rastafari nicht nur den Bezug zu Afrika, sondern auch zur Geschichte: Rot versinnbildlicht das Blutvergießen und die Morde an den schwarzen Sklaven, Gelb symbolisiert den Reichtum, der Afrika und den schwarzen Sklaven gestohlen wurde, und Grün steht für das gelobte Land Äthiopien sowie allgemein für Afrika.

Feiertage der Rastafari

- Januar: *Christi Geburt*
- Februar: *Black History Month*
- 21. April: *Haile Selassie besucht Jamaika* (1966)
- 24. Mai: *äthiopischer Befreiungstag*
- 25. Mai: *All African Liberation Day*
- 23. Juli: *Geburtstag Haile Selassies* (1892)
- 17. August: *Geburtstag von Marcus Mosiah Garvey*
- 11. September: *Äthiopisches Neujahr*
- 2. November: *Haile Selassies Krönung* (1930)

Besonderheiten

Chirurgische Eingriffe

Chirurgische Eingriffe lehnen die meisten Rastafari ab. Grundlage dafür sind Bibelstellen, in denen es heißt: »Hüte dich, dein Fleisch einzuschneiden!« (Die Bibel, 3. Buch Mose 19: 28). Allerdings wird jeder Rastafari im Einzelfall die Notwendigkeit für sich selbst abwägen. Zum Beispiel hat sich Bob Marley letztendlich operieren lassen, obwohl er prinzipiell dagegen war.

1.12.2 Körperpflege

Dreadlocks

Angehörige des Rastafari kann man leicht an ihrer Haartracht, den Dreadlocks, erkennen. Sie berufen sich diesbezüglich auf die Bibel, in der im 3. Buch Mose steht: »Sie sollen auch keine Glatze scheren auf ihrem Haupt noch ihren Bart stutzen und an ihrem Leib kein Mal einschneiden« (Die Bibel, 3. Buch Mose 21: 5). Die Dreadlocks sind also ein Symbol ihres Glaubens. Sehr gläubige Rastafari lassen sich nicht ohne Weiteres die Haare und Bärte kämmen oder gar schneiden. Das Tragen von Dreadlocks ist heute allerdings nicht mehr verpflichtend, um unter Rastafari anerkannt zu werden.

1.12.3 Ernährung und Kleidung

Naturbelassene Lebensmittel

Angehörige des Rastafari sollten unbedingt nach ihren individuellen Ernährungsgewohnheiten gefragt werden. Die meisten von ihnen ernähren sich von in ihren Augen reiner, natürlicher Kost (von ihnen als »ital« bezeichnet): möglichst naturbelassene, wenig bearbeitete Lebensmittel, Obst und Gemüse. Die meisten sind Vegetarier, Nicht-Vegetarier essen zumindest kein Schweinefleisch. Allen Rastas ist jedoch gemeinsam, dass sie auf gesundes Essen Wert legen und oft erwähnen, wie wichtig bewusste Ernährung ist. Ihrem Glauben nach hält die Natur genug Nahrung für den Menschen bereit, daher soll der Mensch keine neuen, chemisch hergestellten Nahrungsmittel erfinden. Es kommt vor, dass Angehörige und Freunde dem Pflegebedürftigen selbst zubereitete Speisen in die Einrichtung bringen, was nach Möglichkeit akzeptiert werden sollte. Viele Rastafari vermeiden es, Alkohol zu trinken. Rastafarifrauen vermeiden es, sich freizügig zu kleiden. Häufig kleiden sich Angehörige des Rastafari in den drei Farben der Rasta-Religion (rot, gelb und grün) oder tragen Tücher, Mützen und weitere Accessoires in diesen Farben. Bekleidung, die von der Pflegeeinrichtung zur Verfügung gestellt wird, wird abgelehnt, weil sie zuvor von anderen Menschen getragen wurde. Eigene Kleidung wird daher in jedem Fall bevorzugt, notfalls sollte Einmalkleidung verwendet werden.

1.12.4 Kommunikation

Kreolsprache »Patois«

Jamaikanische Rastafari sprechen eine mit vielen Rasta-spezifischen Worten angereicherte Kreolsprache, die »Patois« genannt wird und aus dem Englischen abgeleitet wurde. Der Gruß »Yagga-yo« bedeutet »Hallo«. Besonders schwarze Rastafari sind sehr stolze, selbstbewusste Menschen.

1.12.5 Bewegung, Beschäftigung und Schlaf

Musik

Musik (besonders Reggae) ist den Rastafari wichtig, bei Krankheit ziehen sie ganz besonders viel Kraft daraus, weshalb ihnen das Musik hören auf jeden Fall ermöglicht werden sollte.

1.12.6 Umgang mit Arzneimitteln

Die meisten Angehörigen des Rastafari ziehen alternative Therapien wie Heilkräuter, Homöopathie oder Akupunktur der klassischen Schulmedizin vor, weil sie glauben, dass diese ihre Körper verunreinigt. Pflanzliche Mittel sollten nach Möglichkeit die erste Wahl sein und alle weiteren Maßnahmen mit dem Betroffenen individuell abgestimmt werden. Dabei ist besonders zu berücksichtigen, wie schwerwiegend die Erkrankung ist und ob die Würde des Betroffenen durch Medikamente oder medizinische Maßnahmen verletzt werden könnte (bei Rastafari betrifft dies insbesondere den Haarausfall bei Chemotherapie).

Alternative Therapien

Manche Rastafari vermeiden es, Alkohol zu trinken, was auch die Ablehnung von alkoholhaltigen Arzneimitteln zur Konsequenz hat. In diesen Fällen gilt es also, alkoholfreie Präparate oder andere Applikationsformen zu finden.

Viele Rastafari sind Vegetarier. Diejenigen, die keine Vegetarier sind, vermeiden jedoch sämtliche Produkte, die aus Schwein hergestellt werden (Jäger 2013). Aus diesen Gründen sind Arzneimittel, die aus tierischen Rohstoffen hergestellt werden, für Rastafari potenziell problematisch. Dies hat Auswirkungen auf die Arzneimitteltherapie, weil sehr viele Medikamente tierische Rohstoffe enthalten, wie zum Beispiel Blutersatzstoffe, Wachstumshormone, Enzyme, Heparine, Cortison, Pankreatin, einige Insulinarten, chirurgisches Nahtmaterial (Catgut) sowie einige Infusionslösungen, Kapseln, Tabletten und Dragees, die Gelatine enthalten (Peta 2025). Hier gilt es, in Absprache mit dem Betroffenen Alternativen zu finden oder zu besprechen, ob bestimmt Arzneimittel trotz tierischer Inhaltsstoffe akzeptiert werden können, falls es keine andere Möglichkeit gibt. Für Rastafari, die keine Vegetarier sind, können Arzneimittel, die aus Rohstoffen vom Rind hergestellt werden (Insuline, Rindergelatine), eine Alternative sein. Diese sind an dem auf einigen Verpackungen und Beipackzetteln befindlichen Hinweis »bovinen Ursprungs« zu erkennen.

Vermeidung tierischer Inhaltsstoffe

1.12.7 Besondere Gebete und Gebräuche

Nach dem Glauben der Rastafari hat Gott in jedem Menschen seinen Tempel und ist immer dort zu finden, wo Menschen sind. Rastafari haben eine große Zuneigung zu Gott. Sie lieben ihn mehr als ihr Leben, er ist der Sinn ihres Lebens.

Die wichtigste Quelle der Rastafari-Religion ist die Bibel, vor allem die Offenbarung des Johannes im Neuen Testament. Eine Bibel griffbereit zu haben, kann daher sehr hilfreich sein.

Bibel

Bevorzugte Bibeln sind die King James Version (englisch) oder die Elberfelder Bibel, da diese Übersetzungen als sehr nahe am Original gelten. Beim Beten ist zu bedenken, dass Jah für einen Rastafari eine höhere Position als Jesus einnimmt. Der Begriff Jah stammt aus dem Alten Testament und bedeutet »Gott«. Eines der Gebete der Rastafari aus dem Psalm 118 lautet:

Psalm 118

> Meine Stärke und mein Gesang ist Jah.
> Er ist mir zur Rettung geworden.
> Klang von Jubel und Heil ist in den Zelten der Gerechten.
> Die Rechte des HERRN tut Gewaltiges.
> Die Rechte des HERRN ist erhoben,
> die Rechte des HERRN tut Gewaltiges.
> Ich werde nicht sterben,
> sondern leben und die Taten Jahs erzählen.
> Hart hat mich Jah gezüchtigt,
> aber dem Tod hat er mich nicht übergeben.
> Öffnet mir die Tore der Gerechtigkeit!
> Ich will durch sie eingehen,
> Jah will ich preisen.
> Dies ist das Tor des HERRN.
> Gerechte ziehen hier ein.
> Ich will dich preisen, denn du hast mich erhört und bist mir zur Rettung geworden.
> Der Stein, den die Bauleute verworfen haben, ist zum Eckstein geworden.
> Vom HERRN ist dies geschehen, es ist ein Wunder vor unseren Augen.
> (Die Bibel, Psalm 118: 14; 2. Buch Mose 15: 2 und Prophet Jesaja 12: 2)

Ein Schuldbekenntnis, das man mit einem Rastafari in der Sterbephase beten kann und das vielen Kraft und Stütze gibt, lautet:

Schuldbekenntnis

> Gott, ich bekenne Dir, dass ich ein Sünder bin, und ich weiß, dass ich mir den Weg in den Himmel nicht verdienen kann. Ich glaube von ganzem Herzen, dass Jesus am Kreuz gestorben ist, dass er begraben wurde, und dass er vom Grab auferstanden ist. Ich setze mein ganzes Vertrauen darauf, dass er durch sein Opfer den vollen Preis für meine Sünden bezahlt hat. Vergib mir meine Schuld. Danke, dass Du meine Sünden vergeben hast. Herr, bitte übernehme die Herrschaft in meinem Leben und verändere mich so, wie du mich haben willst. Amen.
>
> (Hann 2013)

Einem Ritual zufolge müssen sich Rastafari, die das Nasiräergelübde abgelegt haben, das auch in der Bibel nachzulesen ist, die Dreadlocks abschneiden, wenn sie sich einem Verstorbenen nähern (Die Bibel, 4. Buch Mose 6: 1–27).

1.12.8 Hilfreiches Verhalten in der Sterbephase

Für Rastafari ist das Leben wichtiger als der Tod. Sie glauben an ein ewiges Leben und dass sie in Zion weiterleben, wenn ihr Körper vergeht. Mit dieser Einstellung gehen sie auch durchs Leben. Zum Teil wird der Tod völlig tabuisiert. Viele Rastafari-Musiker sterben nach Auftritten auf der Bühne – das ist die Art von Tod, die sich viele Rastafari für sich vorstellen. Für die Sterbephase gibt es keine bestimmten Vorschriften oder Rituale. Oft sind Familienangehörige bei dem Sterbenden und beten für ihn.

1.12.9 Umgang mit dem Verstorbenen

Ein verstorbener Rastafari kann auf die in der Einrichtung vorgesehene Weise versorgt werden. Beim Herrichten des Zimmers zur Verabschiedung sind keine Besonderheiten zu beachten.

1.12.10 Einstellung zu Obduktion und Organspende

Die meisten Rastafari lehnen aufgrund ihres Bibelverständnisses Obduktionen sowie Organspenden strikt ab.

1.12.11 Bestattung

Die Bestattungen verstorbener Rastafari verlaufen ähnlich wie christliche Bestattungen. Zumeist handelt es sich um Erdbestattungen, die im kleinen Freundes- und Familienkreis mit einer schlichten Zeremonie ohne besondere Trauerrituale stattfinden. Es kommt vor, dass Rastafari in ihr Heimatland überführt werden möchten, um dort bestattet zu werden.

1.12.12 Besondere Rituale

Afrikanisch-karibische Kulte (Obeah, Voodoo) haben die Rituale jamaikanischer Rastafari sicher beeinflusst, sind aber nicht mit ihnen zu vergleichen. Als Beispiel seien hier Rituale jamaikanischer Rasta-Beerdigungen genannt, die sich jedoch von Rasta-Beerdigungen in anderen Ländern unterscheiden.

Viele Bräuche rund um jamaikanische Rasta-Beerdigungen basieren auf der Überzeugung, dass die Verstorbenen große Macht haben und die Lebenden verfolgen können. Die meisten Riten und Ansichten bezüglich Tod und Bestattung wurden vermutlich von afrikanischen Vorfahren übernommen und sind von Angst und Schrecken geprägt. Um die Toten davon abzuhalten, zurückzukehren und die Familienmitglieder zu verfolgen, muss sich jeder Angehörige von dem Verstorbenen einzeln verabschieden. Jedes Kind wird, während man laut seinen Namen ausspricht, einmal über den Sarg gereicht, damit es nicht von einem Fluch verfolgt wird. In Jamaika sind Beisetzungen hohe gesellschaftliche Ereignisse, die in kleinen Dörfern sogar den Sonntagsgottesdienst ersetzen. Um den Angehörigen Trost zu spenden und dem Toten die letzte Ehre zu erweisen, ziehen die Menschen ihre beste Kleidung an. Falls die Leichenhalle eines Krankenhauses oder eine Friedhofshalle in der Nähe ist, wird der Leichnam bis zur Bestattung dort kühl aufbewahrt. Ist dies nicht möglich, findet die Beerdigung einen Tag nach dem Versterben statt, um der Verwesung zuvorzukommen, die bei den tropischen Temperaturen schnell voranschreitet. Einbalsamierungen sind keine gängige Praxis. Einige Kirchen in größeren Städten haben einen eigenen Friedhof, doch die Mehrheit der ländlichen Bevölkerung hat ihre Familiengrabstätten in ihren Vorder- oder Hinterhöfen. In der Regel findet vor der Beerdigung ein Gottesdienst statt, oftmals wird jedoch nur eine Zeremonie am offenen Grab abgehalten, bei der gesungen und gebetet wird. Im Anschluss daran wird der Sarg in die Erde gelassen, Kränze und Blumen hineingelegt und die Grabstelle von Arbeitern mit Erde aufgefüllt oder mit einer Betonplatte versiegelt. Es gilt als ausgesprochen unhöflich, eine Beerdigung vor dem Ende zu verlassen. In den auf die Beisetzung folgenden Nächten kommen Freunde und Hinterbliebene zusammen, um dem Verstorbenen zu gedenken, seinen Geist zu beschwichtigen und zu beten. Insgesamt finden diese Zusammenkünfte neunmal statt. In der neunten Nacht nach der Beerdigung verabschiedet die Trauergemeinschaft den Geist des Verstorbenen. Bis zum Sonnenaufgang des folgenden Tages wird von Trommeln begleitet gesungen gespielt, Erfrischungen werden serviert, Gebete gesprochen und Geschichten erzählt (Meadow 2025).

1.13 Russlanddeutsche/Spätaussiedler

1.13.1 Grundwissen

Schon im Mittelalter ließen sich gut ausgebildete Deutsche in den Städten Russlands nieder. Im Laufe der folgenden Jahrhunderte entstanden deutschstämmige Ortschaften (Kolonien). In der zweiten Hälfte des 19. Jahrhunderts wurden wesentliche Privilegien der Zuwanderer, wie z. B. die weitestgehende Selbstverwaltung, zurückgenommen und Russisch wurde als offizielle Sprache verpflichtend. Im Ersten Weltkrieg standen sich Russland und Deutschland als Feinde gegenüber, was die Situation der in Russland lebenden Deutschen weiter verschlechterte. Anfang der 1920er Jahre verfügten die kommunistischen Diktatoren über viele Maßnahmen, die den Russlanddeutschen ihr Leben sehr erschwerten, unter anderem ein flächendeckendes Verbot der Religionsausübung. Die stalinistischen »Säuberungen von den Feinden des Volks« (1934–1938) forderten über eine Million Opfer. Der Ausbruch des deutsch-sowjetischen Krieges bedeutete Deportation, Verbannung und Zwangsarbeit für alle Russlanddeutschen.

Insgesamt überlebten über 300.000 von ihnen das Ende des Krieges nicht (Landsmannschaft der Deutschen aus Russland e.V. 2025).

Da der Glaube der Russlanddeutschen, egal ob sie katholisch, evangelisch oder Mennoniten waren, in keiner kirchlichen Institution mehr ausgeübt werden konnte, lebten sie ihre Religion meist nur innerhalb der Familie aus. Stalins Maßnahmen hatten die Menschen so sehr eingeschüchtert, dass sie es nur noch heimlich wagten, ihren Glauben zu leben. Es existierte fast kein schriftliches Material mehr, sodass viele kirchliche Traditionen nicht mehr gepflegt werden konnten. Man gab sich häufig erst nach sorgfältiger Prüfung als Christ zu erkennen. Viele trafen sich heimlich, um im Verborgenen zu beten und zu singen und hielten so ihren Glauben, ihre Sprache und ihre Traditionen am Leben.

Ab 1970 wurde wieder Deutschunterricht in den Schulen erlaubt. Da aber nicht mehr als fünf deutsche Familien pro Dorf erlaubt waren, war die Gründung deutscher Schulen und Kindergärten schlicht unmöglich. Daher war für so gut wie alle Russlanddeutschen weiterhin kein Deutschunterricht möglich. Die Berufswahl war für sie durch rigide Gesetze stark eingeschränkt. Viele Russlanddeutsche träumten daher von einem Umzug nach Deutschland, um mehr Freiheit in der Gestaltung ihres Lebens zu haben, als Deutsche unter Deutschen leben und ihren Kindern eine gute Zukunft bieten zu können. Bis zum Jahr 1987 konnte die Übersiedlung nur aufgrund des Internationalen Abkommens für Familienzusammenführung auf Antrag eines in Deutschland lebenden Verwandten ersten Grades erfolgen. Da nur wenige Russlanddeutsche Verwandte in Deutschland hatten, war die Übersiedlung nur für sehr wenige möglich. Erst mit der Perestroika im Jahr 1987 wurde ihnen die Ausreise ermöglicht. Konnten zuvor innerhalb von 35 Jahren nur knapp 100.000 Menschen ausreisen, so waren es nun innerhalb eines Jahres 200.000 Russlanddeutsche, die diese Möglichkeit nutzten (Landsmannschaft der Deutschen aus Russland e.V. 2025). In Deutschland angekommen, waren sie aber auf doppelte Weise fremd: Von Russen wurden sie als Deutsche diskriminiert und von Deutschen als »Russen«, als Fremde betrachtet und behandelt. Das Gefühl, in die Heimat gekommen zu sein, blieb aus. Seit 1950 sind fast 4,5 Millionen Spätaussiedler einschließlich Familienangehörigen nach Deutschland zugewandert. Von 1990 bis 2012 gingen die Zuwanderungszahlen stetig zurück. Im Jahr 2012 kamen über 1.800 Spätaussiedler nach Deutschland (Bundesverwaltungsamt 2025). Seitdem konnten jährlich steigende Zuzugszahlen verzeichnet werden. Im Jahr 2024 wurden über 4.300 neue Spätaussiedler registriert (Bundesverwaltungsamt 2025). Heute leben in der Bundesrepublik ca. 2,7 Millionen Spätaussiedler aus den Staaten der ehemaligen Sowjetunion (Statistisches Bundesamt 2025).

Feiertage der Russlanddeutschen

Da sich Russlanddeutsche als Deutsche und keineswegs als Russen betrachten, werden die Feiertage im Allgemeinen so begangen wie in Deutschland. Etwa die Hälfte der Russlanddeutschen sind evangelisch, ca. 20 % ist katholisch und ca. 5 % sind frei-evangelisch und hauptsächlich frühere Mennoniten. Orthodoxe Christen sind in erster Linie unter russischer Verwandtschaft zu finden, bei den Russlanddeutschen selbst liegt der Anteil bei etwa 7–10 % (Institut für Kirche und Gesellschaft 2025).

Verbreitet ist die von den Russen übernommene Art, Weihnachten und Neujahr zu feiern mit »*Väterchen Frost*« (Ded Moros) und seiner Gehilfin, der »*schönen Schneeflocke*« (Sneguratschka). Sie bringen den Kindern die ersehnten Gaben.

Erwähnt werden sollte noch die *Masleniza (Butterwoche)*, die aber nur von wenigen Russlanddeutschen gefeiert wird. Es ist ein russisches, kirchliches orthodoxes – also nicht russlanddeutsches – Fest zur Verabschiedung des Winters und zur Begrüßung des Frühlings. Masleniza wird zum Ende der etwa sechswöchigen Fastenzeit in der Woche vor dem *orthodoxen Osterfest* (Ende Februar/Anfang März) mit Musik und gutem Essen gefeiert und ähnelt dem deutschen Karneval. Wenn möglich, sollte man dem Kranken in der Festwoche ebenfalls Musik und gutes Essen zukommen lassen.

Mehr Bedeutung als in anderen Ländern hatte in der UdSSR *der Internationale Frauentag am 8. März* und die Russlanddeutschen feierten ihn gerne mit. Frauen wurden großzügig beschenkt, die Hausarbeiten machten die Männer. Sogar die Frauen, die am Polarkreis wohnten, bekamen frische Blumen, auch wenn diese ein Vermögen kosteten. Diese Tradition wurde teilweise auch nach Deutschland mitgebracht und weiter gepflegt.

Besonderheiten

Familie

Da der Familienzusammenhalt stark ist und traditionell die Familie ihre Angehörigen selber pflegt, wird jede Trennung von der Familie, und sei sie auch noch so notwendig und gut gemeint, als existenzielle Bedrohung erlebt. Ältere Spätaussiedler sehen ihre Pflege in erster Linie als Aufgabe ihrer Kinder an. Die Eltern haben alles für das Überleben und Wohlergehen ihrer Kinder getan, also müssen die Kinder nun auch für ihre Eltern da sein. Einen Angehörigen, aus welchem Grund auch immer, in ein Heim zu geben, ist für die meisten Russlanddeutschen undenkbar und eine große Schande. Es sieht in den Augen der anderen Russlanddeutschen dann so aus, als ob sie ihren Angehörigen »weggegeben« hätten und wird als Verstoß gegen eine wichtige kulturelle Norm empfunden; die betroffenen Familien werden geächtet. Ist eine Unterbringung in einer Pflegeeinrichtung aber aus verschiedenen Gründen nicht zu vermeiden, dann möchten sich die meisten Angehörigen meist rund um die Uhr bei dem Pflegebedürftigen aufhalten, ihn nach ihren Möglichkeiten selbst pflegen und oft auch mit selbst gekochten Mahlzeiten versorgen. Ein Pflegebedürftiger muss sich nicht von sich aus an jemanden wenden, um Hilfe zu erhalten, sondern ihm wird von der Familie unaufgefordert Hilfe angeboten. Diese Hilfe bezieht sich auf Dinge, die der Pflegebedürftige nicht mehr erledigen kann. Es ist ihm aber wichtig, möglichst viel von dem, was er noch kann, auch selbst zu tun, sodass er angebotene Hilfe oft ablehnt. Dies hat also nichts mit Undankbarkeit zu tun.

Pflegende als Vertrauensperson

Es ist sehr wichtig, dass die professionelle Pflege nicht als fremd erlebt wird. Der Pflegende wird zur Vertrauensperson, somit ist eine Bezugspflege ebenso wichtig wie eine warme Zuwendung. Um eine gute Beziehung herzustellen, kann es vorkommen, dass den professionellen Helfern Geschenke (etwa selbstgemalte Bilder von Kindern der Familie oder selbstgebackener Kuchen) gemacht werden. Diese Geschenke sind nicht als Bestechung zu verstehen, sondern als freundliche Aufmerksamkeit und Ausdruck der Dankbarkeit.

1.13.2 Körperpflege

Sauberkeit ist Russlanddeutschen ein sehr wichtiges Bedürfnis. Dies gilt für das Erscheinungsbild ebenso wie für die körperliche Hygiene.

1.13.3 Ernährung und Kleidung

Horten von Nahrungsmitteln

Sehr viele Menschen der Kriegsgeneration sind damals beinahe verhungert oder mussten miterleben, wie Familienangehörige verhungert sind. Das Horten von Nahrungsmitteln war damals überlebenswichtig und wurde bei vielen durch die Nichtverarbeitung der erlebten Traumata zur dauerhaften Angewohnheit. Es ist für viele Spätaussiedler dieser Generation bis heute keine Selbstverständlichkeit, genug zu essen zu haben. Die von diesen Menschen gewünschten Essensportionen übersteigen daher oft die von deutschen Pflegenden als gesund erachtete Menge. Das Essen ist traditionell ziemlich fettreich.

Aufgrund der Erfahrungen mit sehr kalten Wintern ist Spätaussiedlern oft Wärme sehr wichtig, was unter Umständen zu dem Bedürfnis führt, das Zimmer zu überheizen. Ältere Frauen tragen häufig ein Kopftuch.

1.13.4 Kommunikation

Traumatische Erfahrungen

Viele ältere Spätaussiedler haben traumatische Erfahrungen mit Kriegsereignissen, Deportationen und Zwangsarbeit in Arbeitslagern gemacht. Ihre Familien wurden auseinandergerissen, die Männer von ihren Familien getrennt und viele ihrer Familienangehörigen ermordet. In den Familien wird darüber meist nicht gesprochen, daher wurden diese Ereignisse oft nicht ausreichend verarbeitet. Solange man sich unauffällig verhielt, konnte man überleben, allerdings mussten sich die Menschen dafür weit mehr anpassen, als es ihnen lieb und zum Teil auch bewusst war. Diese Erfahrungen haben meist bis ins hohe Alter ihre Spuren hinterlassen.

Russlanddeutsche Spätaussiedler haben meistens das 60. Lebensjahr weit überschritten, wenn sie pflegebedürftig werden. Im Jahr 2023 waren fast 8 % der Spätaussiedler über 60 Jahre alt (Bundesverwaltungsamt 2025). Sie sind es meist nicht gewohnt, in eigener Sache zu sprechen, hinzu kommen Sprachbarrieren und sehr unterschiedliche Lebenswelten. Daher bleiben dem Pflegenden ihre Lebensgeschichten oft verschlossen, falls es keine Angehörigen gibt, die darüber Auskunft geben können. Feinfühligkeit bei der Kommunikation und auch in der Pflege ist besonders wichtig. Hilfreich sind z. B. Bezugspflege, kleine Unterhaltungen am Rande der Arbeitsroutine und Herzlichkeit im Umgang. Ein respektvoller Umgang mit älteren Menschen ist besonders wichtig; alte Menschen haben bei den Russlanddeutschen ein hohes Ansehen.

Für Russlanddeutsche ist es eine Beleidigung, wenn sie als Russen bezeichnet werden, da sie Deutsche sind und auch als solche behandelt werden wollen. An ihren alten Wohnorten wurden sie als deutsche Faschisten beschimpft und unterdrückt. Umso mehr schmerzt es heute vor allem die Älteren, wenn ausgerechnet die Deutschen sie nun abfällig als »Russen« bezeichnen.

1.13.5 Bewegung, Beschäftigung und Schlaf

Aktiver Zeitvertreib, wie z. B. spazieren gehen, ist eher unüblich. Es werden oft ruhige Aktivitäten wie Fernsehen oder Lesen bevorzugt. Üblich ist auch ein Mittagsschlaf. Da die Familie eine große Rolle spielt, ist einem Russlanddeutschen die Teilnahme an Familienfeiern wie z. B. Geburtstagen sehr wichtig und sollte, wenn es sein Gesundheitszustand erlaubt, auf jeden Fall ermöglicht werden.

1.13.6 Umgang mit Arzneimitteln

Es müssen keine Besonderheiten beachtet werden.

1.13.7 Besondere Gebete und Gebräuche

Die Mehrheit der Aussiedler ist evangelisch. Gott wird als der liebende Vater, aber auch als der strenge Richter gesehen, der gute Taten erwartet, aber auch prüft und straft und in dessen Gericht es am Ende der Zeiten zu bestehen gilt. Das gesamte Leben wird als von Gott vorherbestimmt und geführt betrachtet. Wohlergehen wird als göttlicher Segen und Schlechtergehen als göttliche Prüfung oder auch als Strafe Gottes gedeutet. Das Beten und Singen kirchlicher Lieder ist sehr emotional besetzt und wichtig, das spürt man besonders bei Beerdigungen.

Es ist sehr tröstlich für den Sterbenden, wenn seine Familie bei ihm ist. Die Bibel oder Gebete werden in katholischen Familien oft auf Latein gelesen, denn dies wurde von vielen in ihrer Jugend so gelernt. Eine kleine Auswahl lateinischer Texte zur Hand zu haben, ist hier oft hilfreich. Für Familien jeder Konfession könnten russische Gebetstexte hilfreich sein.

Es gibt einige Lieder, die sowohl im Evangelischen Gesangbuch (Stammteil) als auch im »Geistlichen Liederschatz« zu finden sind. Der »Geistliche Liederschatz« ist eine jüngere Zusammenstellung beliebter Lieder der Russlanddeutschen, die inzwischen weit verbreitet ist. Die Melodien sind allerdings, mit Ausnahme von »So nimm denn meine Hände«, deutlich verändert oder es werden andere Melodien gesungen (Landsmannschaft der Deutschen aus Russland e.V. 2025).

Lieder

1.13.8 Hilfreiches Verhalten in der Sterbephase

Lange Trauerzeit

Sehr wichtig ist hier nicht nur die Betreuung des Sterbenden, sondern auch seiner Angehörigen. Auch sie mussten eventuell Erfahrungen in einem Kriegslager machen. Da im Lager Trauer unterdrückt werden musste, weil Tränen und Zusammenbrüche den Tod zufolge gehabt hätten, tragen Überlebende oft eine enorme Trauer in sich, die bei neuen Trauerfällen zu ungewöhnlich langen Trauerzeiten führt. Die Angehörigen brauchen daher eine warme Atmosphäre, um ihre Gefühle ausdrücken zu können. Dem Sterbenden selbst helfen die Anwesenheit seiner Familie und die liebevolle Zuwendung der Pflegenden sicher am meisten.

1.13.9 Umgang mit dem Verstorbenen

Für die Versorgung des Verstorbenen gibt es keine besonderen Riten oder Vorschriften. In den traditionellen Familien existiert die Sitte des lauten Klagens und Weinens angesichts eines Sterbefalls. Vor allem die Frauen übernehmen die Rolle von »Klageweibern« am Sterbebett und auch später bei der Beerdigung. Der Leichnam wird mit wenig Scheu behandelt. Viele Familien sind es gewohnt, einen Leichnam selbst herzurichten, zu waschen und anzuziehen. Damit verbunden ist die Sitte, den Sarg offen aufzubahren. In den Herkunftsländern blieb er oft bis zum Einsenken in das Grab offen. Der aufgebahrte Verstorbene wird häufig und gerne besucht. Es ist allgemein üblich, dass Freunde und Nachbarn mit den Angehörigen abwechselnd Totenwache halten. Sie nennen dies »bei dem Toten sitzen«.

1.13.10 Einstellung zu Obduktion und Organspende

Wenn es notwendig ist, wird einer Obduktion zugestimmt. Organspenden stehen die meisten Spätaussiedler ablehnend gegenüber. Jüngere Russlanddeutsche sind dem gegenüber positiver eingestellt.

1.13.11 Bestattung

Große Trauergemeinde

Die Mitglieder der Trauergemeinde kommen aus vielen Teilen Deutschlands, manche auch aus Russland, zur Beisetzung. Oft finden sich auf Trauerfeiern die früheren Einwohner ganzer russischer Dörfer zusammen, sodass die Trauergemeinde weit über 200 Personen umfassen kann. Dazu gehören ganz selbstverständlich auch kleine Kinder. Es kann sein, dass sich eine Trauergemeinde schon ein oder zwei Stunden vor dem Beginn der Trauerfeier trifft, um zu singen und zu beten, unter Umständen werden auch schon Predigten gehalten. Die Aussegnungsfeier findet ohne Anleitung durch einen Geistlichen statt, der jedoch anwesend ist. Die Gestaltung und die Dauer der Aussegnung richten sich individuell nach der Trauergemeinde. Es ist allgemein üblich, dass ein Verstorbener bei der Aussegnungsfeier im offenen Sarg aufgebahrt wird.

Musik aus der russischen Heimat wird gespielt, die Anwesenden beten und weinen, besprengen den Verstorbenen mit Weihwasser und drücken ihre Trauer aus, ohne sich dabei beherrschen zu müssen. Jeder darf den Verstorbenen persönlich verabschieden, indem er ihn berührt, streichelt, vielleicht noch einmal küsst, umarmt und ihm eventuell Beigaben mit in den Sarg legt. In Anwesenheit der Trauergemeinde wird am Ende der Feier, die über zwei Stunden dauern kann, der Sarg verschlossen, was zunächst von den Trauernden immer wieder durch erneutes Umarmen und Berühren des Verstorbenen verzögert wird. Der Sarg wird dann unter Geleit der betenden und singenden Trauergemeinde zum Friedhof gebracht. Gerne übernehmen Familienangehörige oder enge Freunde das Sargtragen. Die Erdbestattung ist durchgängig üblich. Der biblische Satz »Von Erde bist du genommen und zu Erde sollst du wieder werden« (Die Bibel, 1. Buch Mose, Genesis 3: 19) spielt für traditionelle Familien dabei eine große Rolle. Bei der Beisetzung werden neben der kirchlichen Handlung oft traditionelle Rituale ermöglicht. Jeder der Anwesenden, der etwas sagen möchte, darf das tun. Oft wird aus dem Leben des Verstorbenen erzählt.

Predigt

Zur Predigt am Grab oder in der Trauerhalle direkt vor der Beerdigung gehört für Russlanddeutsche unabdingbar eine genaue Aufzählung der Lebensdaten des Verstorbenen. Von Aussiedlern und Einheimischen wird es gleichermaßen als wohltuend empfunden, wenn das Vertreibungs- und Kriegsfolgenschicksal der Russlanddeutschen im Lebenslauf gebührende Beachtung findet. Oft ist es ein Schlüssel zum gegenseitigen Verständnis. Eine abgelesene Predigt ist Russlanddeutschen oft nicht emotional genug. Das gilt grundsätzlich auch für Gebete. Das persönliche, laute Gebet ist in den Kreisen der frommen Russlanddeutschen das Erkennungszeichen für eine »bekehrte Schwester/einen bekehrten Bruder«. Am Grab wird ohne Hemmungen geweint und laut geklagt. Es wird gemeinsam gesungen und nachdem der Pfarrer einen letzten Segen erteilt hat wird der Sarg zur Erde gelassen. Die Anwesenden werfen Blumen in das Grab. Bei einer katholischen Beerdigung wird bereitgestelltes Weihwasser mit den Händen auf das Grab gesprengt. Gerne wird das Grab im Verlauf der Beisetzungsfeier von den Anwesenden selbst geschlossen oder die versammelte Gemeinde wartet, bis es die Friedhofsarbeiter geschlossen haben. Der anschließende Leichenschmaus, »Tränenbrot« genannt, ist ein wichtiger Bestandteil der Beisetzungsfeier. Das gemeinsame, oft üppige Essen dient der Erinnerung an den Toten ebenso wie dem Kontakt in der Großfamilie und dem Freundeskreis, gerade weil die Teilnehmer oft weit voneinander entfernt leben. Lied und Gebet gehören in traditionellen Familien selbstverständlich zum »Tränenbrot« dazu. Pfarrer werden häufig gebeten, Gebete zu sprechen.

In vielen Familien finden sich Abschiedsbilder, auf denen die Familie um den offenen Sarg versammelt zu sehen ist, in einem eigenen Fotoalbum. Heute werden häufig der (offene) Sarg, die Grablegung und das Grab mit daneben stehenden Angehörigen fotografiert oder gefilmt. Für Angehörige, die nicht zur Beerdigung kommen können, ist dies eine wichtige Möglichkeit der Teilhabe an der Trauerfeier. Der Beruf des Bestatters genießt bei Russlanddeutschen besonders großen Respekt und Anerkennung. Auch arme Angehörige bezahlen die Kosten der Bestattung oft direkt im Anschluss.

1.13.12 Besondere Rituale

In Russland sind die Rituale der Russlanddeutschen dieselben wie bei evangelischen bzw. katholischen Christen in Deutschland bzw. wie oben bei den Feiertagen beschrieben. Russische Beerdigungen folgen anderen Traditionen und Ritualen, der Vollständigkeit halber seien sie aber hier kurz erwähnt.

Totenmahl

Eine russische Beerdigung findet grundsätzlich am dritten Tag nach dem Tod statt. Dazu wird der Verstorbene mit warmem Wasser gewaschen und neu eingekleidet. Der Sarg, der verziert und mit religiösen Sprüchen bemalt ist, wird offen zum Friedhof getragen und erst nach der sogenannten »Klage am Sarg« direkt vor dem Einlassen in die Erde geschlossen. Lautes Wehklagen am Sarg ist ein altes, noch heute gebräuchliches Ritual. In alten Zeiten pflegten reiche Familien bezahlte Klageweiber zu bestellen; diese Tradition existiert auch heute noch. Für das Totenmahl werden spezielle Speisen zubereitet, wie zum Beispiel »Kutja«, ein Brei aus gesüßtem Reis oder Weizen mit Rosinen und Plinsen (kleine Pfannkuchen). Jeder Gast muss etwas von dem Brei und wenigstens eine der Plinsen essen. Es wird auch auf den Verstorbenen getrunken, meistens Wodka, allerdings ohne anzustoßen. Zuvor wird ein gefülltes Gläschen Wodka auf einen freien Platz an der Tafel gestellt und ein Stück Brot darauf gelegt. Dieses Totenmahl wird dreimal gehalten: am Tag der Beerdigung (nach der Rückkehr vom Friedhof), am neunten und am vierzigsten Tag nach dem Tod. Der vierzigste Tag gilt als besonders wichtig; an ihm versammeln sich alle Angehörigen und Freunde noch einmal zum gemeinsamen Gedenken. Das nächste Gedenkdatum ist der erste Jahrestag des Todes. Angehörige und Freunde des Verstorbenen besuchen das Grab dann noch einmal, auch wenn sie weit entfernt wohnen. Am Todestag und eine Woche nach Ostern ist es Brauch, Speisen und Getränke auf das Grab zu stellen.

1.14 Siebenten-Tags-Adventisten

1.14.1 Grundwissen

Evangelische Freikirche

Die Siebenten-Tags-Adventisten sind eine evangelische Freikirche, die um 1863 in den USA von Joseph Bates sowie Ellen und James White (der ursprünglich der Organisator war) gegründet wurde. Der Name leitet sich vom lateinischen »adventus« (»Jesus Christus kommt wieder«) ab. Weltweit gehören knapp 24 Millionen Menschen in 235 Ländern dieser Freikirche an (Seventh-Day Adventist Church 2025). In Deutschland lebten im Jahr 2025 rund 34.000 Gläubige in 558 Gemeinden, noch nicht getaufte Kinder und Jugendliche nicht mit eingerechnet (Freikirche der Siebenten-Tags-Adventisten 2025). Adventisten glauben, dass die Bibel das inspirierte Wort Gottes, Gott dreieinig und Christus der einzige Retter ist und dass nur Erwachsene getauft werden sollten. Adventisten betrachten die Zehn Gebote als verbindlichen Orientierungsmaßstab für alle Christen. Ihre Lebensgrundlage ist der Glaube an Jesus Christus, dessen baldige Wiederkehr sie ohne eine zeitliche Festlegung erwarten. Somit gehört ihr Glaube zu den sogenannten Endzeitreligionen. Adventisten zeichnen sich durch großes Bibelwissen aus. Das wöchentliche Bibelgespräch, das Bestandteil des adventistischen Sabbat-Gottesdienstes ist, spielt eine wichtige Rolle. Adventisten unterhalten in Friedensau bei Magdeburg eine staatlich anerkannte Theologische Hochschule. Nur wer dort oder an einer anderen adventistischen Hochschule in einem anderen Land das Theologiestudium mit einem Master of Arts (M. A.) in Theologie (früher als Diplomtheologe oder Magister der Theologie) abschließt, kann Pastor der Siebenten-Tags-Adventisten werden. Früher war die Bezeichnung »Prediger« üblich, mittlerweile lautet die Amtsbezeichnung jedoch Pastor oder Pastorin. Wie in der evangelischen Kirche dürfen auch bei den Adventisten Laienmitglieder im Gottesdienst predigen. Missionarstätigkeit und die »Zahlung des Zehnten« sind wichtige Bestandteile der Glaubensausübung. 10 % des Einkommens jedes Adventisten dienen dem Unterhalt der Freikirche. Für Bedürftige gibt es eigene Einrichtungen, wie das Advent-Wohlfahrtswerk (AWW) und die Adventistische Entwicklungs- und Katastrophenhilfe (ADRA), für welche die Mitglieder neben dem Zehnten Spenden geben.

Feiertage der Adventisten

Der besondere Feiertag der Adventisten ist der Sabbat, der mit einem Gottesdienst am Samstagvormittag verbunden ist. In fast allen Gemeinden wird das Erntedankfest gefeiert, allerdings in der Regel an dem Samstag, der dem Erntedanksonntag vorausgeht. Manche Gemeinden bieten zu Weihnachten und zu Ostern einen Gottesdienst an, das ist allerdings nicht die Regel. Abendmahlgottesdienste werden in reformierter Tradition vierteljährlich gefeiert und beginnen mit einer Fußwaschung. Das Abendmahl wird als offene Kommunion gefeiert, zu der alle gläubigen Christen eingeladen sind. Beim Abendmahl werden ungesäuertes Brot und unvergorener Traubensaft verwendet.

Besonderheiten

Sabbat

Während die meisten anderen christlichen Kirchen den Sonntag als Ruhetag bezeichnen, feiern Adventisten ebenso wie Juden den Sabbat. Dieser beginnt freitags mit dem Sonnenuntergang und endet bei Sonnenuntergang am Samstag. Grundlage für die Heiligung des Sabbats sind das dritte Gebot, das die Heiligung des Sabbats vorschreibt (Die Bibel, 2. Buch Mose 20: 8–11) sowie der Schöpfungsbericht (Die Bibel, 1. Buch Mose 1: 1–2:4).

1.14.2 Körperpflege

Die meisten Adventisten legen großen Wert auf Körperpflege und gehen sorgfältig mit ihrem Körper um. Gesundheitliche Vorbeugung ist ihnen ausgesprochen wichtig.

1.14.3 Ernährung und Kleidung

Die meisten Adventisten bemühen sich darum, so gesund wie möglich zu leben. Durch langjährige Gesundheitsprogramme ihrer Kirche sind die meisten von ihnen gut über gesunde Ernährung informiert. Viele Adventisten ernähren sich vegetarisch, obwohl dies keine verbindliche Vorschrift ist. Ebenso wie Juden praktizieren Adventisten die Speisegebote nach dem 3. Buch Mose, nach dem nur bestimmte »reine« oder in der Bibel erlaubte Fleischarten gegessen werden dürfen (Die Bibel, 3. Buch Mose 11: 1–47 und 5. Buch Mose 14: 4–21). Zu den »reinen« Fleischarten gehören Rind, Schaf, Ziege, Reh, Hirsch, Geflügel und Fisch. Das Fleisch von Schweinen, Hasen, Kaninchen sowie Meeresfrüchte werden als »unrein« betrachtet. Adventisten halten den Koffeingehalt von Kaffee, Tee und Colagetränken für schädlich und nehmen diese Getränke daher selten oder gar nicht zu sich. Sie trinken zudem keinen Alkohol, rauchen nicht und vermeiden den Kontakt mit jeglicher anderen Art von Drogen.

Manche älteren Frauen tragen ein Kopftuch. Freizügigkeit wird vermieden. Ansonsten gibt es bezüglich der Kleidung keine Besonderheiten.

1.14.4 Kommunikation

Es müssen keine Besonderheiten beachtet werden.

1.14.5 Bewegung, Beschäftigung und Schlaf

Es sollte auf jeden Fall respektiert werden, dass einem Adventisten der Sabbat wichtig ist. Der Betreuende sollte sich nach den individuellen Gewohnheiten zur Einhaltung des Sabbats erkundigen und sie nach Möglichkeit unterstützen. Es kann ebenfalls hilfreich für den kranken Adventisten sein, ihm die Teilnahme am Sabbatgottesdienst zu ermöglichen.

1.14.6 Umgang mit Arzneimitteln

Es müssen keine Besonderheiten beachtet werden.

1.14.7 Besondere Gebete und Gebräuche

Die adventistische Gemeinde kennt für die Sterbephase keine festen Rituale. Falls es von dem Betroffenen gewünscht wird, sollte der Besuch eines Pastors der Adventistengemeinde erbeten werden, der dann mit dem Kranken beten und Bibeltexte lesen kann. Für Kranke gibt es keine bestimmten, vorgeschriebenen Gebete.

1.14.8 Hilfreiches Verhalten in der Sterbephase

Besondere Verhaltensweisen sind nicht vorgeschrieben. Die Anwesenheit geliebter Menschen, die liebevolle Zuwendung des Betreuenden und die Beachtung seiner Wünsche und Bedürfnisse sind für den Sterbenden sicher am hilfreichsten.

1.14.9 Umgang mit dem Verstorbenen

Falls die Angehörigen nicht das Waschen und Ankleiden übernehmen möchten, kann der Verstorbene von den Betreuenden auf die in der Einrichtung vorgesehene Weise versorgt werden. Beim Herrichten des Zimmers zur Verabschiedung ist nichts Besonderes zu beachten.

1.14.10 Einstellung zu Obduktion und Organspende

Es gibt keinerlei Glaubensgründe, die einen Adventisten an einer Organspende oder an der Zustimmung zu einer Obduktion hindern könnten. Die Entscheidung trifft jeder Einzelne für sich.

1.14.11 Bestattung

Die Art der Bestattung richtet sich nach dem Wunsch des Verstorbenen oder seiner Familie. Einäscherung und Erdbestattung werden von der Adventistenkirche gleichermaßen akzeptiert.

1.14.12 Besondere Rituale

Besondere Rituale existieren bei den Adventisten nicht.

1.15 Sikhs

1.15.1 Grundwissen

Gründung

Die Religionsgemeinschaft der Sikhs wurde im 15. Jahrhundert von Guru Nanak (1469–1539) in Nordindien gegründet und ist somit eine der jüngsten monotheistischen Religionen. Sie ist die fünftgrößte Weltreligion (Sikh Verband Deutschland e.V. 2025). Über drei Viertel der weltweit etwa 30 Millionen Sikhs leben in ihrem Ursprungsland Indien (Punjab, Neu-Delhi) (Sikh Verband Deutschland e.V. 2025). In Südasien (vor allem Malaysia, Thailand und Singapur), Großbritannien, Nordamerika und Australien ist der Sikhismus mit mehreren Millionen Anhängern verbreitet. Die etwa 30.000 in Deutschland lebenden Sikhs findet man vor allem in Großstädten wie Hamburg, München, Köln, Stuttgart, dem Ruhrgebiet und dem Rhein-Main-Gebiet (Sikh Verband Deutschland e.V. 2025).

»Sikh« bedeutet »Schüler«. Zu den wichtigsten Inhalten dieser Religion gehören Vertrauen in einen allmächtigen, gütigen, form- und namenlosen Schöpfer und die Betonung der gleichen Würde aller Menschen, unabhängig von Geschlecht, Herkunft und gesellschaftlicher Stellung. Die Sikh-Religion distanziert sich von gesellschaftlichen Hierarchien (insbesondere dem Kastensystem), Aberglauben, Okkultismus, der Verwendung von Horoskopen, Ritualisierungen und Asketentum. Anleitung für ein spirituelles, Gott gefälliges Leben erhalten Sikhs aus ihrem Heiligen Buch (Adi Guru Granth Sahib). Es enthält auf 1.430 Seiten die wichtigsten Weisheiten für ein spirituelles Leben. Dem Werk wird die höchste Autorität und Würde zugesprochen.

Gurus

Die Gurus der Sikh-Religion waren Lehrer, die nach dem Glauben der Sikhs Gott sehr nahe standen. Guru Nanak war der erste von zehn Gurus der Sikhs und wuchs im Punjab in Nordindien auf. Der Punjab war sowohl vom Hinduismus als auch vom Islam geprägt. Guru Nanak lehnte viele Praktiken beider Religionen ab, besonders das Kastensystem, die Macht der Priester, den Glauben an verschiedene Götter, überhandnehmende Rituale und Zeremonien sowie Fanatismus und Dogmatismus. Er strebte ein Leben an, das nicht von Abgrenzung, Ritualen und Hierarchien lebte, sondern sich auf das Wesentliche beschränkte: im Alltag gelebte Religion, ethische Verantwortung und die spirituelle Verbindung mit einem einzigen Gott. Im Alltagsleben legen Sikhs großen Wert auf Tugendhaftigkeit, Toleranz, Hilfsbereitschaft und Gastfreundschaft. Ein gutes Ehe- und Familienleben ist ihnen ebenso wichtig wie das Streben nach lebenslanger spiritueller Entwicklung und einem Leben in Harmonie mit der Schöpfung.

Gemeindezentren

Sikhs treffen sich in eigenen Gemeindezentren (Gurduara; übersetzt: Tor zur Weisheit). Im deutschsprachigen Raum sind diese Gemeindezentren oft nicht direkt zu erkennen, da sie sich, ähnlich wie manche muslimische Gebetshäuser, in bereits bestehenden, normalen Wohn- oder Geschäftshäusern befinden. In den Gurduara wird Panjabi gesprochen. Die traditionelle Gastfreundschaft der Sikhs beweist sich unter anderem darin, dass sie in den Gurduara Reisende und Besucher – unabhängig von ihrer Glaubensrichtung – freundlich aufnehmen und ihnen kostenlos Übernachtungen und Mahlzeiten anbieten. Auch die Rezitationen und religiösen Erläuterungen stehen allen interessierten Besuchern offen. In der Sikh-Religion ist das Priestertum unbekannt. Es gibt »Granthis«, die bei Gottesdiensten aus dem Heiligen Buch vorlesen. Seelsorge gehört jedoch nicht zu ihren Aufgaben. Sikhs betrachten den körperlichen Tod als natürliche Notwendigkeit. Sie fürchten und beklagen ihn nicht und sehen keine Notwendigkeit darin, Gott um Verschonung zu bitten.

Feiertage der Sikhs

Die zahlreichen Gedenk- und Feiertage der Sikh-Religion beziehen sich vor allem auf geschichtliche Ereignisse sowie auf besondere Zeitpunkte, die mit dem Adi Guru Granth Sahib (AGGS) und den Heiligen in Verbindung stehen. Die Zeitrechnung der Sikhs beginnt mit der Geburt des ersten Meisters Guru Nanak im Jahr 1469. Im März 2013 begann in der Sikh-Religion das Jahr 545. Ursprünglich richteten sich die Sikhs nach einem Mondkalender. Im Jahr 2003 wurde der Nanakshani-Kalender eingeführt – ein Sonnenkalender mit zwölf Monaten und sieben Wochentagen. Durch die Einführung dieses Kalenders mussten die Feiertage nicht mehr jährlich neu berechnet werden, sondern wurden zum größten Teil fest datiert. Nach Widerständen einzelner Sihk-Gruppierungen wurde der Nanakshani-Kalender jedoch teilweise wieder rückgängig gemacht, sodass die Feiertage gegenwärtig wieder für jedes Jahr neu berechnet werden müssen. Die drei wichtigsten Feiertage der Sikhs sind:

- *Neujahr* (14. März)
- Die *Gründung des Khalsa* (April)
- Gedenken an die Erstellung des Adi Guru Granth Sahib (September)

Die aktuellen Feiertagsdaten können beim Rat der Religionen (► Anhang) erfragt oder unter http://www.sikh-religion.de eingesehen werden.

1.15.2 Besonderheiten

Sikhs vermeiden es, sich Situationen auszusetzen, in denen ihrem Körper und Geist Schaden zugefügt werden könnten. In der Gegenwart von Sikhs sollte daher weder geraucht noch Alkohol konsumiert werden. Äußerst wichtig ist, dass das Entfernen von Gegenständen, die zu den fünf Ks gehören (▶ Kap. 1.15.12 Besondere Rituale), nur nach Rücksprache mit dem Betroffenen oder seinen Angehörigen geschieht! Falls es für medizinische Untersuchungen notwendig ist, können der Dolch, der Turban und der Holzkamm abgenommen oder mit Pflaster zur Seite geklebt werden. Nur für medizinische Eingriffe, Operationen oder größere Untersuchungen (z. B. MRT) kann der stählerne Armreif abgelegt werden. Das Schneiden der Haare sollte nur erfolgen, wenn es für lebenswichtige medizinische Maßnahmen unverzichtbar ist.

Fünf Ks

1.15.3 Körperpflege

Sikhs vermeiden es, ihren Körper unnötig zu verändern, da sie – als Ausdruck des Respekts vor der Schöpfung – großen Wert auf dessen Natürlichkeit legen. Dies drückt sich vor allem in der Ablehnung aus, sich die Haare zu schneiden, zu färben oder zu rasieren. Medizinisch oder pflegerisch notwendige Verrichtungen an ihrem Körper sind für Sikhs jedoch kein Problem.

Gleichgeschlechtliche Pflege

Die meisten Sikhs legen großen Wert auf gleichgeschlechtliche Pflege und Untersuchungen durch gleichgeschlechtliche Ärzte. Sikhs ist es meist wichtig, vor ihrem Morgengebet zu duschen.

Hände waschen

Auf das Hände waschen wird vor allem vor den Gebeten und vor den Mahlzeiten großen Wert gelegt. Vor den Gebeten, die sie morgens und abends verrichten, spülen Sikhs zusätzlich ihren Mund aus, manche möchten zusätzlich auch ihre Füße waschen. Vollbäder sind zumeist nicht üblich; Sikhs bevorzugen fließendes Wasser. Bettlägerigen Sikhs kann dazu eine Waschschüssel und eine Kanne mit Wasser gereicht werden. Für die Reinigung nach dem Toilettengang bevorzugen Sikhs Wasser anstelle von Toilettenpapier. Eine körperliche Unreinheit, wie es sie in anderen Glaubensrichtungen und Kulturen gibt, ist im Sikhismus unbekannt. Jedoch gibt es eine spirituelle Unreinheit, die eintritt, wenn sich ein Sikh von den wichtigen Tugenden seiner Religion entfernt.

1.15.4 Ernährung und Kleidung

Hier ist vor allem der unten stehenden Abschnitt *Besondere Rituale* zu beachten! Sikhs kleiden sich im Allgemeinen nach ihrem persönlichen Geschmack. Die meisten von ihnen legen großen Wert darauf, auch in einer Pflegeeinrichtung vollständig bekleidet zu sein und ihre Haare zu bedecken. Hierzu tragen Frauen oft ein lockeres Kopftuch (Dupatta), Männer einen Turban (Dastar) oder einen kleinen Unterturban (Keski). Ältere

Männer tragen oftmals einen weißen Turban als Ausdruck von Weisheit und Erfahrung. Einige wenige Sikhs bevorzugen traditionelle, indische Kleidung. Diese besteht aus weiten, langen Oberteilen und weiten, langen Hosen. Die traditionellen Damenbekleidungen heißen Sari und Salwar Kameez, die Herrenbekleidung Kurt Pajama. Frauen ist es nicht erlaubt, sich zu verschleiern.

Essgewohnheiten

Da die Essgewohnheiten und die Befolgung von Ernährungsregeln sehr unterschiedlich gehandhabt werden, ist es äußerst wichtig, diese Punkte sehr zeitig mit den Betroffenen zu besprechen. Viele Sikhs ernähren sich vegetarisch. Manche lehnen Eier ab, weil sie diese als Lebensquelle betrachten. Deshalb ist es ratsam, in den angebotenen Mahlzeiten einer Einrichtung auch auf versteckte tierische Bestandteile zu achten. Sikhs versuchen, alles zu meiden, was ihrem Körper, Geist oder Seele Schaden zufügen könnte. Dazu gehören der Genuss von Alkohol, Tabak und Drogen ebenso wie aggressive Musik und Bücher mit ehrverletzenden Inhalten. Da praktizierende Sikhs frische und natürliche Nahrungsmittel bevorzugen, vermeiden sie nach Möglichkeit Produkte, die Konservierungsstoffe enthalten sowie Süßigkeiten und Fast Food.

Im Allgemeinen bevorzugen Sikhs selbst zubereitete Speisen, die ihnen von Familien- oder Gemeindemitgliedern gebracht werden. Dazu gehört auch eine Süßspeise, die nach dem Abschlussgebet im Gurduara allen Teilnehmern angeboten wird: Parshad. Falls es keine medizinischen Einwände gibt, sollte es Betroffenen ermöglicht werden, diese für sie ganz besondere Süßspeise zu genießen. Parshad kann auch in einer Pflegeeinrichtung oder zu Hause einfach zubereitet werden, dann wird diese Süßspeise jedoch Karrah genannt.

Karrah

Um Karrah herzustellen, werden vier Tassen Wasser mit einer Tasse Zucker zum Kochen gebracht. Zeitgleich wird eine Tasse Butterschmalz (Ghee) in einer Pfanne auf niedriger Stufe erhitzt, bis es flüssig ist. Nun wird eine Tasse Atta (eine Getreidesorte) hinzugefügt und so lange verrührt, bis ein Brei entstanden ist. Das heiße Zuckerwasser muss nun vorsichtig hinzugegeben und alles so lange gerührt werden, bis der Brei fest wird und sich leicht von der Pfanne lösen lässt.

1.15.5 Kommunikation

Nachname

Ein wesentliches Element der Sikh-Religion ist die Überzeugung, dass alle Menschen den gleichen Ursprung haben und einander gleichgestellt sind. Da in Indien von den meisten Nachnamen die soziale Stellung (Kaste) abgeleitet werden kann und Sikhs jegliche Hierarchien ablehnen, tragen praktizierende Sikhs – soweit es rechtlich möglich ist – einheitliche, traditionelle Nachnamen: Kaur (Prinzessin) für Mädchen und Frauen sowie Singh (Löwe) für Jungen und Männer. Eine höfliche Anrede für Frauen ist also »Frau Kaur« und für Männer »Herr Singh«.

Begrüßung

Der Alltagsgruß, den Sikhs untereinander verwenden, lautet »Sat-sri-akal« (»Das Unendliche ist wahr«). Getaufte Sikhs begrüßen einander mit dem Satz »Waheguru ji ka Khalsa – Waheguru ji ki fateh« (»Der Khalsa entstammt dem Schöpfer – Möge der Khalsa glorreich sein«). Bei Sprachbarrieren oder religiösen Fragen kann der nächstgelegene Gurduara kontaktiert werden.

1.15.6 Umgang mit Arzneimitteln

Es gibt keine Besonderheiten zu beachten.

1.15.7 Besondere Gebete und Gebräuche

Adi Guru Granth Sahib

Krankheit und Tod werden nicht als Strafe Gottes betrachtet, sondern als natürlicher Lauf des Lebens. Von großer Bedeutung sind die Weisheiten des Heiligen Buches (Adi Guru Granth Sahib). Sikhs haben daher oft Auszüge daraus bei sich und können sich frei entscheiden, welche der darin befindlichen Verse sie rezitieren möchten. So wird vor dem Einschlafen meist das Sohila rezitiert. In den Versen geht es niemals um weltliche Wünsche, sondern um die Bitte um Erkenntnis und Tugendhaftigkeit, um die Inhalte der rezitierten Verse im Alltag umsetzen zu können. Sikhs sind in Bezug auf ihre Gebete zeitlich flexibel. Meist beten sie jedoch morgens und abends, oft auch noch einmal vor dem Einschlafen. Vor dem Morgengebet führen Sikhs eine Ganzkörperreinigung (bevorzugt unter der Dusche) durch, vor dem Abend-/Nachtgebet waschen sie sich die Hände und eventuell auch die Füße. Vor jedem Gebet wird der Mund mit Wasser ausgespült. Für Sikhs ist es wichtig, ihre Gebete auch in einer Pflegeeinrichtung durchführen zu können. Daher ist es ihnen eine große Hilfe, wenn mit ihnen besprochen wird, wann und wo sie möglichst ungestört beten können. Falls es in der Pflegeeinrichtung einen ruhigen, religiös neutralen, rauchfreien Raum gibt, wird ein Sikh diesen gerne für seine Gebete in Anspruch nehmen. Manche Sikhs beten die Verse auswendig, andere benutzen hierfür ein Gebetbuch (Gutka). Oftmals verwenden Sikhs ein Smartphone oder einen MP3-Player, um sich Versrezitationen und Kirtan (gesungene Verse unter Begleitung von Instrumenten) anzuhören.

Falls ein Sikh sterbend oder so krank ist, dass er nicht mehr selbst beten kann, rezitieren Angehörige für ihn Gebete aus dem Heiligen Buch Adi Guru Granth Sahib.

1.15.8 Hilfreiches Verhalten in der Sterbephase

Sikhs betrachten den Tod als Teil des Lebenskreislaufs und nehmen ihn, ebenso wie die Geburt, als natürlichen Prozess an. Es ist wichtig, so frühzeitig wie möglich mit einem kranken Sikh den Behandlungsverlauf sowie seine Einstellung zu lebensverlängernden Maßnahmen zu besprechen. Ist die Krankheitsprognose aussichtslos oder befindet sich ein Sikh im Sterbeprozess, müssen alle Behandlungen und Maßnahmen, die das Sterben verzögern könnten, unterlassen werden.

Kirtan

Es ist gut möglich, dass ein schwer kranker oder sterbender Sikh Verse des Adi Guru Granth Sahib rezitieren möchte. Falls er dazu nicht mehr in der Lage ist, übernehmen dies seine Angehörigen oder Freunde. Sollten diese nicht erreichbar sein, können Gebete und gesungene Verse (Kirtan) von einer CD abgespielt oder kostenfrei aus dem Internet heruntergeladen werden (► Anhang). Auch in einem Gurduara sind Kirtan-Aufnahmen kostenfrei erhältlich.

Ein sterbender Sikh wird in aller Regel von Angehörigen oder Freunden begleitet, denn er darf nicht allein gelassen werden. Sollte es keine Familienangehörigen oder Freunde geben, ist es hilfreich, die nächst gelegene Sikh-Gemeinde zu informieren. Es ist gut möglich, dass Angehörige den Sterbenden nach Hause holen möchten; falls es möglich ist, sollte dieser Wunsch erfüllt werden!

1.15.9 Umgang mit dem Verstorbenen

Es ist üblich, dass der Verstorbene von seinen Familienmitgliedern gewaschen und angekleidet wird. Sollte das nicht möglich sein, ist die Versorgung eines verstorbenen Sikhs durch Nicht-Sikhs jedoch kein Problem. Der Verstorbene sollte respektvoll gewaschen und mit neuer, möglichst weißer Kleidung versehen werden. Die Haare dürfen nicht geschnitten und der Turban nicht vom Kopf genommen werden. Die »fünf Ks« (► Kap. 1.15.12 Besondere Rituale) müssen auf jeden Fall am Körper belassen werden! Es ist gut möglich, dass Angehörige eine Verabschiedungsfeier halten möchten, bei der unter musikalischer Begleitung (Tabla und Harmonium) Verse aus dem Adi Guru Granth Sahib rezitiert und Gebete gesungen werden. Dafür sollte im Verabschiedungsraum genügend Platz geschaffen werden.

1.15.10 Die Einstellung zu Obduktion und Organspende

Aus religiöser Sicht gibt es keine Einwände gegen Organspenden, da für Sikhs der Dienst am Menschen einen hohen Stellenwert hat. Auch in Bezug auf Obduktionen gibt es keine religiösen Vorbehalte.

1.15.11 Bestattung

Einäscherung

Der Körper eines Verstorbenen ist für Sikhs nicht mehr bedeutsam, da dessen Seele ihn nach ihren Vorstellungen verlassen hat. Ein verstorbener Sikh wird – sofern es die Bestattungsgesetze des jeweiligen Landes zulassen – eingeäschert. Im Krematorium findet, falls es ermöglicht werden kann, eine kleine Feier mit Gesang und Gebeten statt. Wenn es möglich ist, wird die Asche des Verstorbenen später in der Natur verstreut. Angehörige,

Freunde und Kollegen rezitieren dabei Verse aus dem Adi Guru Granth Sahib, oft die Verse des Sohila. Im Anschluss daran gehen die Beteiligten meist zusammen in den Gurduara. Dort findet die eigentliche Aussegnungsfeier mit Lesungen aus dem Adi Guru Granth Sahib, religiösem Gesang (Kirtan), Gebeten (Ardas) und gemeinsamer Mahlzeit statt.

Überführung nach Indien

Manchmal besteht der Wunsch, die Asche des Verstorbenen nach Indien zu überführen und dort zu verstreuen. Falls es notwendig ist, wird in den Sikh-Gemeinden für einzelne Überführungen gespendet. Falls der Verstorbene die indische Staatsbürgerschaft hatte und seine Asche nach Indien überführt werden soll, muss sich einer seiner Angehörigen mit der Deutschen Botschaft in Verbindung setzen, um von dort eine Bescheinigung für die Überführung der Urne zu erhalten. Die Urne wird dem Angehörigen nach der Einäscherung unter Vorlage des Zertifikats ausgehändigt. Die Zollgesetze schreiben vor, dass die Urne vor der Überführung amtlich versiegelt werden muss und bis zur Ankunft in Indien nicht geöffnet werden darf. Zusammen mit der Bescheinigung des Konsulats darf der Angehörige die amtlich versiegelte Urne ausführen.

1.15.12 Besondere Rituale

Guru Gobind Singh (1675–1780) gründete 1600 den Bund des Khalsa. Hierbei führte er fünf Symbole ein, die Sikhs auch nach außen hin erkennbar machen sollten. Für getaufte Sikhs, die dem Khalsa angehören, ist das Tragen dieser fünf Symbole (»Kakars« oder auch »5 Ks«) obligatorisch. Sie werden sowohl von Männern als auch von Frauen getragen. Dazu gehören:

Kakars oder 5 Ks

- Kes: ungeschnittenes, gepflegtes Haar, über dem die meiste Zeit ein kunstvoll gebundener Turban getragen wird. Dies ist ein Ausdruck der Achtung vor Gottes Schöpfung
- Kangha: ein kleiner Holzkamm für die Haarpflege
- Kara: ein stählerner Armreif, der am Handgelenk getragen wird. Dieser wurde ursprünglich zum Schutz gegen Schwerthiebe getragen
- Kirpan: ein kleiner Dolch als Zeichen für Gerechtigkeit und spirituelle Kraft
- Katcha: eine bis zu den Knien reichende Shorts, die Sauberkeit und Keuschheit symbolisiert

Auch sehr viele nicht getaufte Sikhs tragen diese Kennzeichen, allerdings nicht den Dolch.

1.16 Sinti und Roma

1.16.1 Grundwissen

Ethnische Minderheit

Sinti und Roma bilden heute mit insgesamt 12 Millionen Menschen die größte ethnische Minderheit in Europa ohne eigenen Staat (Bundeszentrale für politische Bildung 2025). Das ursprüngliche Herkunftsland der Sinti und Roma ist Indien. Sie sind keine eigene Nation, sondern stellen in den verschiedenen Ländern nationale Minderheiten dar, die zwar eine gemeinsame ethnische Herkunft haben, aber in kultureller Hinsicht sehr unterschiedlich sind. Die Sinti sind in Mitteleuropa beheimatet, der Begriff »Roma« bezeichnet Angehörige südosteuropäischer Herkunft. Etwa 60.000 Sinti und 10.000 Roma leben in Deutschland. Da es keine offiziellen Erhebungen gibt, beruhen die Zahlen auf Schätzungen der verschiedenen Sinti- und Roma-Verbände (Bundeszentrale für politische Bildung 2025). Eine eigene Religion haben Roma und Sinti nicht. Sinti sind in der Mehrheit römisch-katholisch; einige gehören den Freikirchen an oder sind griechisch-orthodox. Sinti und Roma aus den Ländern des Balkans sind mehrheitlich Muslime (Bundeszentrale für politische Bildung 2025).

Ab dem Jahr 1935 wurden Sinti und Roma von den Nationalsozialisten als fremdrassig definiert, systematisch entrechtet und aus allen Bereichen des öffentlichen Lebens ausgegrenzt. Im Jahr 1940 begann ihre systematische Deportation in Arbeitslager und ab 1943 in verschiedene Konzentrationslager, vor allem nach Auschwitz-Birkenau. Schätzungsweise eine halbe Million Sinti und Roma wurden Opfer des Holocaust.

Entgegen gängiger Klischees sind Sinti und Roma heute keine »Fahrenden« mehr, sondern haben seit langem feste Wohnsitze und üben, wie andere Bevölkerungsgruppen auch, Berufe aus. Der Begriff »Zigeuner« ist eine im Mittelalter entstandene Fremdbezeichnung für Sinti und Roma, die als diffamierend und herabsetzend empfunden wird und nicht verwendet werden sollte!

Sinti und Roma sind ganz wesentlich von den jeweiligen Traditionen ihrer Heimatländer geprägt, passen sich den Lebens-, Kultur- und Religionsgewohnheiten der jeweiligen Gesellschaft, in der sie leben, aber an. Allerdings bedroht dies oft den Erhalt eigener Bräuche und Traditionen, die so über die Zeit in Vergessenheit geraten sind.

Sprache

Die Sprache der Sinti und Roma, das Romanes, stammt aus Indien und ist mit dem Sanskrit verwandt. Es ist eine historisch gewachsene Sprache, die seit Jahrhunderten gesprochen und von Generation zu Generation mündlich überliefert wird. Romanes wird in den Familien der Sinti und Roma neben der jeweiligen Landessprache als zweite Muttersprache gesprochen. Durch die sprachlichen Einflüsse verschiedener Länder gibt es viele Romanes-Dialekte, die sehr unterschiedlich sind. Es existiert daher keine einheitliche, standardisierte Sprache, es gibt jedoch einheitliche Ausdrücke für bestimmte Dinge.

Respekt vor Älteren und familiärer Zusammenhalt sind den Sinti und Roma wichtige Werte. Alte Menschen und Kinder werden hoch geschätzt. So werden etwa alte Menschen nicht in Seniorenheimen untergebracht – im Romanes existiert nicht einmal ein Wort dafür. Eine Familie mit vielen Kindern gilt als Inbegriff von Glück und erhöht das Ansehen. Kinderlosigkeit gilt als großes Unglück. Vor diesem Hintergrund wird die Brutalität der Zwangssterilisierungen während des Holocaust besonders deutlich.

Besondere Gedenktage der Sinti und Roma

Da in Deutschland lebende Sinti und Roma christlichen Religionen angehören, aber auch muslimischen Glaubens sein können, ist es wichtig, zunächst einmal die Religionszugehörigkeit des Pflegebedürftigen zu erfragen. Besondere Gedenktage aller Sinti und Roma sind:

- 27. Januar (Tag des Gedenkens an die Opfer des Nationalsozialismus)
- 8. April (internationaler Feiertag der Sinti und Roma)
- St. Georgstag am 6. Mai (Schutzheiliger der Sinti und Roma)
- 2./3. August (1944, Auflösung des Lagers Auschwitz-Birkenau)
- 16. Dezember (1942, Auschwitz-Erlass Heinrich Himmlers)

Die Schutzpatronin der katholischen Roma ist die Schwarze Sara. Einmal im Jahr findet ihr zu Ehren ein großes Treffen der Romafamilien in Saintes-Maries-de-la-Mer (Frankreich) statt. Dieses Ereignis ist als »Zigeunerwallfahrt« bekannt und eine Touristenattraktion.

Besonderheiten

Holocaust

Der Holocaust betraf praktisch jede deutsche Sinti- oder Romafamilie und prägte nicht nur die damaligen Opfer, sondern auch die nachfolgenden Generationen. Dies ist einer der Gründe für den sehr starken Zusammenhalt in den Familien und den großen Respekt gegenüber älteren Familienangehörigen. Dieser Zusammenhalt beweist sich unter anderem in der Art, wie alte Menschen geachtet und umsorgt werden. Ebenso ist er der Grund dafür, dass im Krankheitsfall sehr viele Angehörige zu Besuch kommen.

1.16.2 Körperpflege

Reinheitsgebote

Die speziellen Reinheitsgebote vieler Sinti und Roma haben ihren Ursprung im Mittelalter, sie wurden als Schutz vor Krankheiten erstellt. Die Einteilung in »rein« und »unrein« bezieht sich auf fast alle Handlungen, Dinge und Körperteile. Der Kopf ist rein, wohingegen die Füße, die ständig mit der Erde in Berührung kommen, als unrein gelten. Der Unterkörper der Frau und insbesondere ihre Genitalien gelten als unrein und sind im übertragenen Sinn die ursprüngliche Quelle der rituellen Unreinheit. Alles, was mit dem Unterkörper der Frau oder mit ihren Kleidern in Berührung kommt, wird dadurch ebenfalls unrein. Während der Menstruation ist die rituelle Unreinheit der Frau am größten.

Das Drängen zur Körperpflege, ein ruppiger Umgang oder gar Maßnahmen zur Fixierung sollten auf jeden Fall unterbleiben. Diese Art des Umgangs kann bei Holocaustüberlebenden kaum erträgliche Erinnerungen hervorrufen. Pflegeprobleme, die für den Betroffenen mit Scham besetzt sind (wie z. B. Probleme mit der Ausscheidung), können ebenso an die Erniedrigungen im Lager erinnern wie die Gerüche von Kot und Urin sowie das Weinen oder Schreien anderer Mitbewohner. In diesem Zusammenhang wird auch auf den Abschnitt *Kommunikation* verwiesen.

1.16.3 Ernährung und Kleidung

Bei muslimischen Sinti und Roma sind die Bekleidungs- und Ernährungsregeln zu beachten, wie sie im Kapitel über den Islam beschrieben sind. Heutzutage tragen Sinti und Roma im Alltag keine Trachten, sondern im jeweiligen Land übliche Kleidung. Nahrungsmittel, die Blut enthalten (z. B. bestimmte Fleisch- und Wurstsorten), werden meist gemieden (► Kap. 1.16.3 Umgang mit Arzneimitteln). Die meisten Sinti und Roma haben ein besonderes Verhältnis zu Pferden und vermeiden daher den Verzehr von Pferdefleisch sowie die Verwendung von Produkten, die aus Pferden hergestellt werden (z. B. Kosmetikartikel und Schmuck).

1.16.4 Kommunikation

Im Zusammenhang mit dem Holocaust darf nicht vergessen werden, dass viele Sinti und Roma in den Konzentrationslagern Opfer von medizinischen Versuchen wurden. Zudem spielten Ärzte eine große Rolle bei ihren Deportationen in die Todeslager. Vor diesem Hintergrund ist es verständlich, wenn insbesondere bei den Überlebenden des Holocausts tief verwurzelte Ängste im Umgang mit Medizinern auftreten. Der Eintritt in eine Pflegeeinrichtung kann wie eine Rückkehr ins Lager erlebt und somit als traumatisch empfunden werden. Die Konfrontation mit uniformähnlicher Kleidung (wie z. B. einheitlicher Arbeitskleidung) und eine intensive Befragung (z. B. bei der Pflegeanamnese) können ungewollt Angst auslösen.

Traumatisierung

Die Nachkommen der Holocaustüberlebenden sind meist ebenfalls sehr belastet, denn sie erlebten oft die Folgen der Traumatisierungen der betroffenen Familienangehörigen. Oft übernahmen sie deren Ängste und Sorgen und stellvertretend die Rollen der von den Nazis ermordeten Verwandten. Somit prägt die traumatische Vergangenheit nicht nur die zu Betreuenden, sondern auch deren Angehörige. Die Folgen sind unter anderem verzögerte und/oder verstärkte Trauerreaktionen. Daher ist ein besonders einfühlsamer Umgang von Betreuenden mit pflegebedürftigen Sinti und Roma und deren Familien sehr ratsam.

Angehörige mancher Sinti- und Romastämme meiden den Kontakt mit Berufsgruppen, die mit Geburt, Blut, Tod und Sterben zu tun haben (wie

z. B. Ärzte, Hebammen, Pflegepersonal), da sie an die Übertragbarkeit einer rituellen Verunreinigung oder an eine »Anhaftung« des Totengeistes (Muló; ► Kap. 1.16.12 Besondere Rituale) auf Angehörige dieser Berufsgruppen glauben. In den meisten Fällen bedeutet die Wahrung von Distanz jedoch nicht, wie oft geglaubt wird, dass Sinti und Roma den Angehörigen dieser Berufsgruppen gegenüber ablehnend oder gar feindselig eingestellt sind. Das Gegenteil ist der Fall: Medizinische und pflegende Berufe sind hoch anerkannt und durch die Wahrung von Distanz werden die Betreuenden geehrt.

1.16.5 Bewegung, Beschäftigung und Schlaf

Wichtig ist auf jeden Fall die Anwesenheit der Familie, die einem pflegebedürftigen Sinti oder Roma Kraft und Trost gibt. Die eventuell ständige Anwesenheit einer zeitweise großen Zahl von Angehörigen sollte daher ebenso im Rahmen des Möglichen toleriert werden, wie das Musizieren für den Pflegebedürftigen in dessen Zimmer. Die Teilnahme an besonderen Festen zu ermöglichen, ist sicher eine hilfreiche Geste.

1.16.6 Umgang mit Arzneimitteln

Dieser richtet sich vor allem nach der jeweiligen Religionszugehörigkeit (meist Islam, Christentum). Viele Sinti und Roma betrachten – unabhängig von ihrer Religionszugehörigkeit – Blut und Blutprodukte als unrein oder befürchten, sich durch dessen Zufuhr mit Krankheiten zu infizieren. Daher kann es sein, dass sie beispielsweise Bluttransfusionen nur bei dringender medizinischer Notwendigkeit oder in akuten Notfällen zustimmen. Manche Sinti sind Angehörige der Zeugen Jehovas und lehnen somit die Verwendung von Blut und Blutprodukten ausnahmslos ab.

1.16.7 Besondere Gebete und Gebräuche

Diese richten sich nach der jeweiligen Religionszugehörigkeit. Sinti und Roma haben meist wenig Kontakt zu kirchlichen Organisationen und praktizieren religiöse Zeremonien innerhalb der eigenen Gruppe und im Zusammenhang mit eigenen Traditionen.

1.16.8 Hilfreiches Verhalten in der Sterbephase

Wie vorab bereits erwähnt, besteht bei Sinti und Roma ein großer Familienzusammenhalt. Es ist üblich, dass sie im Kreise ihrer Familie gepflegt werden und sterben, auch wenn sie in einer Pflegeeinrichtung sind. Besonders wichtig ist es hier, die Religionszugehörigkeit zu erfragen. Dementsprechend kann der Betreuende sein Verhalten gegenüber dem Sterbenden anpassen. Übergangsphasen des Menschen, wie die Geburt oder der

Tod, gelten als »unreine Vorgänge« und werden mit bestimmten Reinigungsritualen belegt, die jedoch nur von den Angehörigen durchgeführt werden können. Unabhängig von der Religionszugehörigkeit soll der Sterbende nicht allein gelassen werden, daher sind Angehörige in der Sterbephase meist anwesend.

1.16.9 Umgang mit dem Verstorbenen

Hier verhalten sich Sinti und Roma entsprechend ihrer Religionszugehörigkeit. Die religiösen Rituale der jeweiligen Gesellschaft wurden von den Sinti und Roma angenommen und oft mit ihren eigenen traditionellen Ritualen verbunden. Es sollte daher individuell mit den Familien besprochen werden, ob und in welcher Form besondere Rituale gewünscht werden. Da es bei den Sinti und Roma viele verschiedene Gruppen gibt, sind die Traditionen und Rituale sehr vielfältig. Oft werden keine spezifischen Rituale durchgeführt, sondern nur die Gepflogenheiten der jeweiligen Religion befolgt.

Aufbahrung

Unabhängig davon, welcher Religion der Verstorbene angehörte, wird er nach Möglichkeit zu Hause aufgebahrt. Eine Aufbahrung in der Pflegeeinrichtung ist jedoch ebenfalls möglich, wenn alle Angehörigen die Möglichkeit haben, sich von dem Verstorbenen zu verabschieden und die Aufbahrung mindestens 24 Stunden dauert. Während der Aufbahrung darf der Verstorbene nicht allein gelassen werden, Männer und Frauen wechseln sich bei der Totenwache ab. In der Gegenwart des Verstorbenen darf weder gegessen noch getrunken werden.

1.16.10 Einstellung zu Obduktion und Organspende

Diese ist ebenfalls abhängig von der Religionszugehörigkeit.

1.16.11 Bestattung

Auch die Bestattungsrituale richten sich nach der Religionszugehörigkeit: entweder wird ein muslimisches oder ein christliches Begräbnis vorgenommen, an dem möglichst viele Angehörige und Freunde teilnehmen.

Christliche Verstorbene werden meist in Familiengruften bestattet. Oftmals wird bei dem Begräbnis musiziert. Die Gräber sind zumeist liebevoll gestaltet und auffällig geschmückt, denn Sinti und Roma haben großen Respekt vor ihren Vorfahren. Die Grabstellen werden für die längstmögliche Zeit gepachtet.

1.16.12 Besondere Rituale

Während der Trauerzeit gibt es, wie in allen anderen Kulturen auch, unterschiedliche Rituale, die dem Toten den Weg in die jenseitige Welt bereiten und der Nachwelt über Verlust und Trauer hinweghelfen sollen.

Pomana

Die Pomana ist ein in der Kultur aller traditionell lebenden Roma verankertes Ritual, bei dem in festgelegten Abständen (eine Woche, 40 Tage, ein halbes Jahr und ein Jahr nach dem Tod) Totenmahle zu Ehren des Verstorbenen stattfinden. Die Teilnahme an der Pomana ist für die Hinterbliebenen obligatorisch. Am ersten Jahrestag des Begräbnisses findet das letzte Totenmahl statt. Die offizielle Trauerzeit gilt damit als beendet.

Einige muslimische Romagruppen halten in denselben Abständen wie bei der Pomana eine offizielle Totenfeier (»Mevlut«) ab.

Es gibt viele verschiedene Stämme mit unterschiedlichen Riten und Gewohnheiten, sodass der Umgang mit dem Verstorbenen und der Trauerrituale nicht verallgemeinert werden kann. Alle Gruppen haben ihre eigenen Regeln, Rituale und Vorsichtsmaßnahmen. Als Beispiel sollen hier einige Trauerrituale der Kalderasch, einem Volksstamm der Roma, angeführt werden (vgl. Bock 2012).

Totengeist Muló

Der Geist eines Verstorbenen, Muló genannt, weilt nach dem Glauben der Kalderasch oft noch eine Weile unter den Lebenden. Der Muló wird von den Hinterbliebenen gefürchtet, weil sie glauben, dass er, falls er es wollte, Lebende mit in den Tod nehmen könnte. Die Situation nach dem Tod eines Angehörigen ist für die Hinterbliebenen in den Tagen bis zur Bestattung unberechenbar, denn niemand weiß, wie sich der Totengeist verhält und was ihn vielleicht verärgern könnte. Um ihn milde zu stimmen, müssen bestimmte Vorsichtsmaßnahmen eingehalten werden. So wird sich um Sterbende und Tote ausgiebig gekümmert. Ein Mensch darf keinesfalls alleine sterben. Daher kommen alle Familienangehörigen zusammen und kümmern sich um ihn. Aus Angst vorm Muló bleiben sie jedoch in der akuten Sterbephase nicht dabei, sondern warten in der Nähe außerhalb des Sterbezimmers. Nach Eintritt des Todes wird der Verstorbene wieder angeschaut, jedoch nicht mehr berührt. Er muss schnell beerdigt werden, damit der Totengeist nicht wieder in den Leichnam zurückkehrt. Die Totenwache dauert im Allgemeinen drei Tage lang und wird nicht nur von der Trauer um den Verstorbenen bestimmt, sondern auch von der Furcht vor seinem Totengeist: In allen Zimmern des Hauses muss Licht brennen, nachts werden Fenster und Türen abgeschlossen und niemand darf aus dem Haus gehen. Der Tote darf besonders nachts nicht allein gelassen werden. Besucher grüßen sich gegenseitig nicht mit Namen und geben sich nicht die Hand, um den Muló zu verwirren. Musik hören, Fernsehen und das Feiern von Festen sind in der Zeit bis zur Beerdigung verboten: Auch dürfen die Angehörigen nicht essen und schlafen. Sie nehmen nur Leitungswasser, Kaffee und Zigaretten zu sich.

Wenn der Verstorbene schließlich aus dem Haus getragen wird, wird ihm Wasser hinterhergeschüttet, damit der Muló nicht zurückkehrt. Männliche Angehörige (Neffen, Söhne) tragen den Sarg, der meist sehr schwer und robust ist. Die Beerdigung soll so sein, wie der Verstorbene, bzw. dessen Totengeist, es sich vermutlich wünscht. Seine Familienangehörigen kommen von überall her zur Beerdigung, dafür lassen sie alles stehen und liegen und nehmen sehr weite Wege auf sich. Die Familienverbände sind sehr groß; Beerdigungen mit 200 und auch über 500 Teilnehmern sind nicht ungewöhnlich. Oft wird der Sarg am Grab noch einmal geöffnet, vor allem für diejenigen, die von weit her angereist sind und den Leichnam noch nicht gesehen haben. Da es dem Verstorbenen in der neuen Welt an nichts fehlen soll und das Tot-Sein so angenehm wie möglich sein soll, geben die Angehörigen ihm meist Dinge in den Sarg, die er im Leben gern hatte, wie zum Beispiel Zigaretten, Wein oder Hobbyartikel. In den Grabstein wird oft ein Bild vom ihm eingraviert oder ein Foto angebracht. Auch zieren den Grabstein oft Symbole von Dingen, die dem Verstorbenen zu Lebzeiten wichtig waren. Es ist nicht ungewöhnlich, dass auf dem Grab auch ein Hinweis auf eine unnatürliche Todesursache zu finden ist, wie zum Beispiel ein kleines Auto aus Stein oder auch eine in den Grabstein eingravierte Pistole.

Nach den Trauerfeierlichkeiten wird das Grab von den Hinterbliebenen oft besucht. Sie bringen Speisen und Getränke mit, versammeln sich auf dem Grab, unterhalten sich und rauchen. Zu diesem Zweck befinden sich auf einem Grab oft ein Tisch und eine Bank aus Stein. Für den Verstorbenen wird eine Zigarette angezündet und auf dem Grab abgelegt. Durch den aufsteigenden Qualm soll er die Zigarette inhalieren und so mit den anwesenden Besuchern mitrauchen können.

Allerheiligen

An Allerheiligen werden Kerzen und Geschenke (z. B. CDs, Süßigkeiten, Zigaretten, Dekoartikel) auf das Grab gelegt. Die Lieblingsspeise des Verstorbenen wird zubereitet, einer seiner Hinterbliebenen isst sie stellvertretend für ihn. Die meist zahlreichen Besucher bleiben viele Stunden lang an der Grabstelle.

1.17 Jehovas Zeugen

1.17.1 Grundwissen

Gründung

Die »Zion's Watch Tower Tract Society« wurde im Jahr 1881 von Charles Taze Russell (1852–1916) als religiöse, nichtkommerzielle Verlagsgesellschaft in den USA gegründet. Ziel dieser Verlagsgesellschaft war es, bibelerklärende Schriften zu verbreiten. Im Jahr 2024 gab es in Deutschland 177.240 Mitglieder, weltweit sind es über 9 Millionen in 240 Ländern (Jehovas Zeugen 2025). Der Name »Jehovas Zeugen« wird seit Beginn der 1930er Jahre unter Bezug auf das Wort des Propheten Jesaja verwendet: »Ihr seid meine Zeugen, spricht Jehova« (Die Bibel, Jesaja 43: 10). Nach Überzeugung der Zeugen Jehovas übernahm Jesus im Jahr 1914 die Herrschaft über das »Königreich Gottes« im Himmel und verbannte Satan und dessen Dämonen aus dem Himmel in die Nähe der Erde. Mit diesem Jahr begannen in den Augen der Zeugen Jehovas die von Jesus vorhergesagten »letzten Tage«. Wie auch die Gläubigen »vieler anderer Religionen hoffen Jehovas Zeugen, gerettet zu werden. Sie glauben aber auch, dass es nicht ihre Sache ist, zu beurteilen, wer gerettet wird. Letztendlich [...] [sei] Gott der Richter, der entscheidet (Jesaja 33:22)« (Der Wachtturm, 01.11.2008, S. 28). In der Offenbarung des Johannes wird der Ort der endzeitlichen Entscheidungsschlacht im »Krieg des großen Tages Gottes« als Harmageddon bezeichnet (Die Bibel, Offenbarung des Johannes 16: 12–16). Da sich alle bislang anhand der Bibel »errechneten« Daten (1874, 1914, 1925, 1975) nicht bewahrheitet haben, geben die Zeugen Jehovas mittlerweile keine Daten mehr für Harmageddon an, sondern verbreiten die These, dass er kurz bevorstehe. Die Zeugen Jehovas sehen sich selbst als internationale christliche Gemeinschaft, deren Aufgabe es ist, Gottes Königreich zu verkünden, den Glauben aller Menschen an ihn zu stärken und nach den Grundwerten des Urchristentums zu leben. Sie verwenden eine eigene Bibelübersetzung, die »Neue-Welt-Übersetzung der Heiligen Schrift«. Der Alltag und die religiöse Praxis der Zeugen Jehovas beruhen auf dieser Bibelfassung, die wortwörtlich ausgelegt wird. Zeugen Jehovas glauben, dass Jesus nicht am Kreuz, sondern an einem Pfahl starb, was sie aus der Originalübersetzung der in der Bibel verwendeten Wörter begründen. Daher lehnen sie das Kreuzsymbol ebenso ab wie die Dreifaltigkeitslehre. Nach dem Glauben der Zeugen Jehovas ist Jesus als Geist auferstanden, der sich aber materialisieren konnte, solange er noch auf der Erde war, damit ihn seine Jünger erkennen konnten. Ferner wird gelehrt, dass Jesus schon vor seiner Geburt auf der Erde ein Geistwesen war, das bereits bei der Erschaffung der Menschen mitgewirkt hatte.

Taufe

Kindstaufen existieren bei den Zeugen Jehovas nicht. Ein Mitglied kann sich erst dann taufen lassen, wenn es selbst entscheiden kann, ob es das möchte. Die Taufe bedeutet neben einer völligen Hingabe an Jehova auch, fortan eigene Interessen, Bedürfnisse und Wünsche zurückzustellen.

Religiöse Zusammenkünfte

Einen wöchentlichen Gottesdienst wie in den meisten anderen christlichen Kirchen kennen Zeugen Jehovas nicht. Sie treffen sich an zwei Tagen in der Woche zu insgesamt fünf religiösen Zusammenkünften, die jedoch keinen rituellen Charakter im kirchlichen Sinn haben. Bei diesen Zusammenkünften werden Vorträge auf Grundlage der Bibel und der Literatur der »Wachtturm-Gesellschaft« gehalten und Situationen bei der Bekehrung Andersgläubiger besprochen. In den schlicht eingerichteten »Königreichssälen« gibt es keine Raumausschmückung mit Kunstwerken, Altar, Kerzen oder Ähnlichem, sondern neutralen Blumenschmuck, ein Rednerpult und Sitzgelegenheiten. Da man sich laut der Zehn Gebote kein Bild von Gott machen darf, fehlen jegliche Bilder und Kunstwerke, die Gott oder Jesus zeigen. Das Anwerben neuer Mitglieder (»Predigtwerk«) ist sehr wichtig, es wird als größter Akt der Nächstenliebe betrachtet.

Satan ist nach dem Glauben der Zeugen Jehovas ein Engel, den Gott selbst erschaffen hat, der aber Gottes Recht anzweifelt, die Menschen anzuleiten. Satan beeinflusst die Menschen, was zu vielen Problemen in der Welt führt. Jehovas Zeugen haben laut ihrem Glauben den Auftrag, die Menschen über den Konflikt zwischen Satan und Gott aufzuklären und sie darüber zu informieren, dass sich jeder Mensch für eine Seite entscheiden sollte. Sie entnehmen der Bibel, dass Gott seine eigene Organisation auf Erden hat und sie sich als Angehörige seines Königreichs betrachten sollen. Daraus resultiert, dass sie sich keinem anderen irdischen Staat verpflichtet sehen, was Dinge betrifft, die über das normale Recht hinausgehen. Zeugen Jehovas betrachten sich also als Gast in einem anderen Reich und beteiligen sich nicht an dessen Kriegen, zumal der Mensch in der Bibel eindeutig dazu aufgefordert wird, nicht zu töten. Deshalb sind beispielsweise der Wehrdienst und die Teilnahme an politischen Wahlen verboten. Die Ableistung des Zivildienstes wurde erst Anfang 1997 erlaubt. Viele Zeugen Jehovas arbeiten im Staatsdienst, lehnen aufgrund ihrer politischen Neutralität jedoch Positionen oder Tätigkeiten ab, die politisches Engagement erfordern. Jehovas Zeugen lehnen Tabak und andere Drogen, übermäßiges Essen und Trinken, rücksichtsloses Auto fahren, Promiskuität und auch die Ausübung von Extremsportarten ab, da all dies gesundheitsschädlich oder gar lebensgefährlich ist. Sie sind durch viele Aktivitäten, die ihre Glaubensausübung mit sich bringt, zeitlich sehr eingebunden, weshalb der Kontakt zu Nicht-Zeugen äußerst eingeschränkt ist, denn der Glaube hat in jedem Fall Vorrang. Das ist einer der Gründe dafür, dass vor Kontakten zu Nicht-Zeugen gewarnt wird, denn vor allem Jugendliche könnten, wenn sie lieber ausgehen statt Versammlungen zu besuchen, vom Glauben abdriften. Menschen, welche die Gemeinschaft der Zeugen Jehovas verlassen haben – sei es, dass sie ausgeschlossen wurden oder selbst ausgetreten sind – werden oftmals von der Gemeinschaft und in vielen Fällen auch von ihren Familien lebenslänglich ignoriert. (Nach Angaben der Zeugen Jehovas empfiehlt die Bibel, dass in solchen Fällen gewisse soziale Kontakte eingeschränkt werden; Die Bibel, 1. Korinther 5, 11 und Johannes 10,11.)Viele Entscheidungen des alltäglichen Lebens sollen Mitglieder der Zeugen Jehovas selbst mit ihrem Gewissen vereinbaren, was in der Praxis oft schwierig ist. Mitglieder, die einen bewussten, schwerwiegenden Verstoß gegen eindeutige biblische Maßstäbe nicht bereuen bzw. sogar wiederholen, werden aus der Gemeinschaft ausgeschlossen. Dies betrifft in Bezug auf Behandlungsmaßnahmen vor allem das Thema Bluttransfusionen (▶ Kap. 1.17.1, Besonderheiten).

Charakteristisch für Jehovas Zeugen sind das sogenannte »Wachtturm-Stehen« auf belebten Straßen und Plätzen und die »Mission von Tür zu Tür«. Bei diesen Hausbesuchen ahmen sie Jesus und Paulus nach, die zu allen Menschen gingen, um zu predigen.

Feiertage der Zeugen Jehovas

Rituale, Feste und Bräuche, die sich nicht direkt aus der Bibel ableiten lassen, mit heidnischen Riten vermischt wurden oder heidnische Feste sind, werden von den Zeugen Jehovas abgelehnt. Dies bezieht sich nicht nur auf traditionelle christliche Feste wie Weihnachten (da Jesu Christi Geburtstag nicht als Datum verzeichnet ist), Ostern (da es mit der Fruchtbarkeitsgöttin Ostera zusammenhängt) und Pfingsten, sondern auch auf staatliche und private Feiertage wie zum Beispiel Neujahr, Karneval und Geburtstage. Es werden keine Feste gefeiert, bei denen ein einzelner im Mittelpunkt steht, von solchen Veranstaltungen sollen sich Mitglieder der Zeugen Jehovas fernhalten. Sie freuen sich auch nicht über nett gemeinte Geburtstagsglückwünsche, da Geburtstage für sie keinerlei Bedeutung haben und somit nicht gefeiert werden. Manche Zeugen Jehovas legen das sehr streng aus, andere wiederum versuchen, beispielsweise Kindergeburtstage durch normale neutrale Kinderfeste auszugleichen, bei der alle Schulkameraden oder Freunde auch eingeladen werden. Zeugen Jehovas kennen jedoch zwei sehr wichtige Zeremonien: die Taufe und das Gedächtnismahl. Das Gedächtnismahl, das in Anlehnung an das letzte Abendmahl Jesu gefeiert wird, findet jedes Jahr am Tag des jüdischen Passahfestes nach Sonnenuntergang statt. Obwohl es sehr schlicht und einfach begangen wird, ist es für die Zeugen Jehovas der wichtigste Tag des Jahres.

Besonderheiten
Wichtig zu beachten ist in Bezug auf die medizinische Behandlung der Abschnitt »*Umgang mit Arzneimitteln*«.

1.17.2 Körperpflege

Auf Sauberkeit ihrer Umgebung, ihres Körpers und ihrer Kleidung legen Mitglieder der Zeugen Jehovas großen Wert, da sie ihren Glauben nach Gott vertreten und sich somit in einer Vorbildfunktion sehen.

1.17.3 Ernährung und Kleidung

Zeugen Jehovas lehnen auf der Grundlage ihrer Bibelauslegung »zerstörerische Gewohnheiten«, wie beispielsweise das Rauchen von Tabak und den Genuss anderer Drogen, grundsätzlich ab. Alkohol ist in nur in geringem Maß erlaubt. Der Genuss aller Speisen, die Blut enthalten, ist streng untersagt, daher dürfen nur ausgeblutetes Fleisch und Wurst ohne Blutanteile verzehrt werden. Eine Missachtung dieser Regeln hat den Ausschluss aus der Gemeinschaft zur Folge. Auf ein sauberes Erscheinungsbild wird auch bei Krankheit großen Wert gelegt. Daher wird ein Mitglied der Zeugen Jehovas es wahrscheinlich sehr schätzen, wenn Betreuende nach ihren Möglichkeiten darauf achten, dass weder seine Bettwäsche noch seine Kleidung verschmutzt sind.

1.17.4 Kommunikation

Jehovas Zeugen achten auf eine »saubere Sprache«. Bei »schmutzigen Witzen« oder »unsauberen Geschichten« wollen sie nicht zuhören, geschweige denn selbst solche erzählen. Schimpfwörter und Fäkalausdrücke sind streng verpönt. Dem Gebot der Nächstenliebe und dem 8. Gebot folgend (Die Bibel, 5. Buch Mose 5: 20), wird Lügen als Sünde betrachtet. Jeder Zeuge Jehovas, der gesundheitlich dazu in der Lage ist, beteiligt sich am »Predigtwerk«. Daher sollten Pflegende damit rechnen, dass ein kranker Zeuge Jehovas, sofern es ihm noch möglich ist, bei der Pflege über religiöse Themen sprechen möchte.

1.17.5 Bewegung, Beschäftigung und Schlaf

Bibelstudien

Die Teilnahme an Bibelstudien, bei denen sich Mitglieder der Gemeinschaft treffen, zusammen beten und über Inhalte der Bibel diskutieren, sollte dem Pflegebedürftigen auch in der Pflegeeinrichtung ermöglicht werden. Viele kranke Zeugen Jehovas nehmen eine freundliche, jedoch eher distanzierte Beziehung zum Pflegepersonal ein. Dies ist allerdings individuell unterschiedlich. Nicht jeder Zeuge Jehovas ist bestrebt, Kontakt mit Nicht-Zeugen zu vermeiden.

1.17.6 Umgang mit Arzneimitteln

Blut

Zeugen Jehovas lehnen seit jeher jegliche Verwendung von Blut strikt ab, weil die Bibel dies, ihrer Lehre nach, nur für heilige Handlungen erlaubt. Insbesondere durch das von Jesus vergossene Blut hat Blut im Allgemeinen eine besondere Bedeutung und ist gemäß der Bibel für Gott heilig. Der Bibel ist das direkte Gebot zu entnehmen, dass man sich des Bluts enthalten soll (Die Bibel, 1. Buch Mose [Genesis] 9: 4). Dieses Gebot wird, wie alle Gebote, von den Zeugen Jehovas sehr ernst genommen.

Nach Angaben der Zeugen Jehovas ist die Annahme von Derivaten (z. B. Plasmafraktionen) eine individuelle Gewissensentscheidung. Blutspenden, die Zufuhr von Blutbestandteilen (Erythrozyten, Thrombozyten, Leukozyten und Plasma), Vollbluttransfusionen sowie die Behandlung mit aus Blut hergestellten Produkten werden jedoch in den allermeisten Fällen auch bei Lebensgefahr streng abgelehnt. Aufgrund dieser Einstellung entstehen in der Pflege und bei medizinischen Behandlungen immer wieder Konfliktsituationen.

Behandlungsalternativen

Die Entscheidung über die Akzeptanz von Blut und Blutprodukten ist zwar offiziell dem Gewissen jedes Einzelnen überlassen. Missachtet jedoch ein Mitglied das wichtige Gebot, sich des Bluts zu enthalten und bereut diese Entscheidung im Anschluss nicht bzw. trifft diese Entscheidung erneut, wird es aus der Gemeinschaft ausgeschlossen. Jehovas Zeugen glauben, dass Blut, welches den Körper verlassen hat, beseitigt werden soll. Daher akzeptieren sie keine Autotransfusion von zuvor entnommenen Eigenblutkonserven. Ebenfalls auf Ablehnung stoßen Verfahren zur Blutverdünnung sowie zur Sammlung von Blut während einer Operation, falls sie mit der Aufbewahrung des Blutes verbunden sind. Viele Zeugen Jehovas sind jedoch einverstanden mit der Verwendung eines Dialysegeräts und einer Herz-Lungen-Maschine, sowie der Wiederverwendung von Blut, das während einer Operation aus dem Körper tritt, sofern bei all diesen Verfahren kein zusätzliches Blut verwendet wird – dies ist wieder eine Gewissensentscheidung jedes Einzelnen. Medizinische Behandlungsalternativen, bei denen kein Vollblut oder Blutbestandteile verwendet werden (z. B. Kochsalzlösungen als Volumenersatzmittel) werden akzeptiert. Viele Operationen wurden durch Forschung und Neuentwicklungen so modernisiert, dass sie ohne die zusätzliche Gabe von Blut möglich sind (z. B. endoskopische Eingriffe). Die Zeugen Jehovas haben »Krankenhaus-Verbindungskomitees« gebildet, die dafür sorgen sollen, dass alle Ärzte über diese neuen Methoden unterrichtet werden, um eine optimale Versorgung auch der Patienten zu gewährleisten, die sich an die Regeln der Zeugen Jehovas halten.

1.17.7 Besondere Gebete und Gebräuche

Es ist sicher sehr hilfreich, wenn ein kranker Zeuge Jehovas Zugang zu seiner eigenen Bibel hat. Die »Neue-Welt-Übersetzung« der Zeugen Jehovas unterscheidet sich auf den ersten Blick nicht deutlich von anderen Bibelübersetzungen. Sie ist in umgangssprachlichem Deutsch geschrieben und statt des Wortes »Gott« wird der Name »Jehova« verwendet. Es gibt allerdings Feinheiten (etwa in der Kommasetzung), die den Sinn einiger Bibelverse völlig verändern. Besuche von Geistlichen anderer christlicher Religionsgemeinschaften sind nicht erwünscht, viele Sterbende wünschen jedoch den Besuch eines »Ältesten« ihrer Gemeinschaft.

1.17.8 Hilfreiches Verhalten in der Sterbephase

Für sterbende Zeugen Jehovas existieren keine besonderen Rituale oder Handlungen. Aus der Hoffnung auf Auferstehung schöpfen die meisten Zeugen Jehovas in der Sterbestunde Kraft. Es ist hilfreich, wenn Mitglieder der Gemeinschaft, die einander eng verbunden sind, jederzeit die Möglichkeit haben, den Sterbenden zu besuchen und mit ihm bzw. für ihn zu beten.

1.17.9 Umgang mit dem Verstorbenen

Auferstehung

Zeugen Jehovas glauben fest an die Auferstehungsprophezeiungen der Bibel und an eine fleischliche Auferstehung, die nach Harmageddon stattfinden soll. Sie lehnen besondere Rituale beim Umgang mit Verstorbenen ab. Ein Verstorbener kann daher auf die in der Einrichtung übliche Weise versorgt werden. Auch bei der Einrichtung des Zimmers zur Verabschiedung sind keine Besonderheiten zu beachten.

1.17.10 Einstellung zu Obduktion und Organspende

Obduktionen sind erlaubt, insofern wichtige Gründe vorliegen (etwa zur Aufklärung der Todesursache oder eines Verbrechens). Nach Ansicht der Zeugen Jehovas sagt die Bibel nichts Konkretes über Organtransplantationen, daher müssen nach ihren offiziellen Aussagen Entscheidungen über Organtransplantationen von dem einzelnen Mitglied getroffen werden. Da die Bibelauslegung der Zeugen Jehovas jegliche Zufuhr von fremdem Blut ebenso verbietet wie die Spende eigenen Blutes, stehen die meisten Mitglieder einer Organspende ebenso wie dem Empfang von Organen ablehnend gegenüber.

1.17.11 Bestattung

Bezüglich der Bestattung gibt es für Jehovas Zeugen keine besonderen Regeln oder Vorschriften. Sie können sowohl erdbestattet als auch eingeäschert werden. Die Art der Bestattung richtet sich nach dem Wunsch der Familie oder des Verstorbenen. Spezielle Bestattungsriten existieren nicht. In der Regel wird am Grab, im Krematorium oder in dem Königreichssaal der Gemeinschaft, zu der der Verstorbene gehört hat, eine persönliche Feier gehalten.

1.17.12 Besondere Rituale

Es sind keine besonderen Rituale bekannt.

1.18 Umgang mit nicht-religiösen Sterbenden

Für Pflegende kann der Umgang mit nicht-religiösen Sterbenden eine besondere Herausforderung bedeuten. Da keine einheitlichen Rituale existieren, die Sicherheit vermitteln können, ist hier umso mehr individuelles Einfühlungsvermögen gefragt.

Es gibt viele Menschen, die sich zwar keiner Religion zugehörig fühlen, aber dennoch an ein Weiterleben nach dem Tod und/oder eine höhere Macht glauben. Manche Menschen fühlen sich zu Inhalten aus verschiedenen Glaubensrichtungen hingezogen und haben sich somit eine »Individualreligion« geschaffen.

Atheisten

Zu den nicht-religiösen Menschen zählen *Atheisten* und *Agnostiker*. *Atheisten* (abgeleitet vom altgriechischen átheos = gottlos) sind der Überzeugung, dass vor der Geburt nichts war, nach dem Tod nichts folgt und kein Gott existiert. Sie glauben weder an einen moralischen Wert des Leidens noch daran, dass das Leben auch im Leiden grundsätzlich unantastbar ist. Für sie gibt es keinerlei Verbindung zwischen dem Tod und einem Gott.

Agnostiker

Agnostiker (a = ohne, gnosis = Wissen, theos = Gott) hingegen stehen Religionen gegenüber nicht gänzlich ablehnend gegenüber, sondern sind skeptisch und sachlich orientiert – in ihren Augen können die Existenz von Gott und einem Leben nach dem Tod weder bewiesen noch widerlegt werden.

1.18.1 Schuld und Vergebung

Spirituelle Fragen

Bei fast allen Sterbenden, auch bei nicht-religiösen, werden spirituelle Fragen wach. Oft fragen sich todkranke Menschen, ob sie für ihren Zustand allein verantwortlich sind, unabhängig davon, ob selbst verursachte Gesundheitsschäden (Rauchen, unterlassene Vorsorgeuntersuchungen etc.) die Ursache ihres Leidens sind. Der Umgang mit Schuld ist für die meisten Menschen eine existenzielle Frage und besonders für Sterbende eine große Herausforderung.

Ein sterbender Atheist kann nicht auf Gnade, Vergebung und Erlösung durch ein höheres Wesen hoffen, sondern muss mit vorhandenen Schuldgefühlen allein zurechtkommen. Nicht-religiöse Menschen können Vergebung nur in sich selbst und durch ihre Mitmenschen finden. Da aber niemand dazu gezwungen werden kann, sich selbst oder anderen zu vergeben, ist es hilfreich, den Sterbenden bei der Versöhnung mit dem eigenen Leben und den mit ihm verbundenen Menschen zu unterstützen. Wichtig ist es hierbei, den Sterbenden so zu nehmen wie er ist und bestmöglich sowie vor allem wertfrei auf ihn einzugehen. So kann es zum Beispiel vorkommen, dass der Sterbende im Leben Dinge getan hat, die zu Kontaktabbruch oder Unversöhnlichkeit seitens seiner Angehörigen geführt haben. Dass Angehörige nicht vergeben wollen, kann ihnen oftmals nicht zum Vorwurf gemacht werden. Manche Schicksale und Situationen können Pflegende so weit an ihre persönliche Grenze bringen, dass sie sich nicht imstande sehen, den Sterbenden zu betreuen. In diesem Fall sollte eine andere Person gefunden werden, die dem Sterbenden gegenüber wertfreier und einfühlsamer auftreten kann. Dies kann bedeutend dazu beitragen, dass dieser mit sich selbst ins Reine kommt und dadurch eine große Entlastung erfährt.

1.18.2 Sterben nicht-religiöse Menschen anders als Gläubige?

Angst vor dem Tod haben fast alle Menschen. Die Frage, ob nach dem Tod noch etwas kommt, kann nur religiös beantwortet werden, daher kann sich diese Frage einem Atheisten nicht stellen.

Gläubige Sterbende kämpfen genauso wie Nicht-Religiöse um jeden Tag, den sie im irdischen Leben verbringen dürfen. Dabei sind besonders streng Gläubige oft fassungslos darüber, dass sie, obwohl sie an Gott glauben und sich an die Gesetze ihrer Religion halten, ebenso leiden und sterben müssen wie Nicht-Gläubige. Diese Menschen reagieren oft vollkommen verstört auf die Einsicht, dass Gläubigkeit und Gebete nicht gegen Schmerz und körperlichen Verfall helfen. Oft wird die Erkrankung als Strafe Gottes betrachtet und verstärkt vorhandene Schuldgefühle. Gläubige Menschen sterben also keineswegs immer »leichter« als nicht Gläubige. Es gibt durchaus gläubige Menschen, die durch ihr Leiden mit Gott hadern und wütend und verzweifelt sind, weil sie sich von ihm verlassen fühlen. Sie verhalten sich oftmals in der Sterbephase vor allem Priestern gegenüber, als hätten sie ihren Glauben vollends verloren. Ebenso ist die Annahme falsch, dass viele nicht-religiöse Menschen auf dem Sterbebett aus Angst vor dem Tod plötzlich doch noch gläubig werden.

Einfühlungsvermögen

Generell ist es wichtig, mit viel Einfühlungsvermögen und Flexibilität auf einen Sterbenden einzugehen. Bei nicht-religiösen Sterbenden ist das Erforschen individueller Überzeugungen und Wünsche besonders wichtig. Dies kann in einem Gespräch mit dem Sterbenden oder seinen Angehörigen geschehen. Sollte beides nicht möglich sein, ist Kreativität gefragt – wie in folgendem Fall: Eine Betreuerin hatte über einen Sterbenden, der weder Angehörige hatte noch in der Lage war, sich verbal zu artikulieren, nur drei persönliche Informationen: Er war Atheist, hatte einen tätowierten Anker auf dem Arm und war in jüngeren Jahren Seemann gewesen. In seinen letzten Stunden las sie ihm alte Seemannsgeschichten vor und spielte leise Seemannslieder. Offensichtlich war dies eine große Hilfe, denn der zuvor ängstliche Sterbende entspannte sich sichtlich und starb einen friedlichen Tod.

1.18.3 Das Leben loslassen können

Viele Menschen verdrängen die Tatsache, dass das Leben nicht endlos ist und haben, wenn sie mit dem Tod konfrontiert werden, große Schwierigkeiten mit der Situation umzugehen. Dies betrifft sowohl Sterbende als auch deren Angehörige. Menschen, die sich dem Tod nähern, müssen damit zurechtkommen, dass sie ihr Leben nicht festhalten können. Der Prozess des Loslassens kann sehr schmerzhaft sein.

Hilfe zum Loslassen kann neben der oben erwähnten Versöhnung auch Dankbarkeit beinhalten. Betreuende können versuchen, den Sterbenden behutsam auf Positives in seinem Leben blicken zu lassen: was ihm gelungen war, was ihm vom Leben geschenkt wurde und welche Erinnerungen er seinen Angehörigen und Freunden hinterlässt.

Erinnerungen

Schöne Erinnerungen, wie geglückte menschliche Begegnungen, erfahrene Liebe oder die Erfahrung von Hilfe und der Einsatz für andere, sind für viele Menschen wesentlich wertvoller als berufliche Erfolge und materielle Güter. Diese Schätze kann auch ein nicht-religiöser Mensch bis in den Tod mitnehmen.

1.18.4 Hilfreiche Verhaltensweisen

Obgleich diese Hinweise für die Betreuung nicht-religiöser Sterbender zusammengestellt wurden, können sie auch für den Umgang mit religiösen Sterbenden hilfreich sein.

Für Sterbende ist es wichtig, über ihre Gedanken und Gefühle reden zu können, wenn sie das Bedürfnis haben. Dabei ist es gut, wenn sie einen erfahrenen Gesprächspartner haben, der zuhören, an den richtigen Stellen nachfragen und beruhigen kann (aktives Zuhören). Oft sind Angehörige dazu nicht in der Lage oder überhaupt verfügbar. Es ist daher hilfreich, nicht nur konfessionelle Seelsorger, sondern auch konfessionell nicht gebundene, qualifizierte Trauerbegleiter zur Verfügung zu haben.

Keinesfalls sollte gegen den Willen eines nicht-gläubigen Sterbenden ein konfessioneller Seelsorger gerufen werden!

Betreuende, die das Sterben als religiöse oder spirituelle Erfahrung behandeln und nicht gläubige Sterbende ungebeten mit religiösem Trost bedrängen, werden von den Betroffenen meist als anmaßend und zusätzlich belastend empfunden.

Liebgewordene Traditionen und Rituale, die der Sterbende früher mit der Familie oder mit Freunden gelebt hat, sollten auch in der letzten Lebensphase ermöglicht werden (zum Beispiel Skatrunden mit Freunden, nachmittägliches Kaffeetrinken, das gemeinsame Schauen bestimmter Fernsehserien). Selbst wenn der Sterbende nicht mehr in der Lage ist, aktiv daran teilzunehmen, so kann es doch schön für ihn sein, anderen dabei zuzusehen oder zuzuhören. Traditionen und Rituale müssen nicht unbedingt religiös sein, Hauptsache sie sind persönlich. Sie geben Sicherheit und wecken Erinnerungen.

Nicht-gläubige Sterbende sollten besonders »im Hier und Jetzt« unterstützt werden. Für sie ist es oft besonders wichtig, mit ihrem Leben ins Reine zu kommen. Häufig möchten sie sich noch mit einem Menschen versöhnen.

Bezugspersonen, egal ob Pflegende oder Angehörige, sollten nicht gegen den Willen des Sterbenden versuchen, etwas »für seine Seele« zu tun, denn damit schließen sie von ihren eigenen Bedürfnissen auf die des Sterbenden und gehen über dessen Wünsche hinweg. Es mag nicht einfach für gläubige Begleiter sein, in dieser Situation auf ihren eigenen religiösen Halt zu verzichten, aber im Sterbeprozess sollte der Sterbende die Leitlinie vorgeben und die Begleiter sich darauf einstellen.

Eine angenehme Umgebung, gedämpftes Licht, keine Hektik, keine Schmerzen, kein Durst, keine trockenen Lippen – also körperliches Wohlbefinden, so gut es möglich ist – sollten bei allen Sterbenden, egal welcher spirituellen Ausrichtung, ebenso selbstverständlich sein wie Berührungen nur in dem Maße, wie der Sterbende signalisiert, dass sie ihm angenehm sind – und zwar mit warmen Händen.

Vertraute Melodien und Texte berühren Sterbende oft sehr tief. Das Gehör ist der letzte Sinn, der schwindet (Blundon 2020) die Hörfähigkeit eines Sterbenden bleibt auch noch in der Agonie erhalten. Es ist also möglich, bis zuletzt leise die Lieblingsmusik des Sterbenden abzuspielen, ihm Texte vorzulesen, die er mag, und ihm etwas zu erzählen. Ebenso ist es nie zu spät, dem Sterbenden noch etwas zu sagen (z B. dass man ihn liebt, ihm etwas verzeiht, ihn in Liebe gehen lässt)!

Sterben ist etwas sehr Intimes. Daher sollten ausschließlich dem Sterbenden nahe stehende bzw. ihm angenehme Menschen in seiner Nähe sein. Ebenso ist es zu respektieren, wenn der Sterbende wünscht, allein zu sein. Keineswegs jeder Sterbende möchte im Sterbeprozess jemanden bei sich haben! Dies wird auch daran deutlich, dass viele Menschen erst dann sterben, wenn ihre Angehörigen den Raum – und sei es nur kurz – verlassen haben.

1.18.5 Nach dem Tod

Zeremonien

Zeremonien nach dem Tod – sei es eine Verabschiedungsfeier oder die Bestattung – sind für die Hinterbliebenen und auch für die Pflegenden bzw. die Begleiter des Verstorbenen gedacht. Falls es den Sterbenden tröstet, zu wissen, dass nach seinem Tod bestimmte Zeremonien abgehalten werden, sollten sie nach seinen Vorstellungen stattfinden.

Auch wenn Angehörige nicht an ein Leben nach dem Tod bzw. an einen Gott/eine höhere Macht, die sich nach dem Tod des Verstorbenen annimmt, glauben, ist der Verstorbene immer noch ein Teil ihres Lebens und beschäftigt sie weiter. Das Bedürfnis, die Erinnerung an ihn lebendig zu halten, ist menschlich und glaubensunabhängig. Der Schmerz über den Verlust eines geliebten Menschen hängt nicht davon ab, ob man an Gott und/oder ein Leben nach dem Tod glaubt oder nicht. Jeder Mensch muss mit sich selbst ausmachen, wie er damit umgeht. Viele Menschen sind erstmals in der Situation, sich so intensiv mit dem Tod auseinandersetzen zu müssen und versuchen nun, sich in dieser Situation mit oder ohne Glauben zurechtzufinden.

Ort der Erinnerung

Oftmals ist es hilfreich, einen Ort zu haben, an dem um den Verstorbenen getrauert werden kann, sei es eine Grabstelle oder, falls (was bei nicht-religiösen Menschen oft der Fall ist) anonym bestattet wurde, ein Platz, der mit Erinnerungen an den Verstorbenen verbunden ist. Dies kann zum Beispiel ein Ort sein, an dem ein Trauernder mit dem Verstorbenen häufig zusammen war oder der dem Verstorbenen etwas bedeutet hat (z. B. das Meer oder die Berge). Liegt diese Stelle nicht in der Nähe, kann auch ein Bild davon helfen, sich dem Verstorbenen nahe zu fühlen.

2 Umgang mit Verstorbenen unterschiedlicher Religionen und Kulturen

2.1 Informationen über verschiedene Bestattungsarten

2.1.1 Verschiedene Bestattungsformen weltweit

Bestattungsrituale

Obwohl es weltweit sehr vielfältige Formen der Bestattung gibt, haben sie eines gemeinsam: Alle Bestattungsrituale basieren darauf, der Trennung zwischen Toten und Lebenden Ausdruck zu verleihen. Die Ursprünge der Bestattungsriten liegen in der Angst vor eventuellen Untaten oder Racheakten des Verstorbenen oder dem Bedürfnis der Hinterbliebenen, sich mit dem Verstorbenen weiterhin verbunden zu fühlen. Manche Kulturen glauben auch, dass der Geist des Toten noch lange in der Nähe ist und genau beobachtet, ob alle Begräbnisriten eingehalten werden. Die meisten Bestattungsriten entstammen der Vorstellung, der Leichnam könnte noch in irgendeiner Form lebendig sein. Dies trifft besonders auf Kulturen zu, in denen Verstorbene mumifiziert, einbalsamiert oder eingetrocknet werden. Beispielsweise mumifizieren die Mitglieder des Anga-Stammes in Neuguinea ihre Toten zehn Wochen lang am offenen Feuer (Werner 2025).

Der in manchen Kulturen vorherrschende Glaube, die Verstorbenen bräuchten im Jenseits Unterstützung, ist der Grund für die Tötung von Sklaven und auch der Hintergrund für die Witwenverbrennungen in Indien. Die Frauen der Häuptlinge auf den Fidschi-Inseln werden im Zuge der Begräbnisse ihrer Ehemänner erwürgt oder bei lebendigem Leib mit begraben. Auf Neuguinea geschieht dies auf eigenen Wunsch der Witwe. Viele Ghanaer glauben, der Tod sei eine lange Reise und geben deshalb Geld, Hygieneartikel und Lebensmittel mit in den Sarg. In den Niederlanden ist es möglich, Urnen mit nach Hause zu nehmen oder die Asche im Fluss auszustreuen. In Belgien und in der Schweiz kann man die Asche eines Verstorbenen zu Diamanten verarbeiten lassen. In den USA sind die Kryonik (Tiefkühlung) und Weltraumbestattungen (mit einem Teil der Asche eines Verstorbenen) möglich. Mit der Asche von Verstorbenen werden dort auch Bilder gemalt. In Großbritannien kann man Totenasche in einen Vinyl-Schallplattenrohling einarbeiten und in diesen ein Lieblingslied oder eine gesprochene Nachricht des Verstorbenen an die Angehörigen pressen lassen. In Tibet wird die Himmelsbestattung praktiziert. Bei dem Stamm der Yanomami in Venezuela werden die Verstorbenen verbrannt, ihre Knochenreste zu einem Pulver zerstampft und aufbewahrt. Einmal jährlich wird die Asche bei einem Totenfest mit Bananenbrei vermengt und von den Familienmitgliedern gegessen (Haverkamp 2022). Bei der »Famadihana« auf Madagaskar werden alle sieben Jahre die Verstorbenen ausgegraben, die sterblichen Überreste sorgsam gewaschen, in neue Tücher eingewickelt und durch das Dorf getragen. Den Verstorbenen wird dann auf einer fröhlichen Feier mit Tanz und Alkohol von den Familien berichtet, was in den vergangenen Jahren passiert ist. Nach drei Tagen werden sie erneut bestattet (Bohland 2019).

In Deutschland sind die Bestattungsmöglichkeiten nicht so vielfältig: Zulässig sind Erd- und Feuerbestattung sowie die Körperspende zu wissenschaftlichen Zwecken. Es besteht, mit wenigen Ausnahmen, Friedhofszwang (Beta Institut 2024). Die Asche Verstorbener darf jedoch auch in der Natur beigesetzt werden (Seebestattung, Waldbestattung).

In Rheinland-Pfalz ist es seit Oktober 2025 erlaubt, die Asche von Verstorbenen zu Hause aufzubewahren. Ebenfalls gestattet sind unter anderem das Verstreuen der Totenasche außerhalb von Friedhöfen, Flussbestattungen sowie die Herstellung von Diamanten aus der Totenasche. Auch entfällt die Sargpflicht für Erdbestattungen: Verstorbene können nur in ein Tuch gehüllt bestattet werden, wie es z. B. bei islamischen Beisetzungen üblich ist. Es gelten jedoch Voraussetzungen für die Genehmigung einer dieser Bestattungsformen: Verstorbene müssen ihren letzten Hauptwohnsitz in Rheinland-Pfalz gehabt und zu Lebzeiten eine schriftliche Totenfürsorgeverfügung ausgestellt haben, aus der die gewünschte Bestattungsform ebenso hervorgeht wie der Name der Person, die mit der Erfüllung des Willens beauftragt wurde (Ministerium für Wissenschaft und Gesundheit Rheinland-Pfalz 2025).

In den vergangenen Jahren haben sich etliche neue Bestattungsformen entwickelt, die in Deutschland bislang nicht gestattet sind. Unter bestimmten Voraussetzungen ist es jedoch möglich, die Asche Verstorbener aus Deutschland im Ausland entsprechend zu bestatten. Als Beispiele seien hier genannt:

Luftbestattung – die Asche wird aus einem Heißluftballon, einem Hubschrauber oder einem Flugzeug über dem Land oder dem Meer verstreut. Wie auch bei einer Seebestattung erhalten die Hinterbliebenen im Anschluss ein Dokument mit genauer Angabe der Position sowie Datum und Uhrzeit der Ausstreuung. Diese Bestattungsform ist derzeit z. B. in Österreich, Frankreich, der Schweiz und den Niederlanden möglich.

Reerdigung – hierbei wird der Leichnam kompostiert, indem er zusammen mit organischem Material (Heu, Grünschnitt, Stroh) in einem geschlossenen Kokon gelagert wird. wird. Durch mikrobielle Prozesse wird der Leichnam innerhalb von etwa 40 Tagen zu Erde, für die ebenso wie für Totenasche die Beisetzung auf einem Friedhof gesetzlich verpflichtend ist. In Deutschland ist die Reerdigung derzeit (Stand 2026) nur als Pilotprojekt in Schleswig-Holstein erlaubt.

Tree of Life – Die Asche eines Verstorbenen wird – unter rechtlicher Aufsicht – mit einer speziellen Erde vermischt. Im Anschluss wird ein zuvor von den Angehörigen ausgesuchter Baumsetzling hinein gepflanzt. Während der folgenden Monate nimmt der Baum die in der Asche enthaltenen Nährstoffe auf. Nach mindestens einem halben Jahr wird der Baum den Angehörigen übergeben. Da die Asche im Ausland präpariert wird, unterliegt sie in Deutschland nicht dem Friedhofszwang, sodass der Lebensbaum im eigenen Garten eingepflanzt oder einem Bestattungswald oder Naturschutzgebiet zur Einpflanzung übergeben werden kann. Diese Bestattungsform wird derzeit (2026) in der Schweiz, der Tschechischen Republik und den Niederlanden durchgeführt.

2.1.2 Der Zeitraum zwischen Tod und Bestattung in Deutschland

Todesbescheinigung

Nach dem Eintritt des Todes muss zunächst ein Arzt gerufen werden, der eine sogenannte Leichenschau durchführt und nach offizieller Feststellung des Todes eine Todesbescheinigung ausstellt. Ohne dieses Dokument darf ein Verstorbener nicht eingesargt werden, zudem ist für die Veranlassung der Bestattung, die Beurkundungen auf dem Standesamt und die Nachlassregelung unabdingbar. Die Todesbescheinigung besteht aus einer nichtvertraulichen und vier vertraulichen Seiten, die für das Standesamt, die Untere Gesundheitsbehörde, das Landesamt für Statistik und zum Verbleib bei dem ausstellenden Arzt bestimmt sind. Nachdem die Todesbescheinigung ausgestellt wurde, muss entschieden werden, ob der Verstorbene zu Hause aufgebahrt oder von einem Bestattungsunternehmen abgeholt werden soll. Hier ist es wichtig zu wissen, dass Verstorbene laut Gesetz nur mit einem Leichenwagen transportiert werden dürfen. Es ist durchaus möglich, einen in einer Einrichtung Verstorbenen in sein bisheriges Zuhause zu überführen und dort ohne besondere behördliche Genehmigung bis zu 36 Stunden nach Eintritt des Todes aufzubahren. Eine Verlängerung dieser Frist auf bis zu 120 Stunden kann beantragt werden, indem ein Arzt eine Unbedenklichkeitsbescheinigung ausstellt, die dann dem Ordnungsamt zur Genehmigung vorgelegt werden muss. Eine weitergehende Fristverlängerung kann unter Angabe von wichtigen Gründen (z. B. Anreise von Familienangehörigen aus dem Ausland oder Urlaub) beantragt werden. Bestattungsfreie Tage, wie z. B. Sonn- und Feiertage, werden hierbei nicht mitgerechnet. Die Aufbahrung Verstorbener, die an einer übertragbaren Krankheit nach dem Infektionsschutzgesetz (Bundesministerium der Justiz: Infektionsschutzgesetz Abschnitt 3, § 6 vom 12. 12. 2023) litten, ist verboten. Zu diesem Zeitpunkt sollten die Hinterbliebenen eine Entscheidung über die Art der Beisetzung treffen. Oftmals haben Verstorbene zu Lebzeiten entsprechende Willensbekundungen hinterlegt (z. B. für eine Feuerbestattung), eventuell müssen spezielle Vorkehrungen getroffen werden (z. B. Bereitlegung bestimmter Kleidung für eine Feuerbestattung oder die Benachrichtigung eines anatomischen Instituts im Fall einer Körperspende). Die Bestattung eines Verstorbenen darf frühestens 24 Stunden nach Feststellung des Todes erfolgen. Erdbestattungen und Einäscherungen müssen innerhalb von zehn Tagen durchgeführt werden. Die Totenasche ist innerhalb von sechs Wochen beizusetzen. (vgl. § 13 BestGNRW vom 07.06.2025). Sofern der Verstorbene an einen anderen Ort überführt werden soll, muss die Überführung ebenfalls spätestens innerhalb von sieben Werktagen erfolgen. In begründeten Fällen können diese Fristen auf besonderen Antrag verlängert werden. Dieses Gesetz gilt für alle Bundesländer.

Laut Personenstandsgesetz (§§ 28–33 vom 11.06.2024) muss der Tod eines Menschen spätestens am dritten auf den Tod folgenden Werktag dem zuständigen Standesamt angezeigt werden. Tritt der Tod zu Hause ein, ist zuerst derjenige zur Anzeige verpflichtet, der mit dem Verstorbenen in häuslicher Gemeinschaf t gelebt hat, dann derjenige, in dessen Wohnung er verstorben ist und des Weiteren jede andere Person, die bei dem Tod anwesend war oder von dem Sterbefall unterrichtet ist. Verstirbt ein Mensch in einem Krankenhaus, Pflegeheim oder Hospiz, ist der dortige Träger dazu verpflichtet, umgehend das zuständige Standesamt zu informieren. In diesem Fall müssen die Hinterbliebenen nicht selbst tätig werden, der Einrichtung aber die für die Sterbefallanzeige notwendigen Informationen geben. Meist ist es ausreichend, wenn von dort eine Sterbefallanzeige mit den der Einrichtung bekannten Daten des Verstorbenen an das Standesamt gefaxt wird. Der Bestatter (oder ein Angehöriger des Verstorbenen) ergänzt die fehlenden Angaben später beim Standesamt und legt die erforderlichen Unterlagen vor. Diese sind:

Erforderliche Unterlagen

- Todesbescheinigung,
- Personalausweis (bei Kindern: Geburtsurkunde),
- bei Verheirateten: zusätzlich zu o. g. Familienstammbuch oder Heiratsurkunde,
- bei Geschiedenen oder Verwitweten: zusätzlich zu o. g. Nachweis über die Scheidung bzw. über den Tod des letzten Ehepartners.

Das Standesamt trägt den Sterbefall in das Sterberegister ein und händigt dem Anzeigenden die Sterbeurkunde aus. Diese enthält:

Sterbeurkunde

- Vor- und Familienname des Verstorbenen, Ort und Tag seiner Geburt,
- seine rechtliche Zugehörigkeit zu einer Religionsgemeinschaft,
- den letzten Wohnsitz und den Familienstand des Verstorbenen,
- Sterbeort und Zeitpunkt des Todes.

Abb. 2.1a: Schriftliche Sterbefallanzeige an das Standesamt, S. 1, © W. Kohlhammer GmbH

Anschrift der Anstalt/Einrichtung

Standesamt

Eingangsdatum	
Zum Sterberegister	Nr.
☐ Liste der angezeigten, aber noch nicht beurkundeten Sterbefälle	Anzahl der Urkunden
Veröffentlichung (gemäß besonderer Erklärung)	☐ ja ☐ nein

Sterbefallanzeige einer Anstalt / Einrichtung

Für totgeborene und in der Geburt verstorbene Kinder (Totgeburten) bitte Vordruck Geburtsanzeige verwenden

Gemäß § 30 Personenstandsgesetz (PStG) wird hiermit der Tod der nachstehend näher bezeichneten Person angezeigt:

Verstorbene/r	Beruf (erlernter - und / oder zuletzt ausgeübter Beruf)	
	Familienname (Ehename) ggf. persönlicher Name	
	Geburtsname	
	Sämtliche Vornamen	
	Geburtstag, Geburtsort (ggf. Landkreis)	
	Religionszugehörigkeit	Eintragung ausdrücklich erwünscht? ☐ Ja ☐ Nein
	Familienstand	☐ ledig ☐ verheiratet / eingetragene Lebenspartnerschaft ☐ verwitwet ☐
		☐ geschieden / Lebenspartnerschaft aufgehoben — Tag der Scheidung/Aufhebung der Lebenspartn. — Amtsgericht
		☐ Ehegatte für tot erklärt ☐ Todeszeit des Ehegatten gerichtlich festgestellt am — Datum
	Wohnort und Wohnung	
	Todestag und Todesstunde	um/gegen - Std./Min.
	Todesort, Straße, Hausnr. (ggf. sonstige genaue Bezeichnung)	
	Staatsangehörigkeit(en)	☐ deutsch ☐
Ehegatte	Familienname (Ehename) ggf. persönlicher Geburtsname	
	Geburtsname	
	Vornamen	
	Geburtstag, Geburtsort	
	Tag u. Ort des Todes des Ehegatten (bei verwitweten Verstorbenen)	
	Letzter Wohnsitz	
Hinweise	Geburtseintrag des(r) Verstorbenen / Standesamt	Nr.
	Familienbuch des(r) Verstorbenen / der Eltern des(r) Verstorbenen beim Standesamt	
	Eheschließung des(r) Verstorbenen / Begründung der Lebenspartnerschaft Standesamt:	am — in — Nr.

bitte wenden

Abb. 2.1b: Schriftliche Sterbefallanzeige an das Standesamt, S. 2, © W. Kohlhammer GmbH

Angaben und Todesfeststellung				
	Todesart	☐ natürlicher Tod	☐ nicht natürlicher Tod	☐ ungeklärt
	Übertragbare Krankheit nach dem Infektionsschutzgesetz	☐ nein	☐ ja	
	Todesbescheinigung ausgestellt von			

Verstorbene(r) hinterlässt	☐ Ehegatten / eingetr. Lebenspartner	Anzahl	Kinder	davon	minder-jährig	Anzahl	Abkömmlinge verst. Kinder
	Namen und Geburtsdaten der minderjährigen Kinder						
	☐ Ehegatten / eingetr. Lebenspartner	Namen					
	☐ Verwandte	Namen					
	☐ minderjährige(r) Vollwaise						

Angaben zur Nachlasssicherung (nur, soweit bekannt und nach landesrechtlichen Vorschriften vorgesehen)

Anlagen:

☐ Todesbescheinigung	☐ Heiratsurkunde	☐ Stammbuch der Familie	☐ Ausweis
☐ Leichenschauschein	☐ Kopie Familienbuch	☐ Geburtsurkunde	
☐			

PLZ, Ort, Datum	Unterschrift (Anstaltsleitung oder ermächtigte Person)

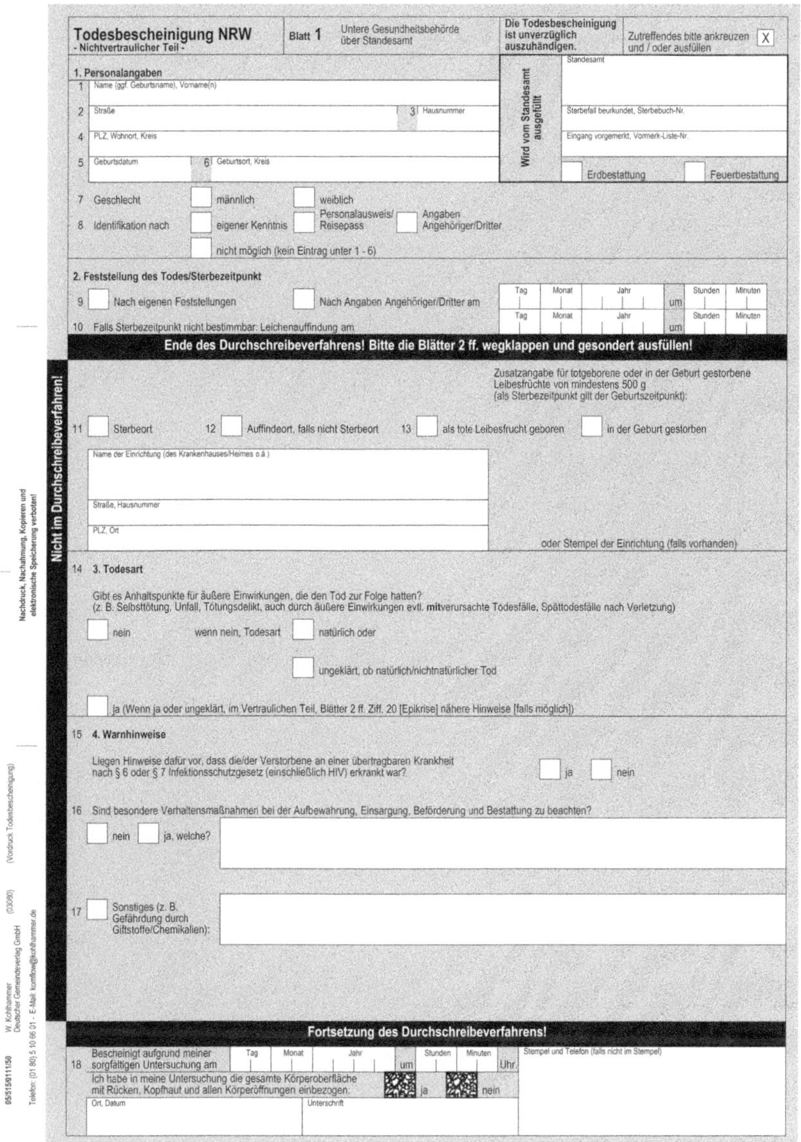

Todesbescheinigung NRW
- Nichtvertraulicher Teil -

Blatt 1 – Untere Gesundheitsbehörde über Standesamt

Die Todesbescheinigung ist unverzüglich auszuhändigen.

Zutreffendes bitte ankreuzen [X] und / oder ausfüllen

1. Personalangaben

1 Name (ggf. Geburtsname), Vorname(n)

2 Straße – 3 Hausnummer

4 PLZ, Wohnort, Kreis

5 Geburtsdatum – 6 Geburtsort, Kreis

Wird vom Standesamt ausgefüllt: Standesamt – Sterbefall beurkundet, Sterbebuch-Nr. – Eingang vorgemerkt, Vormerk-Liste-Nr. – ☐ Erdbestattung ☐ Feuerbestattung

7 Geschlecht ☐ männlich ☐ weiblich

8 Identifikation nach ☐ eigener Kenntnis ☐ Personalausweis/Reisepass ☐ Angaben Angehöriger/Dritter

☐ nicht möglich (kein Eintrag unter 1 - 6)

2. Feststellung des Todes/Sterbezeitpunkt

9 ☐ Nach eigenen Feststellungen ☐ Nach Angaben Angehöriger/Dritter am – Tag Monat Jahr um Stunden Minuten

10 Falls Sterbezeitpunkt nicht bestimmbar: Leichenauffindung am – Tag Monat Jahr um Stunden Minuten

Ende des Durchschreibeverfahrens! Bitte die Blätter 2 ff. wegklappen und gesondert ausfüllen!

Nicht im Durchschreibeverfahren!

Zusatzangabe für totgeborene oder in der Geburt gestorbene Leibesfrüchte von mindestens 500 g (als Sterbezeitpunkt gilt der Geburtszeitpunkt):

11 ☐ Sterbeort 12 ☐ Auffindeort, falls nicht Sterbeort 13 ☐ als tote Leibesfrucht geboren ☐ in der Geburt gestorben

Name der Einrichtung (des Krankenhauses/Heimes o.ä.)

Straße, Hausnummer

PLZ, Ort

oder Stempel der Einrichtung (falls vorhanden)

14 **3. Todesart**

Gibt es Anhaltspunkte für äußere Einwirkungen, die den Tod zur Folge hatten?
(z. B. Selbsttötung, Unfall, Tötungsdelikt, auch durch äußere Einwirkungen evtl. **mit**verursachte Todesfälle, Spättodesfälle nach Verletzung)

☐ nein – wenn nein, Todesart ☐ natürlich oder

☐ ungeklärt, ob natürlich/nichtnatürlicher Tod

☐ ja (Wenn ja oder ungeklärt, im Vertraulichen Teil, Blätter 2 ff. Ziff. 20 [Epikrise] nähere Hinweise [falls möglich])

15 **4. Warnhinweise**

Liegen Hinweise dafür vor, dass die/der Verstorbene an einer übertragbaren Krankheit nach § 6 oder § 7 Infektionsschutzgesetz (einschließlich HIV) erkrankt war? ☐ ja ☐ nein

16 Sind besondere Verhaltensmaßnahmen bei der Aufbewahrung, Einsargung, Beförderung und Bestattung zu beachten?

☐ nein ☐ ja, welche?

17 ☐ Sonstiges (z. B. Gefährdung durch Giftstoffe/Chemikalien):

Fortsetzung des Durchschreibeverfahrens!

18 Bescheinigt aufgrund meiner sorgfältigen Untersuchung am – Tag Monat Jahr um Stunden Minuten Uhr

Ich habe in meine Untersuchung die gesamte Körperoberfläche mit Rücken, Kopfhaut und allen Körperöffnungen einbezogen: ☐ ja ☐ nein

Ort, Datum – Unterschrift – Stempel und Telefon (falls nicht im Stempel)

Nachdruck, Nachahmung, Kopieren und elektronische Speicherung verboten!

05/515/911/50 – W. Kohlhammer Deutscher Gemeindeverlag GmbH (03080) (Vordruck Todesbescheinigung)

Telefon: (01 80) 5 10 66 01 · E-Mail: komflow@kohlhammer.de

Abb. 2.2: Todesbescheinigung (NRW), nichtvertraulicher Teil, © W. Kohlhammer GmbH

Abb. 2.3a: Todesbescheinigung (NRW), vertraulicher Teil, S. 1, © W. Kohlhammer GmbH

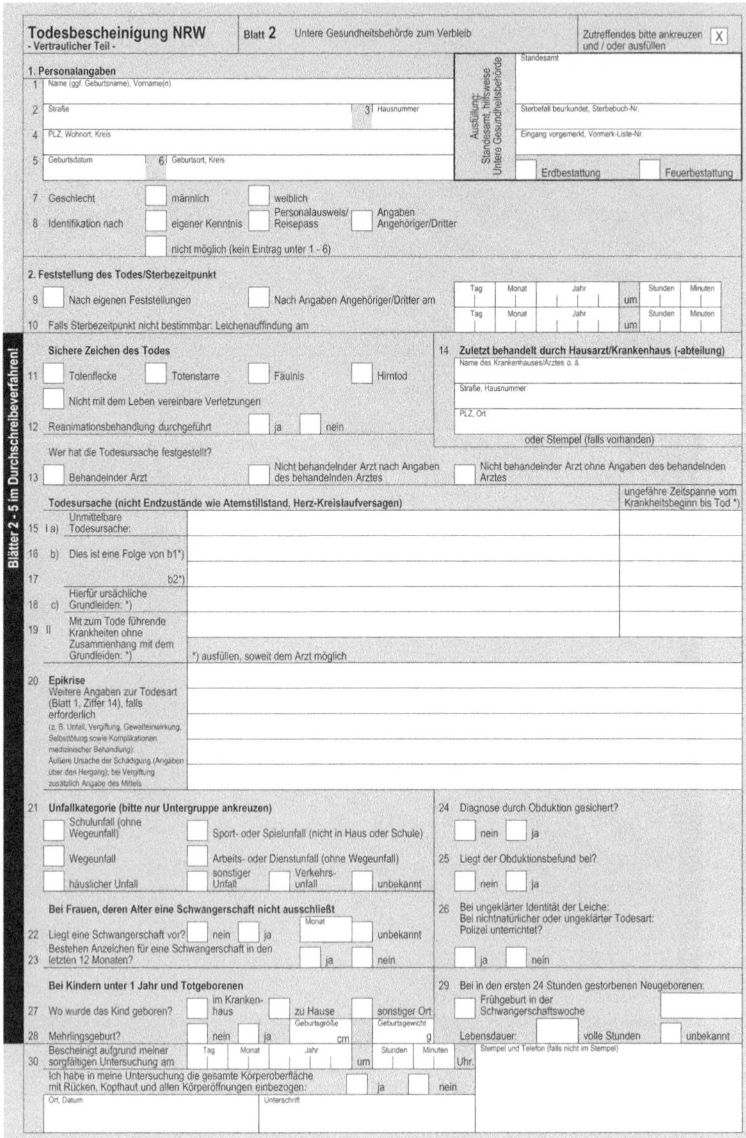

Todesbescheinigung NRW - Vertraulicher Teil - | Blatt 2 | Untere Gesundheitsbehörde zum Verbleib | Zutreffendes bitte ankreuzen [X] und / oder ausfüllen

1. Personalangaben

1 Name (ggf. Geburtsname), Vorname(n)
2 Straße | 3 Hausnummer
4 PLZ, Wohnort, Kreis
5 Geburtsdatum | 6 Geburtsort, Kreis

Ausfüllung: Standesamt, hilfsweise Untere Gesundheitsbehörde: Standesamt | Sterbefall beurkundet, Sterbebuch-Nr. | Eingang vorgemerkt, Vormerk-Liste-Nr. | Erdbestattung | Feuerbestattung

7 Geschlecht ☐ männlich ☐ weiblich
8 Identifikation nach ☐ eigener Kenntnis ☐ Personalausweis/Reisepass ☐ Angaben Angehöriger/Dritter
☐ nicht möglich (kein Eintrag unter 1 - 6)

2. Feststellung des Todes/Sterbezeitpunkt

9 ☐ Nach eigenen Feststellungen ☐ Nach Angaben Angehöriger/Dritter am | Tag | Monat | Jahr | um | Stunden | Minuten
10 Falls Sterbezeitpunkt nicht bestimmbar: Leichenauffindung am | Tag | Monat | Jahr | um | Stunden | Minuten

Blätter 2 - 5 im Durchschreibeverfahren!

Sichere Zeichen des Todes
11 ☐ Totenflecke ☐ Totenstarre ☐ Fäulnis ☐ Hirntod
☐ Nicht mit dem Leben vereinbare Verletzungen
12 Reanimationsbehandlung durchgeführt ☐ ja ☐ nein

14 **Zuletzt behandelt durch Hausarzt/Krankenhaus (-abteilung)**
Name des Krankenhauses/Arztes o. ä.
Straße, Hausnummer
PLZ, Ort
oder Stempel (falls vorhanden)

Wer hat die Todesursache festgestellt?
13 ☐ Behandelnder Arzt ☐ Nicht behandelnder Arzt nach Angaben des behandelnden Arztes ☐ Nicht behandelnder Arzt ohne Angaben des behandelnden Arztes

Todesursache (nicht Endzustände wie Atemstillstand, Herz-Kreislaufversagen) | ungefähre Zeitspanne vom Krankheitsbeginn bis Tod *)

15 I a) Unmittelbare Todesursache:
16 b) Dies ist eine Folge von b1*)
17 b2*)
18 c) Hierfür ursächliche Grundleiden: *)
19 II Mit zum Tode führende Krankheiten ohne Zusammenhang mit dem Grundleiden: *)
*) ausfüllen, soweit dem Arzt möglich

20 **Epikrise**
Weitere Angaben zur Todesart (Blatt 1, Ziffer 14), falls erforderlich
(z. B. Unfall, Vergiftung, Gewalteinwirkung, Selbsttötung sowie Komplikationen medizinischer Behandlung):
Äußere Ursache der Schädigung (Angaben über den Hergang); bei Vergiftung zusätzlich Angabe des Mittels

21 **Unfallkategorie (bitte nur Untergruppe ankreuzen)**
☐ Schulunfall (ohne Wegeunfall) ☐ Sport- oder Spielunfall (nicht in Haus oder Schule)
☐ Wegeunfall ☐ Arbeits- oder Dienstunfall (ohne Wegeunfall)
☐ häuslicher Unfall ☐ sonstiger Unfall ☐ Verkehrsunfall ☐ unbekannt

24 Diagnose durch Obduktion gesichert? ☐ nein ☐ ja
25 Liegt der Obduktionsbefund bei? ☐ nein ☐ ja

Bei Frauen, deren Alter eine Schwangerschaft nicht ausschließt
22 Liegt eine Schwangerschaft vor? ☐ nein ☐ ja | Monat | ☐ unbekannt
23 Bestehen Anzeichen für eine Schwangerschaft in den letzten 12 Monaten? ☐ ja ☐ nein

26 Bei ungeklärter Identität der Leiche: Bei nichtnatürlicher oder ungeklärter Todesart: Polizei unterrichtet? ☐ ja ☐ nein

Bei Kindern unter 1 Jahr und Totgeborenen
27 Wo wurde das Kind geboren? ☐ im Krankenhaus ☐ zu Hause ☐ sonstiger Ort
28 Mehrlingsgeburt? ☐ nein ☐ ja | Geburtsgröße cm | Geburtsgewicht g

29 Bei in den ersten 24 Stunden gestorbenen Neugeborenen: ☐ Frühgeburt in der Schwangerschaftswoche
Lebensdauer: volle Stunden ☐ unbekannt

30 Bescheinigt aufgrund meiner sorgfältigen Untersuchung am | Tag | Monat | Jahr | um | Stunden | Minuten | Uhr.
Ich habe in meine Untersuchung die gesamte Körperoberfläche mit Rücken, Kopfhaut und allen Körperöffnungen einbezogen: ☐ ja ☐ nein
Ort, Datum | Unterschrift | Stempel und Telefon (falls nicht im Stempel)

05/515011/50 W. Kohlhammer Deutscher Gemeindeverlag GmbH (03080) (Vordruck Todesbescheinigung)
Nachdruck, Nachahmung, Kopieren und elektronische Speicherung verboten!

Todesbescheinigung NRW - Vertraulicher Teil - | Blatt 3 | Untere Gesundheitsbehörde zur Einsichtgewährung an Krebsregister und zur Weiterleitung an Untere Gesundheitsbehörde der Wohnsitzgemeinde | Zutreffendes bitte ankreuzen und / oder ausfüllen [X]

1. Personalangaben

1 Name (ggf. Geburtsname), Vorname(n)

2 Straße | 3 Hausnummer

4 PLZ, Wohnort, Kreis

5 Geburtsdatum | 6 Geburtsort, Kreis

Ausfüllung: Standesamt, hilfsweise Untere Gesundheitsbehörde: Standesamt | Sterbefall beurkundet, Sterbebuch-Nr. | Eingang vorgemerkt, Vormerk-Liste-Nr. | Erdbestattung | Feuerbestattung

7 Geschlecht [ ] männlich [ ] weiblich

8 Identifikation nach [ ] eigener Kenntnis [ ] Personalausweis/ Reisepass [ ] Angaben Angehöriger/Dritter

[ ] nicht möglich (kein Eintrag unter 1 - 6)

2. Feststellung des Todes/Sterbezeitpunkt

9 [ ] Nach eigenen Feststellungen [ ] Nach Angaben Angehöriger/Dritter am | Tag | Monat | Jahr | um | Stunden | Minuten

10 Falls Sterbezeitpunkt nicht bestimmbar: Leichenauffindung am | Tag | Monat | Jahr | um | Stunden | Minuten

Blätter 2 - 5 im Durchschreibeverfahren!

Sichere Zeichen des Todes

11 [ ] Totenflecke [ ] Totenstarre [ ] Fäulnis [ ] Hirntod

[ ] Nicht mit dem Leben vereinbare Verletzungen

12 Reanimationsbehandlung durchgeführt [ ] ja [ ] nein

14 **Zuletzt behandelt durch Hausarzt/Krankenhaus (-abteilung)**

Name des Krankenhauses/Arztes o. ä.

Straße, Hausnummer

PLZ, Ort

oder Stempel (falls vorhanden)

Wer hat die Todesursache festgestellt?

13 [ ] Behandelnder Arzt [ ] Nicht behandelnder Arzt nach Angaben des behandelnden Arztes [ ] Nicht behandelnder Arzt ohne Angaben des behandelnden Arztes

Todesursache (nicht Endzustände wie Atemstillstand, Herz-Kreislaufversagen) | ungefähre Zeitspanne vom Krankheitsbeginn bis Tod *)

15 I a) Unmittelbare Todesursache:

16 b) Dies ist eine Folge von b1*)

17 b2*)

18 c) Hierfür ursächliche Grundleiden: *)

19 II Mit zum Tode führende Krankheiten ohne Zusammenhang mit dem Grundleiden: *)

*) ausfüllen, soweit dem Arzt möglich

20 **Epikrise**
Weitere Angaben zur Todesart (Blatt 1, Ziffer 14), falls erforderlich
(z. B. Unfall, Vergiftung, Gewalteinwirkung, Selbsttötung sowie Komplikationen medizinischer Behandlung);
Äußere Ursache der Schädigung (Angaben über den Hergang); bei Vergiftung zusätzlich Angabe des Mittels

21 **Unfallkategorie (bitte nur Untergruppe ankreuzen)**

[ ] Schulunfall (ohne Wegeunfall) [ ] Sport- oder Spielunfall (nicht in Haus oder Schule)

[ ] Wegeunfall [ ] Arbeits- oder Dienstunfall (ohne Wegeunfall)

[ ] häuslicher Unfall [ ] sonstiger Unfall [ ] Verkehrsunfall [ ] unbekannt

24 Diagnose durch Obduktion gesichert? [ ] nein [ ] ja

25 Liegt der Obduktionsbefund bei? [ ] nein [ ] ja

Bei Frauen, deren Alter eine Schwangerschaft nicht ausschließt

22 Liegt eine Schwangerschaft vor? [ ] nein [ ] ja Monat [ ] unbekannt

23 Bestehen Anzeichen für eine Schwangerschaft in den letzten 12 Monaten? [ ] ja [ ] nein

26 Bei ungeklärter Identität der Leiche: Bei nichtnatürlicher oder ungeklärter Todesart: Polizei unterrichtet? [ ] ja [ ] nein

Bei Kindern unter 1 Jahr und Totgeborenen

27 Wo wurde das Kind geboren? [ ] im Krankenhaus [ ] zu Hause [ ] sonstiger Ort

28 Mehrlingsgeburt? [ ] nein [ ] ja | Geburtsgröße cm | Geburtsgewicht g

29 Bei in den ersten 24 Stunden gestorbenen Neugeborenen: [ ] Frühgeburt in der Schwangerschaftswoche

Lebensdauer: volle Stunden [ ] unbekannt

30 Bescheinigt aufgrund meiner sorgfältigen Untersuchung am | Tag | Monat | Jahr | um | Stunden | Minuten | Uhr | Stempel und Telefon (falls nicht im Stempel)

Ich habe in meine Untersuchung die gesamte Körperoberfläche mit Rücken, Kopfhaut und allen Körperöffnungen einbezogen. [ ] ja [ ] nein

Ort, Datum | Unterschrift

Nachdruck, Nachahmung, Kopieren und elektronische Speicherung verboten!

05/515/011/50 W. Kohlhammer Deutscher Gemeindeverlag GmbH (03080) (Vordruck Todesbescheinigung)
Telefon: (01 80) 5 10 66 01 - E-Mail: komflow@kohlhammer.de

Abb. 2.3b: Todesbescheinigung (NRW), vertraulicher Teil, S. 2, © W. Kohlhammer GmbH

Abb. 2.3c: Todesbescheinigung (NRW), vertraulicher Teil, S. 3, © W. Kohlhammer GmbH

Todesbescheinigung NRW
- Vertraulicher Teil -

Blatt 4 — Untere Gesundheitsbehörde zur Weiterleitung an Landesamt für Statistik und Datenverarbeitung

Zutreffendes bitte ankreuzen und / oder ausfüllen [X]

1. Personalangaben

1 [redacted]
2 Straße — 3 [redacted]
4 PLZ, Wohnort, Kreis
5 Geburtsdatum — 6 [redacted]

Ausfüllung: Standesamt, hilfsweise Untere Gesundheitsbehörde — Standesamt — Sterbefall beurkundet, Sterbebuch-Nr. — Eingang vorgemerkt, Vormerk-Liste-Nr. [redacted]

7 Geschlecht ☐ männlich ☐ weiblich
8 Identifikation nach ☐ eigener Kenntnis ☐ Personalausweis/Reisepass ☐ Angaben Angehöriger/Dritter
☐ nicht möglich (kein Eintrag unter 1 - 6)

2. Feststellung des Todes/Sterbezeitpunkt

9 ☐ Nach eigenen Feststellungen ☐ Nach Angaben Angehöriger/Dritter am — Tag | Monat | Jahr — um Stunden | Minuten
10 Falls Sterbezeitpunkt nicht bestimmbar: Leichenauffindung am — Tag | Monat | Jahr — um Stunden | Minuten

[redacted]

Blätter 2 - 5 im Durchschreibeverfahren!

Todesursache (nicht Endzustände wie Atemstillstand, Herz-Kreislaufversagen) — ungefähre Zeitspanne vom Krankheitsbeginn bis Tod *)

15 I a) Unmittelbare Todesursache:
16 b) Dies ist eine Folge von b1*)
17 b2*)
18 c) Hierfür ursächliche Grundleiden: *)
19 II Mit zum Tode führende Krankheiten ohne Zusammenhang mit dem Grundleiden: *)

*) ausfüllen, soweit dem Arzt möglich

20 **Epikrise**
Weitere Angaben zur Todesart (Blatt 1, Ziffer 14), falls erforderlich
(z. B. Unfall, Vergiftung, Gewalteinwirkung, Selbsttötung sowie Komplikationen medizinischer Behandlung):
Äußere Ursache der Schädigung (Angaben über den Hergang); bei Vergiftung zusätzlich Angabe des Mittels

21 **Unfallkategorie (bitte nur Untergruppe ankreuzen)**
☐ Schulunfall (ohne Wegeunfall) ☐ Sport- oder Spielunfall (nicht in Haus oder Schule)
☐ Wegeunfall ☐ Arbeits- oder Dienstunfall (ohne Wegeunfall)
☐ häuslicher Unfall ☐ sonstiger Unfall ☐ Verkehrsunfall ☐ unbekannt

24 Diagnose durch Obduktion gesichert? ☐ nein ☐ ja
25 Liegt der Obduktionsbefund bei? ☐ nein ☐ ja

Bei Frauen, deren Alter eine Schwangerschaft nicht ausschließt
22 Liegt eine Schwangerschaft vor? ☐ nein ☐ ja — Monat — ☐ unbekannt
23 Bestehen Anzeichen für eine Schwangerschaft in den letzten 12 Monaten? ☐ ja ☐ nein

26 Bei ungeklärter Identität der Leiche: Bei nichtnatürlicher oder ungeklärter Todesart: Polizei unterrichtet? [redacted]

Bei Kindern unter 1 Jahr und Totgeborenen
27 Wo wurde das Kind geboren? ☐ im Krankenhaus ☐ zu Hause ☐ sonstiger Ort
28 Mehrlingsgeburt? ☐ nein ☐ ja — Geburtsgröße cm — Geburtsgewicht g

29 Bei in den ersten 24 Stunden gestorbenen Neugeborenen: ☐ Frühgeburt in der Schwangerschaftswoche — Lebensdauer: volle Stunden ☐ unbekannt

30 Bescheinigt aufgrund meiner sorgfältigen Untersuchung am — Tag | Monat | Jahr — um Stunden | Minuten Uhr [redacted]

Ort, Datum [redacted]

05/515/0111/50 — W. Kohlhammer Deutscher Gemeindeverlag GmbH (03080) (Vordruck Todesbescheinigung)
Telefon: (01 80) 5 10 66 01 - E-Mail: komflow@kohlhammer.de
Nachdruck, Nachahmung, Kopieren und elektronische Speicherung verboten!

Todesbescheinigung NRW Blatt 5 Für den Arzt zur Dokumentation
- Vertraulicher Teil -
Zutreffendes bitte ankreuzen [X] und / oder ausfüllen

1. Personalangaben
1 Name (ggf. Geburtsname), Vorname(n)
2 Straße 3 Hausnummer
4 PLZ, Wohnort, Kreis
5 Geburtsdatum 6 Geburtsort, Kreis
7 Geschlecht ☐ männlich ☐ weiblich
8 Identifikation nach ☐ eigener Kenntnis ☐ Personalausweis/Reisepass ☐ Angaben Angehöriger/Dritter
☐ nicht möglich (kein Eintrag unter 1 - 6)

2. Feststellung des Todes/Sterbezeitpunkt
9 ☐ Nach eigenen Feststellungen ☐ Nach Angaben Angehöriger/Dritter am Tag Monat Jahr um Stunden Minuten
10 Falls Sterbezeitpunkt nicht bestimmbar: Leichenauffindung am Tag Monat Jahr um Stunden Minuten

Sichere Zeichen des Todes
11 ☐ Totenflecke ☐ Totenstarre ☐ Fäulnis ☐ Hirntod
☐ Nicht mit dem Leben vereinbare Verletzungen
12 Reanimationsbehandlung durchgeführt ☐ ja ☐ nein
14 **Zuletzt behandelt durch Hausarzt/Krankenhaus (-abteilung)**
Name des Krankenhauses/Arztes o. ä.
Straße, Hausnummer
PLZ, Ort
oder Stempel (falls vorhanden)
Wer hat die Todesursache festgestellt?
13 ☐ Behandelnder Arzt ☐ Nicht behandelnder Arzt nach Angaben des behandelnden Arztes ☐ Nicht behandelnder Arzt ohne Angaben des behandelnden Arztes

Todesursache (nicht Endzustände wie Atemstillstand, Herz-Kreislaufversagen) — ungefähre Zeitspanne vom Krankheitsbeginn bis Tod *)
15 I a) Unmittelbare Todesursache:
16 b) Dies ist eine Folge von b1*)
17 b2*)
18 c) Hierfür ursächliche Grundleiden: *)
19 II Mit zum Tode führende Krankheiten ohne Zusammenhang mit dem Grundleiden: *)
*) ausfüllen, soweit dem Arzt möglich
20 **Epikrise**
Weitere Angaben zur Todesart (Blatt 1, Ziffer 14), falls erforderlich
(z. B. Unfall, Vergiftung, Gewalteinwirkung, Selbsttötung sowie Komplikationen medizinischer Behandlung);
Äußere Ursache der Schädigung (Angaben über den Hergang); bei Vergiftung zusätzlich Angabe des Mittels

21 **Unfallkategorie (bitte nur Untergruppe ankreuzen)**
☐ Schulunfall (ohne Wegeunfall) ☐ Sport- oder Spielunfall (nicht in Haus oder Schule)
☐ Wegeunfall ☐ Arbeits- oder Dienstunfall (ohne Wegeunfall)
☐ häuslicher Unfall ☐ sonstiger Unfall ☐ Verkehrsunfall ☐ unbekannt
24 Diagnose durch Obduktion gesichert? ☐ nein ☐ ja
25 Liegt der Obduktionsbefund bei? ☐ nein ☐ ja
Bei Frauen, deren Alter eine Schwangerschaft nicht ausschließt
22 Liegt eine Schwangerschaft vor? ☐ nein ☐ ja Monat ☐ unbekannt
23 Bestehen Anzeichen für eine Schwangerschaft in den letzten 12 Monaten? ☐ ja ☐ nein
26 Bei ungeklärter Identität der Leiche: Bei nichtnatürlicher oder ungeklärter Todesart: Polizei unterrichtet? ☐ ja ☐ nein
Bei Kindern unter 1 Jahr und Totgeborenen
27 Wo wurde das Kind geboren? ☐ im Krankenhaus ☐ zu Hause ☐ sonstiger Ort
28 Mehrlingsgeburt? ☐ nein ☐ ja Geburtsgröße cm Geburtsgewicht g
29 Bei in den ersten 24 Stunden gestorbenen Neugeborenen: ☐ Frühgeburt in der Schwangerschaftswoche
Lebensdauer: volle Stunden ☐ unbekannt
30 Bescheinigt aufgrund meiner sorgfältigen Untersuchung am Tag Monat Jahr um Stunden Minuten Uhr
Stempel und Telefon (falls nicht im Stempel)
Ich habe in meine Untersuchung die gesamte Körperoberfläche mit Rücken, Kopfhaut und allen Körperöffnungen einbezogen: ☐ ja ☐ nein
Ort, Datum Unterschrift

Blätter 2 - 5 im Durchschreibeverfahren!

Nachdruck, Nachahmung, Kopieren und elektronische Speicherung verboten!
05/515/0111/50 W. Kohlhammer Deutscher Gemeindeverlag GmbH (03080) (Vordruck Todesbescheinigung)
Telefon: (0180) 5 10 66 01 - E-Mail: komflow@kohlhammer.de

Abb. 2.3d: Todesbescheinigung (NRW), vertraulicher Teil, S. 4, © W. Kohlhammer GmbH

2.1.3 Erdbestattung

Gesetzliche Bestimmungen

Für Friedhöfe und Gräber existieren gesetzliche Bestimmungen: Es gibt Reihengräber, Gruften und Wiesengräber. Die konkreten Vorschriften zu Gräbern und Bestattungen regeln die jeweiligen Landesgesetze und Friedhofssatzungen. Es gibt jedoch allgemeine Regelungen, die für die meisten Friedhöfe gelten, wie z. B. die Ruhezeit für ein Erdgrab, die in der Regel 20 bis 30 Jahre beträgt. Für die Gestaltung des Friedhofs ist der Friedhofsträger zuständig, die Gräber werden vom Friedhofsgärtner oder von den Angehörigen hergerichtet. Ein Standardgrab muss 2,20 m lang, 1 m breit und 1,80 m tief sein. Zwischen zwei Gräbern muss eine ca. 30 cm dicke Erdschicht liegen, zudem ist ein ausreichender Abstand zum Grundwasser notwendig. Die Dauer des Verwesungsprozesses eines Leichnams hängt von mehreren Faktoren ab: der Todesursache, dem Vorhandensein bestimmter Chemikalien im Leichnam (z. B. Morphin, Chemotherapie, Einbalsamierung), der Bodenbeschaffenheit, der Sargqualität und der Belüftung des Grabs. Kalk- oder tonhaltige Erde verzögert den Verwesungsprozess ebenso wie ein solide gebauter und gut imprägnierter Sarg, in den für einen langen Zeitraum von außen keine Mikroorganismen, Maden und sonstige Insekten eindringen, unter deren Mitwirkung sich ein Leichnam zersetzt.

Verwesungsprozess

Im Durchschnitt haben sich nach drei bis vier Jahren Knorpel und Weichteile aufgelöst. Nach zehn Jahren sind die sichtbaren Fettbestandteile verschwunden und die Knochen porös geworden. Bei sehr trockenem Boden und guter Luftzufuhr kann ein Toter durch starke Verdunstung innerhalb von 6–12 Monaten mumifizieren.

Je nach Bodenbeschaffenheit dauert die Verwesung eines Leichnams 10–40 Jahre. In Kies und Sandboden verläuft der Verwesungsprozess am schnellsten. In Lehmboden und Böden mit hohem Grundwasserspiegel hingegen tritt Stauwasser auf, was den Luftaustausch stark hemmt und daher zu Sauerstoffarmut im Grab führt. Dadurch wird die Verwesung beträchtlich verzögert; immerhin werden für die vollständige Verwesung eines 80 kg schweren Leichnams etwa 40 m^3 Sauerstoff benötigt (Willmann 2003).

Bekleidung aus Chemiefasern, robuste und gut imprägnierte Särge, ausgelaugte Böden und häufiges Blumengießen auf den Gräbern können zusätzlich für unzureichenden Luftaustausch sorgen und dadurch die Verwesung der Leichen hinauszögern, sodass nach der abgelaufenen Ruhezeit bei einer Neubelegung von Gräbern oft noch Überreste von Verstorbenen zu finden sind. In solchen Fällen werden diese sterblichen Überreste tiefer eingegraben und anschließend wird darüber neu bestattet; das ist vor allem bei Familiengruften gängige Praxis und von Angehörigen meist auch so gewünscht.

Grabkammer

An für die Verwesung ungünstigen Standorten werden heute zunehmend Grabkammern aus Beton in die Erde eingebaut, die die Luftfeuchtigkeit sowie Sauerstoffzufuhr regulieren. Einmal eingebaut sind sie mehrfach wieder verwendbar. Nach der Beseitigung von Blumen, Rasen und etwas Erde wird der Deckel gehoben und der alte Sarg gegen einen neuen ausgetauscht. Solche Grabkammern findet man beispielsweise auf dem Wiener Zentralfriedhof (Willmann 2003).

Thermische Abschmelzung

Eine weitere Methode, sterbliche Überreste zu entfernen, ist die »Thermische Abschmelzung«. Dabei werden durch das Erdreich hindurch die im Boden verbliebenen sterblichen Überreste angebohrt. Anschließend wird an drei Stellen mithilfe eines Sporns an der Bohrerspitze eine Spezialflüssigkeit eingefüllt. Diese Substanz erzeugt im geschlossenen Grab Temperaturen zwischen 150–300 °C. Dadurch werden die Überreste zerstört und nach zwei bis drei Tagen kann das Grab geöffnet und für die nächste Bestattung vorbereitet werden (Willmann 2003).

2.1.4 Feuerbestattung

Einwilligung notwendig

Die Feuerbestattung ist die älteste aller Bestattungsformen. Sie war ab 3000 vor Christus vorwiegend in Europa und Nahost bekannt. Das erste Krematorium Deutschlands wurde im Jahr 1878 in Gotha gebaut. Die katholische Kirche akzeptiert die Feuerbestattung seit dem Jahr 1963. Die Anzahl der Menschen, die sich für eine Feuerbestattung entscheiden, wächst stetig. Die Vorteile einer Einäscherung gegenüber einer Erdbestattung sind vor allem die geringeren Kosten (ein Urnengrab kostet wesentlich weniger als ein Erdgrab, vgl. Aeternitas e. V. 2025) die einfachere Grabpflege und die größere Vielfalt der Bestattungsmöglichkeiten. Im Jahr 2023 lag der Anteil der Feuerbestattungen bundesweit bei 80 %. In deutschen Großstädten sind mittlerweile rund 70 % der Beisetzungen Feuerbestattungen, im Osten Deutschlands an die 90 % (Statista 2024). Im Jahr 2024 gab es in Deutschland etwa 160 städtische und private Krematorien (Aeternitas e. V. 2025). In Deutschland wird für die Durchführung einer Feuerbestattung eine amtliche Genehmigung benötigt. Dafür ist unter anderem eine Einwilligung des Verstorbenen zu Lebzeiten notwendig. Sollte eine solche Erklärung nicht existieren bzw. nicht auffindbar sein, kann die Einwilligung auch durch die Angehörigen erteilt werden. Hierbei hat der Wille des Ehegatten Vorrang vor dem der Kinder und sonstiger Verwandter. Falls der Ehegatte bereits verstorben ist, ist bei mehreren Kindern deren einstimmige Einwilligung zur Einäscherung erforderlich. Sollte auch nur ein Kind seine Einwilligung nicht geben, darf der Verstorbene nicht feuerbestattet werden. In den meisten Krematorien ist es möglich, dass Angehörige eine kleine Trauerfeier am Sarg abhalten und anschließend der Einäscherung beiwohnen.

Ablauf

Von der Ankunft eines Leichnams im Krematorium bis zu seiner Einäscherung vergehen im Allgemeinen zwei bis sieben Tage. Bei der Ankunft eines Verstorbenen in einem Krematorium muss zunächst der Bestatter dessen Identität schriftlich bestätigen. In den Sarg wird ein nicht brennbarer Schamottstein mit einer Identifizierungsnummer gelegt. Diese Identifizierungsnummer wird im Einäscherungsverzeichnis und nach der Einäscherung auch auf der Urnenkapsel vermerkt. Kurz vor der Feuerbestattung findet zwecks Ausschluss eines Fremdverschuldens am Tod eine zweite Leichenschau statt. Diese wird von einem Amtsarzt oder Rechtsmediziner vorgenommen und kann im Krematorium, aber auch vor der Überführung ins Krematorium in der Leichenhalle stattfinden. Ein zur Einäscherung vorgesehener Leichnam kann eigene Kleidung tragen, die jedoch weder Metall noch Leder enthalten und nicht aus synthetischen Stoffen bestehen darf, denn die Verbrennung dieser Stoffe kann die Filteranlagen beschädigen. Ein vorhandener Herzschrittmacher wird dem Verstorbenen vor der Einäscherung entnommen, denn durch die Hitzeeinwirkung können die Batterien explodieren und dadurch den Ofen beschädigen. Ein Leichnam wird immer in einem Holzsarg eingeäschert. Direkt vor der Einäscherung, die in einem sogenannten Muffelofen erfolgt, wird der Sarg ein kleines Stück geöffnet.

Verbrennungsvorgang

Der Ofen besteht aus wärmespeicherndem Schamottstein. Mittels eines Gasbrenners wird er auf die vorgeschriebene Temperatur von 850 °C vorgeheizt. Ist die Temperatur erreicht, wird der Gasbrenner ausgeschaltet und der Sarg durch Knopfdruck automatisch eingeschoben. Durch die hohe Temperatur entzündet sich der Sarg von selbst. Nachdem dem Leichnam durch die Hitze die meiste Flüssigkeit entzogen worden ist, entzündet auch er sich. Die Verbrennung wird allein durch das Sargmaterial und die computergesteuerte Zufuhr von Warmluft in Gang gehalten. Je nach Alter, Größe und Wassergehalt des Leichnams variiert die Temperatur während der Kremation leicht. Sie wird von dem angeschlossenen Computer berechnet und beträgt durchschnittlich 1.100 °C.

Zeitgleich mit der Verbrennung des Leichnams werden die dabei entstehenden Rauchgase per Unterdruck in eine sogenannte Ausbrennkammer abgesaugt. Dort werden bei mindestens 850 °C die im Rauchgas enthaltenen Schadstoffe (z. B. Arzneimittelrückstände, Dioxine und Furane) vernichtet bzw. neutralisiert. Gemäß den Vorschriften des Bundes-Immissionsschutzgesetzes werden bei einer Einäscherung weder Rauch noch Schadstoffe oder Gerüche ausgestoßen.

Eine Kremation dauert je nach Größe und Zustand der Leiche zwischen 90 und 120 Minuten.

Nach der Kremation werden die Überreste der Verbrennung aus dem Ofen geholt und vorhandene Metallteile (z. B. künstliche Gelenke, Goldzähne, Sargbeschläge) entfernt. Nachdem die Asche und die noch vorhandenen Knochenreste abgekühlt sind (dies dauert etwa 30 Minuten), werden sie in einer elektrischen Mühle durch schwere Metallkugeln kleingemahlen. Das Gewicht der Asche eines Verstorbenen beträgt etwa 5 % seines vorherigen Körpergewichts. Zusammen mit den Resten der Sargverbrennung verbleiben zum Schluss etwa 3 bis 4 kg Asche, die zusammen mit dem vor der Verbrennung zugefügten Schamottstein in eine Kapsel aus Weißblech oder, für Bestattungen im Ruheforst, biologisch abbaubarem Material gefüllt wird. Auf der oberen Seite der Urnenkapsel werden neben der Einäscherungsnummer folgende Daten des Verstorbenen vermerkt: Vorname, Nachname, Geburtstag und -ort, Todestag und -ort sowie Einäscherungsdatum und -ort, meist auch noch der Name des Bestatters. Zum Schluss wird die Kapsel fest verplombt. Die Urnenkapsel wird für die spätere Beisetzung in eine individuell ausgesuchte, verwitterungsfähige Schmuckurne gegeben. Nach deren Auflösung verbleibt nur noch die ursprüngliche Urnenkapsel mit der Asche in der Erde.

Bestattungsarten

Kremationen ermöglichen neben der Beisetzung auf einem Friedhof viele verschiedene Formen der Bestattung, wie zum Beispiel das Verstreuen auf eigens dafür eingerichteten Streufeldern und die Beisetzung in Urnengrabstätten, Ruheforsten und auf See. Ebenso ist es möglich, im Ausland eine Ballon- oder eine Weltraumbeisetzung durchzuführen oder die

Asche zu einem Diamanten verarbeiten zu lassen (▶ Kap. 2.1.1 Verschiedene Bestattungsformen weltweit). In Deutschland ist der Bestattungs- und Friedhofszwang gesetzlich verankert (vgl. BestG NRW §14 vom 07.06. 2025)daher ist es nicht möglich, die Urne mit nach Hause zu nehmen und im eigenen Garten zu bestatten. In Nordrhein- Westfalen darf den Angehörigen die Urnenkapsel ausgehändigt werden, wenn sie sich schriftlich dazu verpflichten, diese beizusetzen (BestG NRW §15 (5) vom 07.06.2025). Das Ordnungsamt kontrolliert stichprobenartig, ob die Angehörigen dieser gesetzlichen Verpflichtung nachkommen.

EÄ-Nr.:__________ **Datum/Zeichen:**__________ **Gewicht:**______

Auftrag zur Feuerbestattung

Bestattungs-unternehmen

Verstorbener:

Name: Vorname:

Straße: PLZ/Ort:

Sterbedat./Ort Geb.Datum:

Beisetzungsort (Verwaltung/Friedhof/Reederei) **Termin der Beisetzung:**

Name:

Anschrift:

Klärung zur Identität durch den Bestatter

Die Identität des Verstorbenen wurde zweifelsfrei geklärt und korrekt dem Totenschein zugewiesen.

Ort, Datum, eigenhändige Unterschrift des Bestatters

Verantwortlicher/Totenfürsorgeberechtigter:

Als Verantwortlicher beauftrage ich die Einäscherung des Verstorbenen gemäß des BestG NRW.

Name: Vorname:

Straße: PLZ/Ort.

Willensbekundung: 1. Hiermit erklärt der Verantwortliche nach § 12 des BestG NRW, dass es der Wille des Verstorbenen war, eingeäschert zu werden. 2. Es befinden sich keine Wertgegenstände an dem Verstorbenen bzw. diese werden mit eingeäschert und können nicht zurückgegeben werden. Auf das Aneignungsrecht an den bei der Kremation verbleibenden Metallen (Metallprothesen ect.) wird verzichtet. Das Krematorium wird von allen Ansprüchen bezüglich der Wertgegenstände freigestellt. 3. Die Datenschutzerklärung der Feuerbestattungen Dülmen mit Hinweisen zur Datenverarbeitung wurde zur Kenntnis genommen.

Unterschrift des Verantwortlichen: ____________________

Anonyme Beisetzung über das Krematorium:

- ☐ Waldfrieden Horstmar-Alst
- ☐ Naturbestattung Venlo
- ☐ Seebestattungen Nordsee
- ☐ Urnenfriedhof Herne

Rechnungsanschrift:

- ☐ Bestatter
- ☐ Totenfürsorgeberechtigter
- ☐ Totenfürsorgeberechtigter z.Hd. Bestatter

Besonderheiten

- ☐ Verabschiedung

Abholung der Urne am **Versand** der Urne an

Datum **Unterschrift Auftraggeber/Bestatter**

Abb. 2.4: Antrag zur Feuerbestattung, mit freundlicher Genehmigung von Feuerbestattungen Dülmen GmbH & Co. KG

Zudem ist unter bestimmten Umständen das Beisetzen oder Verstreuen von Totenasche auf Privatgrundstücken oder öffentlichen Flächen möglich. In Bremen ist seit Anfang 2015 das Beisetzen von Totenasche auf Privatgrundstücken unter verschiedenen Voraussetzungen erlaubt (Freie Hansestadt Bremen 2025).

Kolumbarien

Die Beisetzung von Urnen in Kolumbarien ist in Deutschland mittlerweile an vielen Orten möglich. Der Begriff »Columbarium« stammt aus dem Lateinischen und bedeutet »Taubenschlag«. Im alten Rom wurden Grabkammern, in denen Urnen aufbewahrt wurden, wegen der optischen Ähnlichkeit mit Taubenschlägen so genannt. Kolumbarien werden zunehmend in nicht mehr genutzten Kirchen eingerichtet, Urnen können dort bis zu 30 Jahre lang aufbewahrt werden. Auf vielen Friedhöfen sind Urnenstelen zu finden, deren Kammern nach den Beisetzungen mit Abdeckplatten verschlossen werden, die den Namen und oft auch Geburts- und Sterbedatum des Verstorbenen tragen. Zudem ist meist auch eine kleine Blumenvase mit angebracht.

2.1.5 Bestattung im Friedwald/Ruheforst

Ein Ruheforst oder Friedwald ist ein für Urnenbestattungen vorgesehenes Waldgebiet. Bereits zu Lebzeiten kann ein Baum, unter dem man bestattet werden möchte, ausgesucht werden. Im Gegensatz zu Gräbern auf Friedhöfen, deren Nutzungsrecht nach 20–35 Jahren endet, liegt im Friedwald oder Ruheforst die Verweildauer bei 99 Jahren. Die Asche Verstorbener wird 2–3 Meter von einem Baumstamm entfernt in ca. 80 cm Tiefe beigesetzt. Auf Wunsch wird der Baum anschließend mit einer kleinen Tafel versehen, auf der Name und Daten des Verstorbenen vermerkt sind. Die Asche Verstobener, die in einem Ruheforst oder Friedwald beigesetzt werden soll, wird im Krematorium in speziell dafür vorgesehene biologisch abbaubare Urnenkapseln gefüllt, die vorwiegend aus gepresster Maisstärke, Holzpartikeln und Naturleim bestehen und sich innerhalb eines Jahres im Boden zersetzen.

2.1.6 Beisetzung auf See

Willenserklärung des Verstorbenen

Um eine Beisetzung auf See durchführen zu können, ist eine entsprechende Willenserklärung des Verstorbenen zu Lebzeiten notwendig. Hierbei ist es ratsam, eine formlose, möglichst handschriftliche Begründung mit ins Stammbuch zu legen, damit sie rechtzeitig entdeckt wird. Es können auch spezielle Vorsorgeverträge abgeschlossen werden.

Einer Beisetzung auf See geht immer eine Einäscherung voraus. Die Asche des Verstorbenen wird in einer Weißblechurnenkapsel vom Krematorium an die zuständige Reederei verschickt. Der Kapitän des Bestattungsschiffs oder ein Mitarbeiter der Reederei füllen die Asche dann auf dem Schiff in eine spezielle Seeurne um. Diese Seeurnen bestehen unter anderem aus Zellulose und gepresstem Sandstein und lösen sich nach dem

Versenken im Meer binnen weniger Stunden vollständig auf. Nach einer kurzen Zeremonie wird die Urne auf See beigesetzt, dabei wird sie zusammen mit einem Blumenkranz ins Wasser gelassen und die Schiffsglocke geläutet. Auf Wunsch können Angehörige bei der Beisetzung anwesend sein. Die genauen Koordinaten des Versenkungsorts werden in das Schiffslogbuch eingetragen. Auf Wunsch erhalten die Angehörigen eine Urkunde mit diesen Koordinaten und einen Auszug aus dem Logbuch des Beisetzungsschiffs.

Beisetzungen auf See sind in nahezu jedem Meer möglich. Sie dürfen allerdings nicht in der Dreimeilenzone der Bundesrepublik Deutschland, also dem bundesdeutschen Küstenmeer, sowie in Gewässern, in denen gefischt oder Wassersport betrieben wird, erfolgen. In Deutschland werden die Nord- und Ostsee, aber auch der Atlantik oder das Mittelmeer für Beisetzungen auf See bevorzugt.

2.1.7 Anonyme Beisetzung

Anonyme Beisetzungen werden zunehmend häufig gewünscht. Dies liegt nicht nur an den Kosten für traditionelle Bestattungen, sondern auch an den sich verändernden gesellschaftlichen Strukturen. Oft gibt es keine Angehörigen mehr oder diese wohnen weit entfernt und können sich nicht in ausreichendem Maße um ein Grab kümmern. Ein weiterer Grund ist, dass viele Menschen ihren Angehörigen die jahrelange Grabpflege nicht zumuten wollen. Zudem handelt es sich um eine sehr preiswerte Bestattungsart, da kein Grabstein gekauft werden muss und die Grabpflege gänzlich entfällt. Manchen Menschen ist es zudem gleichgültig, was nach ihrem Tod mit ihren sterblichen Überresten passiert. Wird eine anonyme Beisetzung gewünscht, muss der Verstorbene zu Lebzeiten eine entsprechende schriftliche Willenserklärung abgeben. Hierbei ist es ratsam, diese formlose schriftliche Begründung mit ins Stammbuch zu legen, damit sie rechtzeitig entdeckt wird. Bei Verstorbenen, die keine Angehörigen haben und anonym bestattet werden sollen, übernimmt ein Mitarbeiter des zuständigen Ordnungsamts das Ausfüllen der Willenserklärung. Einer anonymen Beisetzung geht in den meisten Fällen eine Einäscherung voraus; anonyme Erdbestattungen finden aus Kosten- und Platzgründen immer seltener statt. Entweder wird die Urne auf einer einfachen, eigens dafür bestimmten Wiese auf dem Friedhof begraben oder die Asche des Verstorbenen wird auf einem anonymen Urnenstreufeld verstreut. Der Ort wird den Angehörigen nicht mitgeteilt, in manchen Fällen wird ihnen auch nicht mitgeteilt, auf welchem Friedhof die Beisetzung stattfand. Eine weitere Möglichkeit ist eine sogenannte teilanonyme Beisetzung auf einem Gemeinschafts-Urnenfeld. Dabei werden die Namen der dort bestatteten Menschen in eine Gedenktafel eingraviert, unter die Angehörige Blumen und Kerzen stellen können.

2.1.8 Flugbeisetzung

Die Flugbeisetzung ist eine Kombination aus Luft- und Seebestattung. Die Voraussetzung für diese Art von Beisetzung ist natürlich eine Einäscherung. Die Asche wird von einem Kleinflugzeug oder Helikopter aus über der Nordsee, dem einzigen in Deutschland dafür zugelassenen Luftraum, ausgestreut. Eine entsprechende Willenserklärung des Verstorbenen und eine behördliche Genehmigung sind, ebenso wie bei einer Beisetzung auf See, auf jeden Fall notwendig. Angehörige können beim Verstreuen anwesend sein. Sie bekommen im Anschluss ein Dokument mit genauer Positions- und Zeitangabe der Ausstreuung und – auf Wunsch – auch die leere Urnenkapsel ausgehändigt.

2.1.9 Körperspende zu Lehr- und Forschungszwecken

Bei der Körperspende an ein anatomisches Institut wird der Körper des Verstorbenen zu Forschungs- oder Lehrzwecken verwendet. Eine Körperspende kann nur dann erfolgen, wenn der Verstorbene zu Lebzeiten einem von ihm gewählten Institut eine entsprechende schriftliche Erklärung abgegeben hat. Es handelt sich dabei nicht um einen Vertrag, sondern um eine Vereinbarung, die jederzeit auch ohne Angabe von Gründen durch den Körperspender – der bei Unterzeichnung der Vereinbarung volljährig sein muss – widerrufen werden kann. Jedes Institut hat dafür eigene Bestimmungen und Formulare. Zusammen mit der schriftlichen Vereinbarung wird ein Ausweis ausgehändigt, der die Maßnahmen beschreibt, die nach dem Tod eingeleitet werden müssen. Nach der Ankunft im anatomischen Institut wird der Leichnam zunächst konserviert. Die darauffolgenden anatomischen Untersuchungen dauern mehrere Monate, in einigen Fällen bis zu zwei Jahren. Im Anschluss daran wird der Körper eingeäschert und auf Kosten des Instituts zusammen mit der Asche anderer Körperspender sammelbestattet. Viele Institute veranstalten in diesem Rahmen Trauerandachten, zu denen auf Wunsch die Angehörigen eingeladen werden. Oft besteht für diese auch die Möglichkeit, die Asche ausgehändigt zu bekommen und selbst beisetzen zu lassen, die dafür anfallenden Kosten werden dann allerdings nicht übernommen. Die meisten an Hochschulen angeschlossenen medizinischen Fakultäten unterhalten Institute, die Körperspenden annehmen. Körperspender bzw. deren Hinterbliebene erhalten keine finanzielle Vergütung oder sonstigen Zuwendungen.

2.1.10 Körperspende zur Plastination

Körperwelten

Dr. Gunther von Hagens entwickelte mit der Plastination ein Verfahren, mit dem Präparate von Organen, Körperteilen oder ganzen Körpern angefertigt werden. Durch die Ausstellung »Körperwelten« wurde die Plastination weltweit bekannt. Das bislang einzige kommerzielle Institut für Plastination wurde 1993 von Gunther von Hagens gegründet und befindet sich in Heidelberg. Es stellt menschliche Präparate für die Aus- und Weiterbildung von medizinischem Fachpersonal sowie für die allgemeine medizinische und gesundheitliche Aufklärung der Bevölkerung her. Diese Plastinate werden zu Lehrzwecken an medizinische Fakultäten verliehen, nicht aber an Privatpersonen. Für die Registrierung als Körperspender zur Plastination muss zu Lebzeiten ein beim Institut angefordertes Formular ausgefüllt und unterschrieben werden. Sollten die Angehörigen dem nicht zustimmen, ist eine notarielle Beglaubigung des Formulars notwendig. Der angehende Körperspender bekommt daraufhin einen speziellen Spenderausweis. Die Verfügung des Körperspenders zur Plastination ist kein Vertrag, sondern eine Willensbekundung, die jederzeit ohne Angabe von Gründen von beiden Seiten widerrufen werden kann. Im Todesfall muss das Institut telefonisch benachrichtigt werden, das dann die Überführung innerhalb Deutschlands organisiert. Die Hinterbliebenen tragen die Kosten für notwendige Beurkundungen (Totenschein, Sterbeurkunde) und ggf. die Kosten für die vorübergehende Überführung des Leichnams in eine Leichenhalle. Weitere Kosten entstehen ihnen nicht, allerdings bekommen die Angehörigen auch keinerlei finanzielle Entschädigung. Da immer der gesamte Körper zur Plastination verwendet wird, ist eine spätere Beisetzung nicht verwendeter Körperteile des Spenders nicht möglich. Eine vorherige Organspende ist kein Hinderungsgrund für eine nachfolgende Plastination, eine Obduktion darf jedoch nicht stattgefunden haben.

2.2 Farben- und Blumensymbolik

Bedeutung von Pflanzen

Die Pflanzen auf Friedhöfen sind voller Symbolik und kultureller Bedeutung, die sich über Jahrhunderte entwickelte. Blumenschmuck auf Gräbern hat eine bis in die Antike reichende Tradition. Die alten Römer feierten ein Rosenfest, an dem die Gräber üppig mit Rosen geschmückt wurden. Von der Antike bis zur Mitte des 19. Jahrhunderts gab es auf Friedhöfen vor allem Nutzbäume, deren Ernte für die Pfarrer und Totengräber bestimmt war. Diese Bäume hatten dennoch besondere Bedeutungen: der *Kirschbaum* symbolisierte das Paradies, der *Apfelbaum* den Sündenfall und der *Nussbaum* verkörperte Leib und Seele. *Wacholder* und Holunder sollten die Verstorbenen vor bösen Mächten schützen. Treue und Hoffnung auf ewiges Leben werden mit *immergrünen Pflanzen*, wie zum Beispiel Efeu, verbunden. *Lila* ist die Farbe der Kirche. Weiße Blumen, besonders *Lilien* und *Nelken*, stehen für Frieden, Unschuld und Reinheit. *Ringelblumen* symbolisieren die Trauer der Hinterbliebenen um den Verstorbenen. *Mohnblumen* gelten als Sinnbild des sanften Todes. Da sie sich stets zur Sonne hinwenden, stehen *Mimosen* und *Sonnenblumen* traditionell für die sich Gott zuwendende Seele. *Blautöne* stehen für die Treue. *Rote Rosen* und *Nelken* symbolisieren die Liebe – je dunkler das Rot, desto größer die Zuneigung.

Der *Trauerkranz*, der keinen Anfang und kein Ende hat, steht für die Unendlichkeit und die Unsterblichkeit der Seele. Gelbe Blumen, insbesondere *Narzissen*, werden oft mit Eitelkeit und Neid in Verbindung gebracht und daher nicht so häufig verwendet. Im überwiegend katholischen Mexiko ist Gelb hingegen die wichtigste Trauerfarbe. Anfang November werden dort Gabentische mit Speisen und Getränken für die Toten aufgebaut. Da in Mexiko geglaubt wird, dass für Tote die Farbe Gelb am besten sichtbar ist, wird der Weg zu diesen sogenannten Ofrendas mit gelben Tagetes ausgelegt (Roth 2008).

Farben der Trauerkleidung

In Europa hat sich die Farbe der Trauerkleidung im Laufe der Jahrhunderte geändert. Im frühen Christentum trug man weiße Kleidung, da der Ausdruck von Trauer um die Toten nicht zu den Begräbnisritualen gehörte. Es wurde daran geglaubt, dass die Toten bei Gott ihre endgültige Erlösung erwarte und ein Todesfall somit Anlass zur Freude sei. Vor allem im Mittelalter nahm die Furcht vor dem Tod zu. Die Menschen glaubten, durch das Tragen von schwarzer Kleidung vom Tod, der einen vielleicht verfolgen könnte, nicht erkannt zu werden. Seither ist hierzulande das Tragen schwarzer oder zumindest dunkler Trauerkleidung üblich. Schwarz löscht alle anderen Farben aus und symbolisiert die Auslöschung des Lebens. Weiß hingegen gilt als Farbe der Auferstehung, daher wird hierzulande Verstorbenen, die nicht in ihrer eigenen Kleidung bestattet werden, ein weißes Totenhemd angezogen und eine weiße Totendecke übergelegt. In anderen Kulturen ist Weiß eine Trauerfarbe, besonders in Kulturen, in denen die Farbe Schwarz ein Fruchtbarkeitssymbol ist, z. B. in vielen Ländern Asiens und Afrikas.

2.3 Überführung eines Leichnams ins Ausland

In manchen Fällen besteht der Wunsch (seitens der Angehörigen oder durch eine entsprechende Verfügung des Verstorbenen zu Lebzeiten), den Verstorbenen in seiner Heimat bestatten zu lassen. Am ratsamsten für die Angehörigen ist es, sich an ein Bestattungsunternehmen zu wenden, das Erfahrung mit Überführungen von Verstorbenen ins Ausland hat. Viele Familien, besonders türkische, jüdische und griechische, haben Versicherungen abgeschlossen, welche die Kosten für eine Auslandsüberführung abdecken.

Mehrsprachiger Leichenpass

Für eine Auslandsüberführung ist ein mehrsprachiger Leichenpass erforderlich. Um diesen zu erhalten, muss ein Arzt zunächst den Totenschein ausstellen und darauf zusätzlich den Ausschluss bestimmter ansteckender Krankheiten (▶ Abb. 2.5b) bescheinigen. Dieses Formular wird zusammen mit der Sterbeurkunde und einer Bescheinigung über die vorschriftsgemäße Einsargung des Leichnams dem zuständigen Ordnungsamt abgegeben, das daraufhin den Leichenpass ausstellt. Bei Anhaltspunkten für einen nicht natürlichen Tod wird zusätzlich die Genehmigung der Staatsanwaltschaft oder des zuständigen Amtsrichters zur Bestattung benötigt.

Berliner Abkommen

Laut dem »Berliner Abkommen« (Internationales Abkommen über Leichenbeförderung, RGBl 1938 II, S. 199) darf die Überführung eines Verstorbenen, der an Pest, Cholera, Pocken oder Fleckentyphus litt, erst nach frühestens einem Jahr erfolgen. Häufig wird von den Angehörigen vor der Überführung eine Einbalsamierung gewünscht, denn bei einem einbalsamierten Leichnam kann die Verwesung um bis zu vier Wochen verzögert werden. Dies ist beispielsweise ratsam, wenn ein Leichnam in einem warmen Klima tage- oder wochenlang unbestattet bleibt, bis alle Verwandten zur Beisetzung angereist sind.

Transport

Des Weiteren ist es nach dem Berliner Abkommen (§ 3) sowie dem Infektionsschutzgesetz (§ 15) Vorschrift, den Leichnam in einem wasserdichten, luftdicht verschlossenen Zinksarg zu transportieren. In diesen Zinksärgen ist ein etwa 20 cm breites Glasfenster in Kopfhöhe eingearbeitet, damit das Gesicht des Toten zu erkennen ist und er so durch den Zoll identifiziert werden kann. Der Boden des Zinksargs muss mit einer etwa 5 cm dicken Schicht aus säurebindendem Stoff (z. B. Sägemehl) und mit einem diesem Stoff zugesetzten antiseptischen Mittel versehen sein. Bei einer ansteckenden Erkrankung muss der Leichnam zusätzlich in ein mit antiseptischer Lösung getränktes Leichentuch eingewickelt werden. Der Zinksarg wird nach dem Einsargen des Leichnams zugelötet und in einen Überführungssarg gelegt. Da ein Sarg bei einer Überführung ins Ausland nicht als solcher erkennbar sein darf, muss er entweder zusätzlich speziell verpackt (z. B. mit Jutesäcken) oder in einer Überführungskiste (einer neutralen Holzkiste) transportiert werden. In jedem Fall muss der Zinksarg in dem Behältnis so befestigt werden, dass er sich darin nicht bewegen kann. Eine Beerdigung, bei der ein Verstorbener in dem Zinksarg verbleibt, ist nur in bestimmten Ländern gesetzlich vorgeschrieben, etwa in Marokko. In anderen Ländern, wie zum Beispiel der Türkei, werden die Verstorbenen vor der Beisetzung aus dem Zinksarg herausgenommen.

Abb. 2.5a:
Der Leichenpass, S. 1, © W. Kohlhammer GmbH

Staat: BUNDESREPUBLIK DEUTSCHLAND État: RÉPUBLIQUE FÉDÉRALE D'ALLEMAGNE State: FEDERAL REPUBLIC OF GERMANY Estado: REPÚBLICA FEDERAL DE ALEMANIA Stato: REPUBBLICA FEDERALE DI GERMANIA Staat: BONDSREPUBLIEK DUITSLAND Devlet: FEDERAL ALMANYA CUMHURIYETI Država: SAVEZNA REPUBLIKA NJEMAČKA Estado: REPÚBLICA FEDERAL DA ALEMANHA Χώρα: ΟΜΟΣΠΟΝΔΙΑΚΗ ΔΗΜΟΚΡΑΤΙΑ ΤΗΣ ΓΕΡΕΜΑΝΙΑΣ	Bezeichnung der Behörde
Leichenpass Carte mortuaire - Corpse transport permit - Pasaporte para cadaver - Passaporto Mortuario - Lijkepas - Ölü Gecis Belgesi - Mrtvacki pasos - Autorização de transporte de cadaver - Αδεια μετάφορας σωρού	
Nachdem alle gesetzlichen Vorschriften über die Einsargung beachtet worden sind, soll die Leiche von Les dispositions légales concernant la mise en bière ayant été respectées, le corps de - Having been put in the coffin in compliance with all the legal regulations pertaining to same, the remains of - Observadas todas las prescripciones legales sobre el amortajamiento, el cadáver de - Essendo state compiute tutte le prescrizioni legali relative al confezionamento del feretro, la salma di - Wanneer alle wettelijke voorschriften aangaande het kisten zijn nagekomen, dient het lichaam van - Tabutlama hususunda tüm yasal mevzuata uyulduktan sonra, ceset 'den - Poslije uvažavanja svih zakonskih propisa o stavljanju u lijes, transportirat će se mrtvo tijelo - Após a observaçáo estricta de todas as prescrições legais referente ao amortalhamento, o cadáver de - Εχοντας τηρήσει τις διαδικασίες που προβλέπονται από τον Νόμο, τοποθετήκε στο φέρετρο η σωρός του	
Familienname, ggf. Geburtsname, Vornamen des Verstorbenen nom de famille, le cas échéant nom de jeune fille, prénoms du défunt - family name or name at birth, first name of the deceased - apellido, nombre de nacimiento, nombres del fallecido - cognome, eventualmente cognome di nascita, nome del defunto - familienam, evt. meisjesnaam, voornamen van de overledene - ölünün soyadı, gerektiğinde doğuştaki, soyadı, adları - prezime, svtl. rođeno ime, imena umrloga - apelido, evt. nome de solteira, nome próprio do defunto - επώνυμο, γένος επί εγγάμων γυναικών, όνομα	
verstorben am décédé le - who died on - fallecido el - morto il - gestorven op - ölüm tarihi - umrlog/umrle dana - morto a - θανών/θανούσα την	
in à -in - en - a - in ölüm yeri - u - em - εις	
an (Todesursache) 1) 2) de (cause du décès) - of (cause of death) - de (causa de la defunción) - di (causa della morte) - op (doodsoorzaak) - ölüm nedeni - od (razlog smrti) - de (causa da morte) - από (αιτία θανάτου)	
im Alter von Jahren (wenn möglich genaues Geburtsdatum) à l'age de ans (mentionner si possible la date de naissance exacte) - at the age of years (if possible please give the exact date of birth) - de años de edad (si posible, indicar fecha de nac. exacta) - di anni (indicare la data di nascita, se possibile) - op de leeftijd van (indien mogelijk precieze geboortedatum) - kaç yaşında öldüğü (mümkünse tam olarak doğum tarihi) - u starosti od godina (po mogućnosti točan datum rođenja) - na idade de (indicar aquí, se for possível, a data exacta de nascimento) - σε ηλικία (να αναφερθεί η ημερομηνία γεννήσεως)	
durch (Beförderungsmittel) doit être transféré (mode de transport) - shall be transported by (means of transport) - debe ser transportado por (medio de transporte) - verrà trasportata tramite (mezzo di trasporto) - door (transportmiddel) - ne ile naklolunduğu - sa prevozno sredstvo - será transportado por (meio de transporte) - θα μεταφερθεί (μέσον μεταφοράς)	
von (Absendeort) de (lieu de départ) - from (place of dispatch) - de (lugar de despacho) - da (luogo di partenza) - van (plaats van verzending) - nereden gönderildiği - od (mjesto odašiljanja) - de (lugar de expediçao) - από (τόπος εκκινησεως)	
über (Strecke) via (route) - via (state route) - a través de (a trayecto) - via (strada da percorrere) - via (naar traject) - gönderildiği yol (güzergâh) - preko u relacija - via para - διασχίζοντας)	
nach (Bestimmungsort) befördert werden. à (lieu de destination) - to (point of destination) - lugar de destino - luogo di destinazione - plaats van bestemming getransporteerd te worden - gideceği yer - odredište - lugar de destino final - εις (ακριβή τόπο προορισμού)	
Da diese Leichenbeförderung genehmigt ist, werden alle Behörden der Länder, auf deren Gebiet der Transport stattfinden soll, gebeten, ihn frei und ungehindert passieren zu lassen. Étant donné que le transfert du corps est autorisé, toutes les autorités des pays sur le territoire desquels le transport circulera sont priées de le laisser se déplacer librement et de ne pas entraver sa circulation. - Permission has been granted for the transport of this corpse. All authorities in the countries/states through which the remains are to be transported are, therefore, requested to allow it to pass freely and unhindered. - Dado que este transporte de cadáver está autorizado, se ruega a las autoridades de los países por donde deba pasar el transporte dejarlo pasar libremente y sin impedimentos. - Trattandosi di un trasporto di salma autorizzato, tutte le autorità die paesi di transito sono pregate di farlo passare liberamente e senza alcun impedimento. - Aangezien dit lijktransport wird goedgekeurd, wordt aan alle instanties der landen, op wier gebied het transport dient te geschieden, verzocht, dit vrijelijk en ongehinderd te laten passeren. - Cesedin nakline müsaade olunduğundan, naklıyatın yapıldığı ülkelerin resmi makamlarından, cenazeyi serbest olarak ve engellemeksizin geçirtme hususu rica olunmktadır. - Kako je transport mrtvog tijela odobren, umoljavaju se svi organi vlasti zemalja, preko čijeg će se područja vršiti transport, da ga se pusti slobodno i nesmetano proći. - Tratando-se no caso do presente transporte de um transporte de cadáver autorizado, roga-se a todas as entidades oficiais dos paises por cujo território o transporte será efectuado, que o deixem passar livremente. - Δεδομένου ότι για την μεταφορά της παρούσης σωρού έχει χορηγηθεί άδεια, παρακαλούνται οι Αρχές των χωρών επί του εδάφους των οποίων θα πραγματοποιηθεί η μεταφορά να την επιτρέψουν ακωλύτως και ελευθέρως.	
Ort, Datum (Siegel)	

Abb. 2.5b: Der Leichenpass, S.2, © W. Kohlhammer GmbH

Fußnoten zur Angabe der Todesursache

1) Die Angabe der Todesursache ist nur zulässig, wenn der Bestattungspflichtige sein Einverständnis erklärt hat; sie sollte auch in Englisch oder Französisch angegeben werden.

2) Ist die Angabe der Todesursache nicht möglich, so ist auf dem Leichenpass anzugeben, ob die Person eines natürlichen Todes oder an einer nicht ansteckenden Krankheit verstorben ist. Starb die Person an einer ansteckenden Krankheit, so sollte diese Tatsache angegeben werden.

Dieser Leichenpass ist nach den Bedingungen des europäischen Übereinkommens für die Überführung von Leichen, insbesondere der Art. 3 und 5 (vgl. den folgenden Auszug) ausgestellt und entspricht dem Internationalen Abkommen über die Leichenbeförderung (Berliner Abkommen vom 10. Februar 1937, RGBl II, S. 199).

Europäisches Übereinkommen über die Überführung von Leichen (Auszug):

Artikel 3

1. Jeder Leiche muss während der Überführung ein besonderes Dokument (*Leichenpass*) beigegeben werden, das von der zuständigen Behörde des Absenderstaates ausgestellt wird.

2. Der Pass muss wenigstens die in dem als Anlage zu diesem Übereinkommen beigefügten Muster aufgeführten Angaben enthalten; er ist in der Amtssprache oder einer der Amtssprachen des Ausstellungsstaates und in einer der Amtssprachen des Europarates abzufassen.

Artikel 5

Der Pass wird von der zuständigen Behörde, auf die in Artikel 8 dieses Übereinkommens Bezug genommen wird, ausgestellt, nachdem sie sich vergewissert hat:

a) dass alle ärztlichen, gesundheits- und verwaltungsmäßigen sowie rechtlichen Forderungen der in dem Absendestaat gültigen Regelungen betreffend die Leichenbeförderung und – wenn angebracht – die Beisetzung und die Ausgrabung erfüllt worden sind;

b) dass die Überreste in einen Sarg gelegt worden sind, der die in Artikel 6 und 7 dieses Übereinkommens aufgestellten Forderungen erfüllt;

c) dass der Sarg nur die Überreste der in dem Pass genannten Person und solche persönlichen Gegenstände enthält, die mit der Leiche beigesetzt oder eingeäschert werden sollen.

European Agreement on the Transfer of Corpses (excerpt):

Article 3

1. Any corpse shall, during the transfer, be accompanied by a special document (*laissez-passer* for a corpse) issued by the competent authority of the State of departure.

2. The laissez-passer shall include at least the information set out in the model annexed to the present Agreement; it shall be made out in the official language or one of the official languages of the State in which it was issued and in one of the official languages of the Council of Europe.

Article 5

The laissez-passer is issued by the competent authority referred to in Article 8 of this Agreement, after it has ascertained that:

a) all the medical, health, administrative an legal requirements of the regulations in force in the State of departure relating to the transfer of corpses and, where appropriate, burial and exhumation have been complied with;

b) the remains have been placed in a coffin which complies with the requirements laid down in Articles 6 an 7 of this Agreement;

c) the coffin only contains the remains of the person named in the laissez-passer and such personal effects as are to be buried or cremated with the corpse.

Abb. 2.5c: Der Leichenpass, S. 3, © W. Kohlhammer GmbH

Hinweise zur Datenverarbeitung und Datenschutzerklärung der

Feuerbestattungen Dülmen GmbH & Co. KG

Erhebung und Speicherung personenbezogener Daten, Art und Zweck von deren Verwendung

Wenn Sie uns beauftragen möchten ist es erforderlich, dass folgende Daten angegeben werden, damit wir den Auftrag bei uns anlegen und bearbeiten können:
Anrede, Vor- und Nachname, Wohnanschrift, Geburts- und Sterbedatum, jeweils betreffend den Verstorbenen;
Vor- und Nachname, Wohnanschrift, Telefonnummer, jeweils betreffend den Auftraggeber.
Ohne Angabe dieser Daten sind wir nicht in der Lage einen Einäscherungsauftrag auszuführen

Weitere Angaben können freiwillig getätigt werden. Diese Datenverarbeitung erfolgt nach Art. 6 Abs. 1 S. 1 lit. a DSGVO auf Grundlage einer freiwillig erteilten Einwilligung. Die Bereitstellung der vorgenannten personenbezogenen Daten ist nicht gesetzlich oder vertraglich vorgeschrieben, wird aber benötigt, wenn Sie mit uns einen Vertragsabschluss beabsichtigen, der ansonsten auf diesem Wege nicht möglich ist. Die von uns erhobenen personenbezogenen Daten werden unter Beachtung etwaiger gesetzlicher Aufbewahrungs- und Speicherfristen nach Erledigung des Zwecks ihrer Überlassung automatisch gelöscht.

Weitergabe von Daten an Dritte

Eine Übermittlung Ihrer persönlichen Daten an Dritte zu anderen als den im Vorstehenden aufgeführten Zwecken findet nicht statt. Ihre persönlichen Daten geben wir nur an Dritte weiter, wenn Sie Ihre nach Art. 6 Abs. 1 S. 1 lit. a DSGVO ausdrückliche Einwilligung dazu erteilt haben, die Weitergabe nach Art. 6 Abs. 1 S. 1 lit. f DSGVO zur Geltendmachung, Ausübung oder Verteidigung von Rechtsansprüchen erforderlich ist und kein Grund zur Annahme besteht, dass Sie ein überwiegendes schutzwürdiges Interesse an der Nichtweitergabe Ihrer Daten haben, für den Fall, dass für die Weitergabe nach Art. 6 Abs. 1 S. 1 lit. c DSGVO eine gesetzliche Verpflichtung besteht, sowie dies gesetzlich zulässig und nach Art. 6 Abs. 1 S. 1 lit. b DSGVO für die Abwicklung von Vertragsverhältnissen mit Ihnen erforderlich ist.

Ihre Rechte als Betroffener

Gemäß Art. 15 DSGVO können Sie Auskunft über Ihre von uns verarbeiteten personenbezogenen Daten verlangen. Insbesondere können Sie Auskunft über die Verarbeitungszwecke, die Kategorie der personenbezogenen Daten, die Kategorien von Empfängern, gegenüber denen Ihre Daten offengelegt wurden oder werden, die geplante Speicherdauer, das Bestehen eines Rechts auf Berichtigung, Löschung, Einschränkung der Verarbeitung oder Widerspruch, das Bestehen eines Beschwerderechts, die Herkunft ihrer Daten, sofern diese nicht bei uns erhoben wurden, sowie über das Bestehen einer automatisierten Entscheidungsfindung einschließlich Profiling und ggf. aussagekräftigen Informationen zu deren Einzelheiten verlangen. Gemäß Art. 16 DSGVO können Sie die unverzügliche Berichtigung unrichtiger oder die unverzügliche Vervollständigung Ihrer bei uns gespeicherten personenbezogenen Daten verlangen. Gemäß Art. 17 DSGVO können Sie die Löschung Ihrer bei uns gespeicherten personenbezogenen Daten verlangen, soweit nicht die Verarbeitung zur Ausübung des Rechts auf freie Meinungsäußerung und Information, zur Erfüllung einer rechtlichen Verpflichtung, aus Gründen des öffentlichen Interesses oder zur Geltendmachung, Ausübung oder Verteidigung von Rechtsansprüchen erforderlich ist. Gemäß Art. 18 DSGVO können Sie die Einschränkung der Verarbeitung Ihrer personenbezogenen Daten verlangen, soweit die Richtigkeit der Daten von Ihnen bestritten wird, die Verarbeitung unrechtmäßig ist, Sie aber deren Löschung ablehnen und wir die Daten nicht mehr benötigen, Sie jedoch diese zur Geltendmachung, Ausübung oder Verteidigung von Rechtsansprüchen benötigen oder Sie gemäß Art. 21 DSGVO Widerspruch gegen die Verarbeitung eingelegt haben. Gemäß Art. 20 DSGVO können Sie Ihre personenbezogenen Daten, die Sie uns bereitgestellt haben, in einem strukturierten, gängigen und maschinenlesebaren Format erhalten oder die Übermittlung an einen anderen Verantwortlichen verlangen. Gemäß Art. 7 Abs. 3 DSGVO können Sie Ihre einmal erteilte Einwilligung jederzeit gegenüber uns widerrufen. Dies hat zur Folge, dass wir die Datenverarbeitung, die auf dieser Einwilligung beruhte, für die Zukunft nicht mehr fortführen dürfen. Gemäß Art. 77 DSGVO können Sie sich bei einer Aufsichtsbehörde beschweren. In der Regel können Sie sich hierfür an die Aufsichtsbehörde Ihres üblichen Aufenthaltsortes oder unseres Unternehmenssitzes wenden.

Widerspruchsrecht

Sofern Ihre personenbezogenen Daten auf Grundlage von berechtigten Interessen gemäß Art. 6 Abs. 1 S. 1 lit. f DSGVO verarbeitet werden, haben Sie das Recht, gemäß Art. 21 DSGVO Widerspruch gegen die Verarbeitung Ihrer personenbezogenen Daten einzulegen, soweit dafür Gründe vorliegen, die sich aus Ihrer besonderen Situation ergeben oder sich der Widerspruch gegen Direktwerbung richtet. Im letzteren Fall haben Sie ein generelles Widerspruchsrecht, das ohne Angabe einer besonderen Situation von uns umgesetzt wird. Möchten Sie von Ihrem Widerrufs- oder Widerspruchsrecht Gebrauch machen, genügt eine Mitteilung per E-Mail oder Fax.

Name und Kontaktdaten des für die Verarbeitung Verantwortlichen

Diese Datenschutz-Information gilt für die Datenverarbeitung durch:
Feuerbestattungen Dülmen GmbH & Co. KG, Grote Busch 10, 48249 Dülmen,
Tel. +49 (0)25 94 – 89 32 703, Fax + +49 (0)25 94 / 89 32 339, info@fb-duelmen.de.de

Wir behalten uns vor, diese Datenschutzerklärung den aktuellen tatsächlichen und rechtlichen Erfordernissen anzupassen. Sie können die jeweils aktuelle Datenschutzerklärung jederzeit auf unserer Website https://www.fb-duelmen.de abrufen und ausdrucken oder bei uns anfordern.

Stand: 25.05.2018

2.4 Thanatologie

2.4.1 Hintergründe

Viele Verstorbene, die ins Ausland überführt werden, müssen aufgrund internationaler gesetzlicher Bestimmungen vorher einbalsamiert werden. Sinn des Einbalsamierens ist es, den direkt nach dem Tod einsetzenden natürlichen Verwesungsprozess deutlich zu verzögern. Ein einbalsamierter Leichnam kann etwa zwei Wochen, bei zusätzlicher Kühlung bis zu vier Wochen lang sehr gut erhalten bleiben. Ein Thanatopraktiker ist jedoch nicht nur auf das Einbalsamieren von Verstorbenen spezialisiert, sondern auch auf das Kaschieren von Entstellungen durch Krankheiten (z. B. Tumore im Gesichtsbereich) und Verletzungen (z. B. nach Unfällen). So können entstellte Verstorbene für ihre Hinterbliebenen ansehnlicher hergerichtet werden.

Heutzutage ist die Einbalsamierung vor allem in den USA, Großbritannien und Frankreich, wo die tagelange offene Aufbahrung von Verstorbenen üblich ist, gängige Praxis. Die Trauernden treten sehr nahe an den Sarg heran, oftmals wird der Verstorbene berührt und umarmt.

In den weitaus meisten Bundesstaaten der USA ist die Bestattung innerhalb weniger Tage nach Eintritt des Todes nicht gesetzlich vorgeschrieben. Oft vergehen zwischen dem Eintritt des Todes und der Beisetzung mehr als 14 Tage, da den häufig weit entfernt in anderen Bundesstaaten lebenden Angehörigen und Freunden ausreichend Zeit gegeben wird, zur Verabschiedung anzureisen. In diesem Zeitraum kann der im Bestattungsinstitut offen aufgebahrte Verstorbene jederzeit besucht werden, die Trauerfeier findet ebenfalls am offenen Sarg statt. Die typischen Veränderungen des Körpers nach dem Tod sowie die durch die natürliche Verwesung eintretende Geruchsentwicklung würden bei einer langen Aufbahrungszeit Entsetzen bei allen Beteiligten hervorrufen.

2.4.2 Geschichte

Die Praxis der Einbalsamierung ist viele tausend Jahre alt. In frühen Zeiten glaubte man, Verstorbene müssten möglichst intakt auf die »lange Reise ins Jenseits« gehen. Am bekanntesten sind die Mumien des alten Ägypten. Bereits seit dem 3. Jahrtausend v. Chr. balsamierten die alten Ägypter ihre Toten mit Sachkenntnis und hervorragenden Ergebnissen ein. Auch die alten Assyrer, Perser, Äthiopier, Peruaner und Chinesen konservierten mit verschiedenen Arten der Einbalsamierung erfolgreich ihre Verstorbenen. Schon Jakob und Josef wurden in Ägypten einbalsamiert (Die Bibel: 1. Buch Mose 50: 2, 3 und 26). Zur damaligen Zeit wurde ein Leichnam zunächst 30 Tage lang in Natron eingelegt, wodurch ihm die Feuchtigkeit entzogen wurde. Im Anschluss daran wurden Hirn und Eingeweide entfernt und der Leichnam 40 Tage lang zwecks Konservierung mit Harzen und Gewürzen gesalbt, zum Schluss wurde er bandagiert und in einen Sarg gelegt. Noch heute kann man in vielen Museen ägyptische Mumien besichtigen. Im antiken Judentum wurden Verstorbene mit in Gewürzen eingelegten Bandagen umwickelt, um Verwesung fördernden Luftkontakt zu verhindern. Nikodemus und Joseph von Arimathia wickelten Jesus in Leinentücher, denen Myrrhe und Aloe beigefügt war (Die Bibel: Evangelium nach Johannes 19: 39 und 40). Mitte des 19. Jahrhunderts entdeckte der niederländische Anatom Frederik Ruysch (1638–1731), der auch heute noch als einer der besten Präparatoren aller Zeiten gilt, eine Methode, um Verstorbenen konservierende Flüssigkeiten in die Blutgefäße zu injizieren. Jean Nicolas Gannal (1791–1852), Chemiker und Offizier in Napoleons Grande Armee, entwickelte auf der Grundlage von Frederik Ruyschs Methode ein Verfahren, das die Verwesung von Leichen monatelang verzögerte und somit ermöglichte, dass Napoleons gefallene Soldaten auf dessen Wunsch hin nach Frankreich zurückgebracht und dort bestattet werden konnten. Das von Gannal verfasste Buch »Geschichte des Einbalsamierens« wurde 1840 ins Englische übersetzt, woraufhin sich die von ihm beschriebene Methode zur Konservierung in den USA und Großbritannien Verbreitung fand.

Bürgerkriege in den USA

Während der Bürgerkriege in den USA wurde eine große Anzahl von Gefallenen per Bahn und Kutsche in ihre Heimat transportiert. Durch die großen Entfernungen dauerten diese Transporte oftmals viele Wochen, in denen die Särge mehrmals umgeladen werden mussten und dadurch oft stark beschädigt wurden. Daraufhin traten aus den beschädigten, einfachen Särgen, in denen sich verwesende Leichen befanden, Flüssigkeiten aus, die einen unerträglichen Geruch verbreiteten. Das Bahnpersonal weigerte sich, sie zu verladen. Dies veranlasste Militär- und Landärzte dazu, vor den Transporten ohne großen Aufwand durchführbare Einbalsamierungen an den Leichnamen vorzunehmen. Sie entleerten die Hohlorgane und füllten sie im Anschluss mit konservierenden, wohlriechenden Substanzen. Im Laufe der Zeit wurden elektromechanische Geräte entwickelt, mit denen geschulte Thanatopraktiker Körperflüssigkeiten durch Konservierungsstoffe ersetzen konnten. Bis ins 20. Jahrhundert wurden die Leichname vieler berühmter Persönlichkeiten – die bekanntesten sind Lenin, Kaiser Franz Josef I. und Mao Tse Tung – mehr oder weniger perfekt konserviert.

Ausbildung zum Thantopraktiker

Die Ausbildung zum Thantopraktiker erfolgt heutzutage vor allem in England und den USA; der amerikanische Standard der Thanatologie gilt als weltweit führend. Die Ausbildung ist ebenso wie die dafür benötigten Instrumente kostspielig. Ein Thanatologe muss über sehr gute anatomische Kenntnisse und großes Fachwissen hinsichtlich der verwendeten Chemikalien und Einbalsamierungstechniken verfügen.

2.4.3 Praxis

Ablauf

Der unbekleidete Leichnam wird auf einen Behandlungstisch (zumeist aus Edelstahl) mit einem Ablauf für Flüssigkeiten gelegt. Zu Beginn wird der gesamte Körper mit einer desinfizierenden Lösung abgewaschen, um Reste von Körperflüssigkeiten zu entfernen, Wunden zu säubern und eventuell vorhandene Operationsrückstände zu beseitigen. Dabei löst der Thanatopraktiker durch intensive Bewegung und Massage des Leichnams vorsichtig die Leichenstarre. Ein eventuell vorhandener Herzschrittmacher wird entfernt und die entstandene Wunde durch eine chirurgische Naht wieder verschlossen. Dies gilt vor allem für Verstorbene, die zu einer späteren Einäscherung vorgesehen sind, was nach einer vorherigen Einbalsamierung jedoch sehr selten der Fall ist. Reinigende und geruchbindende Flüssigkeiten werden in die Körperöffnungen gefüllt und diese dann durch Nähte oder Klebstoff verschlossen. Im Anschluss werden die noch im Leichnam befindlichen Körperflüssigkeiten gegen eine Einbalsamierungsflüssigkeit (eine Mischung, die im Wesentlichen aus Alkohol und Formaldehyd auf Wasserbasis besteht) ausgetauscht. Dies geschieht mithilfe einer speziellen Einbalsamierungspumpe, die das Ein- und Ausleiten von Flüssigkeiten über Schläuche und Kanülen ermöglicht. Diese Pumpe leitet in einem bestimmten Takt die Einbalsamierungsflüssigkeit über die Arteria Carotis in den Körper ein, während über die Vena Jugularis das im Leichnam befindliche Blut abgeleitet wird. Der Thanatopraktiker unterstützt diesen Prozess durch intensive Massage des Körpers, um sicherzustellen, dass die Einbalsamierungsflüssigkeit auch in kleinste Blutgefäße fließen kann. Im nächsten Schritt wird die Bauchhöhle etwa 5 cm über dem Bauchnabel und 5 cm nach rechts versetzt mit einem Trokar perforiert. Mittels eines Aspirators werden Brust- und Bauchraum sowie die Hohlorgane des Körpers entlüftet und von Flüssigkeiten (z. B. Mageninhalt) befreit. Danach wird mit einer Einleitungspumpe hochkonzentrierte Einbalsamierungsflüssigkeit eingefüllt. Die kleine Einstichstelle wird anschließend vernäht, verklebt oder mit einem speziellen Pflaster verschlossen. Als nächstes wird bei der hypodermalen oder subkutanen Einbalsamierung Einbalsamierungsflüssigkeit an wunden oder deformierten Stellen und um Hämatome herum direkt unter die Haut injiziert.

Falls die Gefahr besteht, dass Flüssigkeiten aus dem Rachenraum aufsteigen, führt der Thanatopraktiker einen Nasen- und Rachenverschluss durch, indem er flüssigkeitsbindende Substanzen in den Rachen einbringt. Dadurch wird das Austreten von Gasen und Flüssigkeiten wirkungsvoll verhindert. Der Mund kann mit einem Hautkleber verschlossen werden. Meist wird aber mittels einer wesentlich wirkungsvolleren Ligatur der Unterkiefer inwendig hochgebunden und dadurch der Mund geschlossen. Die Augen werden in der Regel mit dünnen Kunststoffkappen versehen, die auf den Augapfel gelegt werden und über die das Augenlid gezogen wird. Diese Maßnahme lässt die Augen, die nach dem Tod einfallen, wie bei Schlafenden aussehen. Der Leichnam wird nun nochmals gründlich gewaschen und abgetrocknet, anschließend wendet sich der Thanatopraktiker den Haaren des Verstorbenen zu. Sie werden gewaschen, getrocknet und anhand eines vorher zur Verfügung gestellten Fotos des Verstorbenen zu Lebzeiten hergerichtet. Hat der Verstorbene durch medizinische Behandlungen sein Kopfhaar verloren (z. B. durch Rasur vor einer OP oder Chemotherapie), ist die Verwendung von Haarteilen oder Perücken üblich. Es folgen eine Gesichtsrasur (vornehmlich bei einem männlichen Leichnam) und das Ankleiden des Verstorbenen. Zum Schluss erfolgt eine dezente kosmetische Bearbeitung von Gesicht, Hals und Händen. Nach einer erfolgreichen Einbalsamierung, die wesentlich länger als zwei Stunden dauert, sind einem Verstorbenen keine Entstellungen und todesbedingten Veränderungen mehr anzusehen.

3 Nützliche Übersetzungen für den Pflegealltag

3.1 Wörtertafel Englisch

Deutsch	Englisch
Kommunikation	
Guten Morgen/Abend/Tag	Good morning/evening/afternoon
Gute Nacht	Good night
morgen	tomorrow
heute	today
gestern	yesterday
danke/bitte	thank you/you're welcome
schlecht	bad
gut	good
ja	yes
nein	no
langsam	slow
schnell	quick
Wie geht es Ihnen?	How are you doing?
Verstehen Sie mich?	Do you understand me?
Körperpflege	
ankleiden	to dress
duschen	to take a shower
waschen	to wash
rasieren	to shave
schlafen	to sleep
Kamm/Bürste	comb/brush
Zahnbürste	toothbrush
eincremen	to cream
Bewegung	
liegen	to lie
Liegen Sie gut?	Are you lying comfortably?
stehen	to stand
laufen	to walk
sitzen	to sit

Deutsch	Englisch
am Tisch	at the table
Bett höher stellen	to put the bed higher
Bett niedriger stellen	to put the bed lower

Deutsch	Englisch
Empfindungen	
Atemnot	dyspnoe
Schmerzen	pain
Übelkeit	nausea
traurig	sad
einsam	lonely
hungrig	hungry
durstig	thirsty
kalt	cold
warm	warm
ängstlich	scared

Deutsch	Englisch
Ausscheidung	
Toilette	restroom
Urin	urine
Stuhlgang	stools
Urinflasche	urinal
Abführmittel	laxative
Durchfall	diarrhea
Erbrechen	vomiting
Verstopfung	constipation

Deutsch	Englisch
Ernährung	
Frühstück	breakfast
Mittagessen	lunch
Abendbrot	dinner
Tee	tea
Kaffee	coffee
Wasser	water
Milch	milk

Deutsch	Englisch
mehr trinken	to drink more
weniger trinken	to drink less
mehr essen	to eat more
weniger essen	to eat less
Gabel	fork
Messer	knife
Löffel groß	tablespoon
Löffel klein	teaspoon
Teller	plate
Tasse	cup

Deutsch	Englisch
Körperteile	
Zähne	teeth
Zahnersatz	tooth prothesis
Arm	arm
Bein	leg
Kopf	head
Rachen	throat
Nase	nose
Mund	mouth
Rücken	back
Bauch	abdomen/belly
Schmerzen	
Stark/etwas/keine	strong/light/none
Bauchschmerzen	abdominal pain
Herzschmerzen	heart pain
Brustschmerzen	chest pain
Kopfschmerzen	headache
Seelsorge	
Pfarrer/Seelsorger	minister/priest
beten	to pray
sterben	to die
Tod	death

Deutsch	Englisch
Behandlung	
Verband	wound dressing

Deutsch	Englisch
Tropfen	drops
Schmerzmittel	pain medicine
Infusion	infusion
Medikamente	medicine
Blutdruck messen	to measure the blood pressure
Fieber messen	to take the temperature
wiegen	to weigh

Deutsch	Englisch
Wochentage	
Montag	Monday
Dienstag	Tuesday
Mittwoch	Wednesday
Donnerstag	Thursday
Freitag	Friday
Samstag	Saturday
Sonntag	Sunday

Deutsch	Englisch
Messgrößen	
Stunde	hour
Minute	minute
Sekunde	second
Liter	liter
Gramm	gram

Deutsch	Englisch
Familie	
Mutter	mother
Vater	father
Sohn	son
Tochter	daughter
Enkelkind	grandchild
Schwester	sister
Bruder	brother
Freund	friend

Deutsch	Englisch
Personal	
Krankenpfleger/in	nurse
Hauswirtschafterin	kitchen staff
Hausmeister	caretaker
Reinigungsfrau	cleaning lady
Pflegedienstleitung	head nurse
Hospizleitung	manager of the hospice
Arzt	doctor
Bestatter	undertaker

3.2 Wörtertafel Türkisch

Deutsch	Türkisch	Türkische Aussprache
Kommunikation		
Guten Morgen/Abend/ Tag	günaydin/iyi aks¸amlar/ Merhaba	Günajdin/iji akschamlar/ merhaba
Gute Nacht	iyi geceler	Iji geceler
morgen	yarin	jarin
heute	bugün	bugün
gestern	dün	dün
danke/bitte	tes¸ekkür ederim/lütfen	teschekkür ederim/ lütwen
schlecht	kötü	kötü
gut	iyi	iji
ja	evet	ewet
nein	hayir	hajir
langsam	yavas¸	jawasch
schnell	cabuk	tschabuk
Wie geht es Ihnen?	Nasilsiniz?	nazilzinis
Verstehen Sie mich?	Beni anliyor musunuz?	beni anlijormuzunus

Deutsch	Türkisch	Türkische Aussprache
Körperpflege		
ankleiden	giyinmek	gijinmek
duschen	dus¸ yapmak	Dusch japmak

Deutsch	Türkisch	Türkische Aussprache
waschen	yikanmak	jikanmak
rasieren	tiras¸ olmak	Tirasch olmak
schlafen	uyumak	ujumak
Kamm/Bürste	tarak/firça	Tarak/frtscha
Zahnbürste	dis¸ firçasi	Disch firtschazi
eincremen	krem sürmek	Krem zürmek

Deutsch	Türkisch	Türkische Aussprache
Bewegung		
liegen	yatmak	jatmak
Liegen Sie gut?	Rahat yatabiliyor musunuz?	Rahat jatabilijor muzunus
stehen	ayakda durmak	Ajakta durmak
laufen	yürümek	jürümek
sitzen	oturmak	oturmak
am Tisch	masada	mazada
Bett höher stellen	yatag'i yükseltmek	Jataai jükseltmek
Bett niedriger stellen	yatag'i indirmek	Jataai indirmek

Deutsch	Türkisch	Türkische Aussprache
Empfindungen		
Atemnot	nefes darligi	Nefeis darli
Schmerzen	ag'rilar	aarilar
Übelkeit	mide bulantisi	Mide bulantizi
traurig	üzgün	üsgün
einsam	yalniz	jalnis
hungrig	aç	atsch
durstig	susuz	zuzus
kalt	sog'uk	souuk
warm	sicak	sicak
ängstlich	korkak	korkak

Deutsch	Türkisch	Türkische Aussprache
Ausscheidung		
Toilette	tuvalet	tuwalet
Urin	idrar	idrar
Stuhlgang	büyük abdest	Büjük abdest

Deutsch	Türkisch	Türkische Aussprache
Urinflasche	idrar s¸is¸esi	Idrar schischezi
Abführmittel	müstril	müztril
Durchfall	ishal	izhal
Erbrechen	kusma	kuzma
Verstopfung	kabizlik	kabislik

Deutsch	Türkisch	Türkische Aussprache
Ernährung		
Frühstück	kahvalti	kachwalti
Mittagessen	ög'le yemeg'i	Ööle jemeei
Abendbrot	aks¸am yemeg'i	Akscham jemeei
Tee	çay	tschai
Kaffee	kahve	kachwe
Wasser	su	zu
Milch	süt	züt
mehr trinken	daha fazla içmek	Daha fasla itschmek
weniger trinken	daha az içmek	Daha as itschmek
mehr essen	daha fazla yemek	Daha fasla jemek
weniger essen	daha az yemek	Daha az jemek
Gabel	çatal	tschatal
Messer	biçak	bitschak
Löffel groß	büyük kas¸ik	Büjük kaschik
Löffel klein	kücük kas¸ik	Kütschük kaschik
Teller	tabak	tabak
Tasse	tas	taz

Deutsch	Türkisch	Türkische Aussprache
Körperteile		
Zähne	dis¸	disch
Zahnersatz	takma dis¸	Takma disch
Arm	kol	kol
Bein	bacak	batschak
Kopf	bas¸	basch
Rachen	bog'az	boaas
Nase	burun	burun
Mund	ag'iz	aais
Rücken	sirt	zirt
Bauch	karin	karin

Deutsch	Türkisch	Türkische Aussprache
Schmerzen		
Stark/etwas/keine	kuvvetli/biraz/ag'ri yok	Kuwwetli/biras/aari jok
Bauchschmerzen	karin ag'risi	Karin aarisi
Herzschmerzen	kalp ag'risi	Kalp aarisi
Brustschmerzen	gög›üs ag'risi	Gööüs aarisi
Kopfschmerzen	bas¸ ag'risi	Basch aarisi

Deutsch	Türkisch	Türkische Aussprache
Seelsorge		
Pfarrer/Seelsorger	imam/hoca	Imam/hoca
beten	Dua etmek	Dua etmek
sterben	ölmek	ölmek
Tod	ölüm	ölüm

Deutsch	Türkisch	Türkische Aussprache
Behandlung		
Verband	pansuman	panzuman
Tropfen	damla	damla
Schmerzmittel	ag'ri kesici	Aari kesici
Infusion	enfuzyon	enfusjon
Medikamente	ilaç	ilatsch
Blutdruck messen	tansiyon ölçmek	Tanzijon ölschmek
Fieber messen	ates¸ ölçmek	Atesch öltschmek
wiegen	tartilmak	tartilmak

Deutsch	Türkisch	Türkische Aussprache
Wochentage		
Montag	pazartesi	pasartezi
Dienstag	Sali	zali
Mittwoch	Çars¸amba	tscharschamba
Donnerstag	Pers¸embe	perschembe
Freitag	Cuma	cuma
Samstag	Cumartesi	cumartezi
Sonntag	Pazar	pasar

Deutsch	**Türkisch**	**Türkische Aussprache**
Messgrößen		
Stunde	saat	zaat
Minute	dakika	dakika
Sekunde	saniye	zanije
Liter	litre	litre
Gramm	gram	gram

Deutsch	**Türkisch**	**Türkische Aussprache**
Familie		
Mutter	ana	ana
Vater	baba	baba
Sohn	og'ul	ooul
Tochter	kiz	kis
Enkelkind	torun	torun
Schwester	kizkardeş	kiskardesch
Bruder	erkek kadeş	Erkek kardesch
Freund	arkadaş	arkadasch

Deutsch	**Türkisch**	**Türkische Aussprache**
Personal		
Krankenpfleger/in	hemşire	hemschire
Hauswirtschafterin	asci kadin	Aschci kadin
Hausmeister	kapici	kapici
Reinigungsfrau	temizleyici kadin	Temislejici kadin
Pflegedienstleitung	başhemşire	baschhemschire
Hospizleitung	mündür	müdür
Arzt	doktor	doktor
Bestatter	defnetmek yardimci	Defnetmek jardimcizi

3.3 Wörtertafel Französisch, Spanisch und Italienisch

Deutsch	Französisch	Spanisch	Italienisch
Kommunikation			
Guten Morgen/ Abend	bonjour/bonsoir	buenos días/ buenas tardes	buon giorno/ buona sera
Gute Nacht	Bonne nuit	buenas noches	buona notte
morgen	demain	mañana	domani
heute	aujourd'hui	hoy	oggi
gestern	hier	ayer	ieri
danke/bitte	merci/s'il vous plaît	gracias/por favor	grazie/per piacere
schlecht	mauvais	malo	male
gut	bien	bueno	bene
ja	oui	si	si
nein	non	no	no
langsam	lentement	lento	lentamente
schnell	vite	aprisa	rapidamente/subito
Wie geht es Ihnen?	Comment allez-vous?	¿Cómo está usted?	Come sta?
Verstehen Sie mich?	Vous m'avez – compris?	¿Me entiende usted?	Mi capisce?
Körperpflege			
ankleiden	s'habiller	vestirse	vestire
duschen	prendre une douche	tomar una ducha	fare la doccia
waschen	se laver	lavar	lavare
rasieren	se raser	afeitarse	fare la barba
Kamm/Bürste	le peigne/la brosse	peine/cepillo	il pettine/la spazzola
Zahnbürste	la brosse à dents	cepillo de dientes	spazzolino da denti
eincremen	frictionner	crema	mettere la crema
Bewegung			
liegen	être couché	estar echado	giacere
Liegen Sie gut?	Etes-vous bien allongé?	¿Está cómodo enla cama?	E'comodo?
stehen	être debout	levantarse	stare in piedi
laufen	marcher	andar	camminare
sitzen	être assis	estar sentado	sedere
am Tisch	à table	a la mesa	a tavola

Deutsch	Französisch	Spanisch	Italienisch
Bett höher stellen	monter la tête du lit	subir la cama	alzare il letto
Bett niedriger – stellen	descendre la tête du lit	bajar la cama	abbassare il letto
Empfindungen			
Atemnot	les étouffements	Insuficiencia respiratoria	L'insufficienza respiratoria
Schmerzen	les maux	dolores	dolore
Übelkeit	la nausée	nauseas	nausea
traurig	triste	triste	triste
einsam	solitaire	solo	solo
hungrig	avoir faim	hambriento	affamato
durstig	avoir soif	sediento	assetato
kalt	froid	frio	freddo
warm	chaud	caliente	caldo
ängstlich	avoir peur	asustado	spaventato
Ausscheidung			
Toilette	la toilette	vater	il bagno
Urin	les urines	orina	l'urina
Stuhlgang	les selles	deposiciones	le feci
Urinflasche	le récipient aux – urines	botella de orina	urinale(ugs: pappagallo)
Abführmittel	le laxatif	laxante	la purga
Durchfall	le diarrhée	diarrea	la diarrea
Erbrechen	le vomissement	vomitar	vomitare
Verstopfung	la constipation	estreñimiento	la costipazione (ugs: stitichezza)
Ernährung			
Frühstück	le petit déjeuner	desayuno	la colazione
Mittagessen	le déjeuner	comida	il pranzo
Abendbrot	le dîner	cena	la cena
Tee	le thé	te	il te
Kaffee	le café	cafe	il caffe
Wasser	l'eau	agua	l'acqua
Milch	le lait	leche	il latte
mehr trinken	boire en plus	Beber más	Bere di più
weniger trinken	boire moins	Beber menos	bere meno
mehr essen	manger en plus	Comer más	mangiare di più
weniger essen	manger moins	Comer menos	mangiare meno
Gabel	la fourchette	tenedor	forchetta

Deutsch	Französisch	Spanisch	Italienisch
Messer	le couteau	cuchillo	coltello
Löffel groß	la cuillère à soupe	cuchara	cucchiaio
Löffel klein	la petite cuillère	cucharilla	cucchiaino
Teller	l'assiette	plato	piatto
Tasse	la tasse	taza	la tazza
Körperteile			
Zähne	les dents	dientes	i denti
Zahnersatz	les fausses dents	prótesis dental	la protesi dentaria
Arm	le bras	brazo	il braccio
Bein	la jambe	pierna	la gamba
Kopf	la tête	cabeza	testa
Rachen	la gorge	faringe	gola
Nase	le nez	nariz	naso
Mund	la bouche	boca	bocca
Rücken	le dos	espalda	il dorso
Bauch	le ventre	tripa	pancia
Schmerzen			
Stark/etwas/keine	fort/faible/ne pas	fuerte/un poco/ ningún	forte/un poco/ nessuno
Bauchschmerzen	mal à l'estomac	dolor de tripa	il mal di pancia
Herzschmerzen	douleurs cardiaqu- es	dolor cardiaco	il mal di cuore
Brustschmerzen	mal à la poitrine	dolor torácico	il mal di petto
Kopfschmerzen	mal à la tête	dolor de cabeza	il mal di testa
Seelsorge			
Pfarrer/Seelsorger	le pasteur (evang.), le curé (kath.)	sacerdote	il pastore
beten	prier	rezar	pregare
sterben	mourir	morir	morire
Tod	la mort	muerte	morte
Behandlung			
Verband	le pansement	vendaje	medicazione di ferite
Tropfen	les gouttes	gotas	la goccia
Schmerzmittel	un calmant(pour la douleur)	analgesico	l'analgesico
Infusionen	les perfusions	infusión	la fleboclisi
Medikamente	les médicaments	medicina	la medicine
Blutdruck messen	prendre la tension	medir la presión sanguínea	misurare la pres- sione

Deutsch	Französisch	Spanisch	Italienisch
Fieber messen	prendre la température	medir la temperatura	misurare la temperatura (ugs.: misurare la febbre)
wiegen	peser	pesar	pesare
Wochentage Montag	lundi	lunes	lunedi
Dienstag	mardi	martes	martedi
Mittwoch	mercredi	miercoles	mercoledi
Donnerstag	jeudi	jueves	giovedi
Freitag	vendredi	viernes	venerdi
Samstag	samedi	sabado	sabato
Sonntag	dimanche	domingo	domenica
Messgrößen			
Stunde	heure	hora	ora
Minute	minute	minuto	minuto
Sekunde	seconde	segundo	secondo
Liter	litre	litro	litro
Gramm	gramme	gramo	grammo
Familie			
Mutter	la mère	madre	madre
Vater	le père	padre	padre
Sohn	le fils	hijo	figlio
Tochter	la fille	hija	figlia
Enkelkind	petit-fils(m)/ petite-fille(w)	nieto	nipote
Schwester	la soeur	hermana	sorella
Bruder	le frère	hermano	fratello
Freund/in	l'ami/l'amie	amigo/amiga	amico/amica
Personal			
Krankenpfleger/in	l'infirmière	la enfermera	l'infermiera
Hauswirtschafterin	la cuisinière	personales de la cocina	personale della cucina
Hausmeister	la concierge(immer weiblich)	conserge	amministratore/ portinaio
Reinigungsfrau	la femme de ménage	mujer de la limpieza	donna delle pulizie
Pflegedienstleitung	l'infirmière – principale	enfermera principal	infermiera capo
Hospizleitung	le conducteur de l'hospice	La dirección del hospicio	Direzione dell'ospizio
Arzt	le docteur	el doctor	il medico/dottore

Deutsch	Französisch	Spanisch	Italienisch
Bestatter	les pompes – funèbres	Pompa funebre	pompe funebri

3.4 Wörtertafel Russisch

Deutsch	Kyrillische Schrift	Aussprache auf Russisch
Kommunikation		
Guten Morgen/Abend	Добрый день/Добрый вечер	Dobryj den/Dobryj wetscher
Gute Nacht	Спокойной ночи	Spokojnoj notschi
morgen	завтра	sawtra
heute	сегодня	sewodnja
gestern	вчера	wtschera
danke/bitte	спасибо/пожалуйста	spasibo/poshalusta
schlecht	плохо	plocho
gut	хорошо	horoscho
ja	да	da
nein	нет	net
langsam	медленно	medleno
schnell	быстро	bystro
Wie geht es Ihnen?	Как ваши дела?	Kak waschi dela?
Verstehen Sie mich?	Вы понимаете меня?	Wy ponimajete menja?
Körperpflege		
ankleiden	одеваться	odewatsa
duschen	принимать душ	prinimatj dusch
waschen	мыть	mytj
rasieren	брить	britj
schlafen	спать	spatj
Kamm/Bürste	расчёска/щётка	rastschjostka/schtschjotka
Zahnbürste	зубная щётка	subnaja schtschjotka
eincremen	намазать кремом	namasatj kremom
Bewegung		
liegen	лежать	leshatj
Liegen Sie gut?	Вы удобно лежите?	Wy udobno leshite?
Stehen	стоять	stojatj
laufen	бегать	begatj

Deutsch	Kyrillische Schrift	Aussprache auf Russisch
sitzen	сидеть	sidetj
am Tisch	за столом	sa stolom
Bett höher stellen	поднять кровать выше	podnjatj krowatj wysche
Bett niedriger stellen	опустить кровать ниже	opustitj krowatj nishe
Empfindungen		
Atemnot	удушье	uduschje
Schmerzen	боли	boli
Übelkeit	тошнота	toschnota
traurig	грустный	grusnyj
einsam	одинокий	odinokij
hungrig	голодный	golodnyj
durstig	жаждущий	shashduschtschij
kalt	холодно	holodno
warm	тепло	teplo
ängstlich	боязливый	bojasliwyj
Ausscheidung		
Toilette	туалет	tualet
Urin	моча	motscha
Stuhlgang	стул	stul
Urinflasche	мочеприёмник	motscheprijomnik
Abführmittel	слабительное	slabiteljnoje
Durchfall	понос	ponos
Erbrechen	рвота	rwota
Verstopfung	запор	sapor
Ernährung		
Frühstück	завтрак	sawtrak
Mittagessen	обед	obed
Abendbrot	ужин	ushin
Tee	чай	tschaj
Kaffee	кофе	kofe
Wasser	вода	woda
Milch	молоко	moloko
mehr trinken	больше пить	boljsche pitj
weniger trinken	меньше пить	menjsche pitj
mehr essen	больше есть	bolschje jestj
weniger essen	меньше есть	menjsche jestj
Gabel	вилка	wilka
Messer	нож	nosh
Löffel groß	большая ложка	boljschaja loshka

Deutsch	Kyrillische Schrift	Aussprache auf Russisch
Löffel klein	маленькая ложка	malenjkaja loshka
Teller	тарелка	tarelka
Tasse	чашка	tschaschka
Körperteile		
Zähne	зубы	suby
Zahnersatz	зубной протез	subnoj protes
Arm	рука	ruka
Bein	нога	noga
Kopf	голова	golowa
Rachen	горло	gorlo
Nase	нос	nos
Mund	рот	rot
Rücken	спина	spina
Bauch	живот	shiwot
Schmerzen		
Stark/etwas/keine	сильная/небольшая/никакая	siljnaja/neboljschaja/nikakja
Bauchschmerzen	боль в животе	bolj w shiwote
Herzschmerzen	сердечная боль	serdetschnaja bolj
Brustschmerzen	боль в груди	bolj w grudi
Kopfschmerzen	головная боль	golownaja bolj
Seelsorge		
Pfarrer/Seelsorger	священник/пастырь	swjaschtschennik/pastyrj
beten	молиться	molitjsja
sterben	умирать	umiratj
Tod	смерть	smertj
Behandlung		
Verband	перевязка	perewjaska
Tropfen	капли	kapli
Schmerzmittel	обезболивающее	obesbaliwajuschtscheje
Infusionen	вливание	wliwanije
Medikamente	лекарство/медикаменты	lekarstwo/medikamenty
Blutdruck messen	измерять кровяное давление	ismerjatj krowjanoje – dawlenije
Fieber messen	измерять температуру	ismerjatj temperaturu
wiegen	взвешивать	wsweschiwatj
Wochentage		
Montag	понедельник	ponedeljnik
Dienstag	втóрник	wtornik

Deutsch	Kyrillische Schrift	Aussprache auf Russisch
Mittwoch	среда	sreda
Donnerstag	четверг	tschetwerg
Freitag	пятница	pjatniza
Samstag	суббота	subbota
Sonntag	воскресенье	woskresenje
Messgrößen		
Stunde	час	tschas
Minute	минута	minuta
Sekunde	секунда	sekunda
Liter	литр	litr
Gramm	грамм	gramm
Familie		
Mutter	мать	matj
Vater	отец	otez
Sohn	сын	syn
Tochter	дочь	dotsch
Enkelkind	внук (m)/внучка (w)	wnuk/wnutschka
Schwester	сестра	sestra
Bruder	брат	brat
Freund/in	друг/подруга	drug/podruga
Personal		
Krankenpfleger/in	санитар/санитарка	sanitar/sanitarka
Hauswirtschafterin	домоправительница хозяйка кухни	domoprawiteljniza chosjajka kuchni
Hausmeister	заведующий хозяйством	sawedujuschtschij – chosjajstwom
Reinigungsfrau	уборщица	uborschtschiza
Pflegedienstleitung	правление службыпо уходу	prawlenije slushbypo uchodu
Hospizleitung	правление приюта	prawlenije prijuta
Arzt	врач	wratsch
Bestatter	служащий похоронного бюро	slushaschij pochoronno-go bjuro

3.5 Wörtertafel Polnisch

Deutsch	Polnisch	Aussprache auf Polnisch
Kommunikation		
Guten Morgen/Abend	dzien' dobry/dobry wieczór	Dschien dobri/dobri – wietschur
Gute Nacht	dobra noc	Dobra noz
morgen	jutro	Jutro
heute	dzisiaj	dschisiai
gestern	wczoraj	wtschoraj
danke/bitte	Dziekuje˛/prosze˛	Dschiekuje/proschen
schlecht	Z'le	zchle
gut	dobrze	dobsche
ja	Tak	tak
nein	Nie	nje
langsam	powolnie	powolnje
schnell	szybko	schibko
Wie geht es Ihnen?	Jak Panu/(ugs.) Pani leci?	Jak panu letschi?
Verstehen Sie mich?	Rozumie mnie Pani?	Rosumje mnje pani
Körperpflege		
ankleiden	ubierac' sie˛	Ubjeratsch schien
duschen	Wzia˛c' prysznic	Wschonschtsch prischnicz
waschen	myc sie˛	Mitsch schien
rasieren	golic sie˛	Golitsch schien
schlafen	spac'	Spatsch
Kamm/Bürste	grzebien/szczotka	Gschiebjen/schtschotka
Zahnbürste	szczotka do ze˛bów	Schtschotka do zembuw
eincremen	nacierac'	Natschjeracz
Bewegung		
liegen	lez˙ec'	Leschetsch
Liegen Sie gut?	Lez˙y pan/(ugs.) pani dobrze?	Leschi pan/pani dobsche?
stehen	stac'	Statsch
laufen	isc'	Ischtsch
sitzen	siedziec'	Schiedizjetsch
am Tisch	przy stole	Pschi stole
Bett höher stellen	łoz˙ko zrobic' wyz˙ej	Luschko zrobitsch wischey
Bett niedriger stellen	łoz˙ko zrobic' niz˙ej	Luschko zrobitsch nischej
Empfindungen		

Deutsch	Polnisch	Aussprache auf Polnisch
Atemnot	dusznos'c'	duschnoschcz
Schmerzen	bóle	bule
Übelkeit	mdłos'ci	Mdloschtschi
traurig	smutno	smutno
einsam	samotny	Samotni
hungrig	głodny	Glodni
durstig	spragniony	Spragnoni
kalt	zimno	Simno
warm	ciepło	Tscheplo
ängstlich	le˛kliwy	lenkliwi
Ausscheidung		
Toilette	ubikacja	ubikazja
Urin	mocz	motsch
Stuhlgang	stolec	stolez
Urinflasche	butelka do moczu	Butelka do motschu
Abführmittel	s'rodek do przeczyszcze-nie	Schrodek do – pschet-schischtschenia
Durchfall	biegunka	bjegunka
Erbrechen	wymioty	Wimioti
Verstopfung	zatwardzenie	satwartsenje
Ernährung		
Frühstück	s'niadanie	sniadanje
Mittagessen	obiad	Objad
Abendbrot	kolacja	Kolazja
Tee	herbata	Cherbata
Kaffee	kawa	Kawa
Wasser	woda	woda
Milch	mleko	Mleko
mehr trinken	wiecej pic'	Wjenzej pitsch
weniger trinken	mniej pic'	Mnjej pitsch
mehr essen	wiecej jes'c'	Wjenzej jeschcz
weniger essen	mniej jes'c'	Mnjej jesczcz
Gabel	widelec	Widelez
Messer	nóz˙	Nusch
Löffel groß	duz˙a łyz'ka	Duscha lischka
Löffel klein	mała łyz'ka/(ugs.) łyz'ecz-ka	Mala lischka, lischetschka
Teller	talerz	Talesch
Tasse	kubek	kubek
Körperteile		

Deutsch	Polnisch	Aussprache auf Polnisch
Zähne	ze˛by	sembi
Zahnersatz	proteza ze˛bów	Protesa sembuw
Arm	ramiono	ramjono
Bein	noga	noga
Kopf	głowa	glowa
Rachen	gardło	Gardlo
Nase	nos	Nos
Mund	usta	Usta
Rücken	plecy	Plezy
Bauch	brzuch	bschuch
Schmerzen		
Stark/etwas/keine	wielke bóle/male bóle/ bez bólu	Wjelke bule/male bule/ bes bulu
Bauchschmerzen	bóle brzucha	Bule bschucha
Herzschmerzen	bóle serca	Bule serza
Brustschmerzen	bóle piersi	Bule pierschi
Kopfschmerzen	bóle glowy	Bule glowi
Seelsorge		
Pfarrer/Seelsorger	ksia˛dz	kschiontz
beten	modlic' sie˛	Modlitsch schien
sterben	umierac'	umjeratsch
Tod	smierc'	schmiertcsch
Behandlung		
Verband	bandaz˙	bandasch
Tropfen	krople	krople
Schmerzmittel	srodek przeciwbólowy	Schrodek pschetschiwbu-lowy
Infusionen	infuzja	infusja
Medikamente	leki	leki
Blutdruck messen	mierzyc' cis'nienie krwi	Mieschitsch tschischnjen-je
Fieber messen	mierzyc' gora˛czke˛	Mieschitsch gorontschke
wiegen	zwaz˙yc	swaschytsch
Wochentage		
Montag	poniedziałek	Ponjedzjalek
Dienstag	wtorek	Wtorek
Mittwoch	s'roda	Schroda
Donnerstag	czwartek	tschwartek
Freitag	pia˛tek	Piontek

Deutsch	Polnisch	Aussprache auf Polnisch
Samstag	sobota	sobota
Sonntag	niedziela	njedtzela
Messgrößen		
Stunde	godzina	godsina
Minute	minuta	minuta
Sekunde	sekunda	sekunda
Liter	litr	Litr
Gramm	gram	Gramm
Familie		
Mutter	matka/(ugs.) mama	matka
Vater	ojciec	ojtzjez
Sohn	syn	Sin
Tochter	córka	curka
Enkelkind	wnuk	Wnuk
Schwester	siostra	siostra
Bruder	brat	brat
Freund/in	przyjaciel	pschijacjel
Personal		
Krankenpfleger/Krankenschwester	pielęgniaz/pielęgniarka	pielegnjasch
Hauswirtschafterin	kucharka (Köchin)	kucharka
Hausmeister	dozorca	dosorza
Reinigungsfrau	sprzątaczka	spschontatschka
Pflegedienstleitung	kierownik pielęgniarstwa	Kjerownik pjelegnjarstwa
Hospizleitung	kierownik hospicu	Kjerownik hospizu
Arzt	lekarz	lekasch
Bestatter	zaklad pogrzebowy	Saklad pogschebowy

3.6 Wörtertafel Syrisch-Arabisch

Deutsch	Syrisch-Arabisch	Aussprache auf Syrisch-Arabisch
Kommunikation		
Guten Morgen	صباح الخير	Sabah alcher
Guten Abend	مساء الخير	Masa alcher

Deutsch	Syrisch-Arabisch	Aussprache auf Syrisch-Arabisch
Gute Nacht	تصبح على خير	Tisbah ala cheer
Morgen	بكرا	bukra
Heute	اليوم	aliom
Gestern	مبارح	Mbareh
Danke	شكرا	Schukran
Bitte!	عفوا	Afuan
gut	منيح	Mneh
Ja	نعم	nam
Nein	لا	la
langsam	شوي شوي	schuai-schuai
schnell	يلا يلا	yalla-yalla
Wie geht es Ihnen?	كيفك؟	kifak?
Verstehen sie mich?	عم تفهمني حضرتك ؟	Amtefhamni hadertak?
Körperpflege		
Möchten Sie sich anklei-den?	بدك تلبس؟	Bedak til bas?
Möchten Sie duschen?	بدك تتحمم؟	Bedak tit hamam?
Möchten Sie sich wa-schen?	بدك تغسل؟	Bedak Trassel?
Möchten Sie sich rasie-ren?	بدك تحلق؟	Bedak thalek?
Möchten Sie schlafen?	بدك تنام؟	Bedak tnam?
Kamm	مشط	muschut
Bürste	فرشاية	ferschaie
Zahnbürste	فرشاية اسنان	ferschait asnan
eincremen	يدهن	Jedhan
Bewegung		
Liegen	تمدد	tmadad
Liegen Sie gut?	متمدد منيح؟	Metmaded mnieh?
stehen	وقف	uakef
laufen	امشي	emschi
sitzen	اقعد	ogod
am Tisch	على الطاولة	ala taule
Möchten Sie das Bett höher stellen?	بدك السرير اعلى ؟	Bedak al sarir ahla?
Möchten Sie das Bett niedriger stellen?	بدك السرير اوطى ؟	Bedak al sarir auta?
Empfindungen		
Atemnot	صعوبة في التنفس	so-uba fi al tanafos
Schmerzen	الم	alam

Deutsch	Syrisch-Arabisch	Aussprache auf Syrisch-Arabisch
Übelkeit	إقياء	e-kia
Traurig	حزين	hasin
einsam	وحيد	uahid
hungrig	جوعان	dschuan
durstig	عطشان	atschan
kalt	برد	bared
warm	شوب	schob
ängstlich	مخيف	mochif
Ausscheidung		
Toilette	تواليت	toilet
Urin	بول	bol
Stuhlgang	براز	boras
Urinflasche	مبولة	maboale
Abführmittel	ملين	molejen
Durchfall	اسهال	eshal
Erbrechen	اقياء	e-kia
Verstopfung	إمساك	emsak
Ernährung		
Frühstück	فطور	fatur
Mittagessen	غداء	rada
Abendbrot	عشاء	aschaa
Tee	شاي	schai
Kaffee	قهوة	kahoa
Waseer	ماء	mai
Milch	حليب	halib
mehr trinken	اشرب اكتر	ischrab aktar
weniger trinken	اشرب أقل	ischrab akal
mehr essen	كول اكتر	kol aktar
weniger essen	كول أقل	kol akal
Gabel	شوكة	schoka
Messer	سكين	ßikin
großer Löffel	ملعقة كبيرة	mala kbire
kleiner Löffel	ملعقة صغيرة	mala srire
Teller	صحن	sahan
Tasse	كاسة	kasse
Körperteile		
Zähne	أسنان	asnan
Zahnersatz	طقم أسنان	takem asnan

Deutsch	Syrisch-Arabisch	Aussprache auf Syrisch-Arabisch
Arm	يد	ied
Bein	رجل	redschel
Kopf	رأس	ras
Rachen	حلق	halek
Nase	أنف	anef
Mund	فم	tim
Rücken	ظهر	daher
Bauch	بطن	baten
Schmerzen		
stark	قوي	kaui
etwas	وسط	uasad
keine	مافي	mafi
Bauchschmerzen	الم في البطن	alam fi al baten
Herzschmerzen	ألم في القلب	alam fi al kaleb
Brustschmerzen	ألم في الصدر	alam fi al sader
Kopfschmerzen	ألم في الراس	alam fi al ras
Seelsorge		
Pfarrer	قص	Kas
Seelsorge	كاهن	Kahen
beten	يصلي	Ju sali
sterben	يحتضر	Jahtader
Tod	موت	mot
Behandlung		
Verband	رباط	rabat
Tropfen	قطرات	katrat
Schmerzmittel	مسكن ألم	bana dol
Infusionen	سيروم	sirom
Medikamente	دواء	daua
Blutdruck messen	قياس ضغط الدم	kias daret al dam
Fieber messen	قياس درجة الحرارة	kias daradschet al harara
wiegen	وزن	uasen
Wochentage		
Montag	الاثنين	al tanen
Dienstag	الثلاثاء	al talata
Mittwoch	الاربعاء	al arbia
Donnerstag	الخميس	al chamies
Freitag	الجمعة	al dschmaa
Samstag	السبت	al sabet

Deutsch	Syrisch-Arabisch	Aussprache auf Syrisch-Arabisch
Sonntag	الأحد	al ahad
Messgrößen		
Stunde	ساعة	ßa-a
Minute	دقيقة	dakika
Sekunde	ثانية	tani-e
Liter	ليتر	liter
Gramm	غرام	gram
Familie		
Mutter	أم	om
Vater	أب	ab
Sohn	ابن	ebben
Tochter	بنت	benet
Enkelkind	حفيد	hafid
Schwester	أخت	ocht
Bruder	أخ	ach
Freund	صديق	sadik
Freundin	صديقة	sadika
Personal		
Krankenpfleger	ممرض	momared
Krankenpflegerin	ممرضة	momareda
Hauswirtschafterin	مدبرة المنزل	modabirat al mansel
Hausmeister	المسؤول عن المنزل	al masoal an al mansel
Reinigungsfrau	سيدة التنظيف	sajedat al tandif
Pflegedienstleitung	رئيس/رئيسة الممرضين	rais(m)/raisat(w) al momaredin
Hospizleitung	المدير	al modir
Arzt	دكتور	doktor
Bestatter	خدمات الدفن	chadamat al dafen

3.7 Hilfreiche Sätze auf Englisch

Für den Gast	For the guest
Ich habe hunger.	I'm hungry.
Ich habe durst.	I'm thirsty.
Ich muss zur Toilette.	I need to use the toilet.

Ich muss Wasser lassen.	I need to urinate.
Ich muss Stuhlgang.	I need to empty my bowels.
Ich habe Schmerzen. brennende Schmerzen. stechende Schmerzen. kolikartige Schmerzen. sehr starke Schmerzen. leichte Schmerzen.	I'm in pain. I have a burning pain. I have a piercing pain. I have a colicky pain. I have considerable pain. I have a light pain.
Ich möchte mich waschen.	I would like to wash myself.
Ich möchte aufstehen.	I would like to get up.
Ich möchte ins Bett.	I would like to go to bed.
Ich möchte auf dem Stuhl sitzen.	I would like to sit on the chair.
Ich liege nicht bequem.	I'm not lying comfortably.
Ich sitze nicht gut.	I'm not sitting comfortably.
Ich brauche Ruhe.	I need rest.
Ich möchte schlafen.	I would like to sleep.
Ich kann nicht schlafen.	I can't sleep.
Ich friere.	I'm cold.
Mir ist warm.	I'm warm.
Bitte öffnen Sie das Fenster.	Please open the window.
Bitte schließen Sie das Fenster.	Please close the window.
Ich habe Angst.	I'm scared.
Bitte rufen Sie meine Frau.	Please call my wife.
Bitte rufen Sie meinen Mann.	Please call my husband.
Wie viel Uhr ist es?	What time is it?
Wann kommt der Arzt?	When is the doctor coming?
Ich möchte einen Seelsorger.	I would like to see a minister.
Ich möchte beten.	I would like to pray.
Guten Tag!	Good morning/evening!
Wie geht es Ihnen?	How are you doing?
Für das Pflegepersonal	**For the nurse**
Das sind Ihre Medikamente.	This is your medicine.
Was möchten Sie essen?	What would you like to eat?
Was möchten Sie trinken?	What would you like to drink?
Kann ich Ihnen helfen?	Can I help you?
Liegen Sie gut?	Are you lying comfortably?

3.8 Hilfreiche Sätze auf Türkisch

Deutsch	Türkisch	Türkische Aussprache
Für den Gast	**Hasta icin**	**Hasta itschin**
Ich habe Hunger.	Karnim aç.	karnim atsch
Ich habe Durst.	Susadim.	zuzadim
Ich muss zur Toilette.	Tuvalete gitmem gerek.	Tuwalete gitmem gerek
Ich muss Wasser lassen.	Su dökmem gerek.	zu dökmem gerek
Ich muss Stuhlgang.	Büyük apdestim geldi.	Büyük abdestim geldi
Ich habe Schmerzen.	Ag'rim var.	Aarim war
• brennende Schmerzen. • stechende Schmerzen. • kolikartige Schmerzen. • sehr starke Schmerzen. • leichte Schmerzen.	• yanan ag'rilar. • batan ag'rilar. • ag'ri sancilar. • çok ag'rim var. • hafif agrim var.	• janan aarilar • Batan aarilar • zancili aarilar • Tschok aarim war • Hafif aarim war
Ich möchte mich waschen.	Yikanmak istiyorum.	Jikanmak istijorum
Ich möchte aufstehen.	Kalkmak istiyorum.	Kalkmak istijorum
Ich möchte ins Bett.	Yatag'ima yatmak istiyorum.	Jataaima jatmak istijorum
Ich möchte auf dem Stuhl sitzen.	Sandalyeye oturmak – istiyorum.	zantaljeje oturmak – istijorum
Ich liege nicht bequem.	Rahat yatamiyorum.	Rahat jatamijorum
Ich sitze nicht gut.	Rahat oturamiyorum.	Rahat oturamijorum
Ich brauche Ruhe.	Sessizlig'e ihtiyacim var.	zeszzisliie ichtijacim war
Ich möchte schlafen.	Uyumak istiyorum.	Ujumak istijorum
Ich kann nicht schlafen.	Uyuyamiyorum.	ujujamijorum
Ich friere.	Üs¸üyorum.	üschüjorum
Mir ist warm.	Burasi bana sicak geliyor.	Burazi bana zicak gelijor
Bitte öffnen Sie das Fenster.	Lütfen pencereyi acin.	Lütwen pencereji atschin
Bitte schließen Sie das Fenster.	Lütfen pencereyi kapatin.	Lütwen pencereji kapatin
Ich habe Angst.	Korkuyorum.	korkujorum
Bitte rufen Sie meine Frau.	Lütfen es¸imi telefonla – arayiniz.	Lütwen eschimi telefonla arajinis
Bitte rufen Sie meinen Mann.	Lütfen beyimi telefonla arayiniz.	Lütwen bejimi telefonla arajinis
Wie viel Uhr ist es?	Saat kaç?	Zaat katsch
Wann kommt der Arzt?	Doktor ne zaman gelecek?	Doktor ne saman gelecek

Deutsch	Türkisch	Türkische Aussprache
Ich möchte einen Seelsorger.	Lütfen bana bir Imam çag'irin.	Lütwen bana bir imam tschaairin
Ich möchte beten.	Ben dua etmek istiyorum.	Ben dua etmek iztijorum
Für das Pflegepersonal	**Hems¸ire için**	
Guten Tag!	Günaydin/Merhaba!	günajdin/merhaba
Wie geht es Ihnen?	Nasilsiniz?	nazilzinis
Das sind Ihre Medikamente.	Is¸te bunlar ilaçlariniz.	ischte bunlar ilatschlarinis
Was möchten Sie essen?	Ne yemek istiyorsunuz?	ne jemek iztijorzunus
Was möchten Sie trinken?	Ne içmek istiyorsunuz?	Ne itschmek iztijorzunus
Kann ich Ihnen helfen?	Size yardım edebilir miyim?	zise jardim edebilir mijim
Liegen Sie gut?	Rahat yatabiliyor musunuz?	rahat jatabilijor muzunus

Anmerkungen zur türkischen Aussprache:

ç = tsch‹
c = dsch
ˇg = wird nicht ausgesprochen, an seiner Stelle wird der vorige oder nachfolgende Buchstabe verlängert
h = nach dumpfen Vokalen wie bei »auch«, nach hellen Vokalen (e, i, ö, ü) wie bei »ich«
ı = wie ein stumpfes E (z. B. wie bei »Gabe«)
s¸ = sch‹
Z = wie ein weiches S (z. B. wie bei »Rose«)

3.9 Hilfreiche Sätze auf Französisch

Für den Gast	Pour le patient
Ich habe Hunger.	J'ai faim.
Ich habe Durst.	J'ai soif.
Ich muss zur Toilette.	Il faut que j'aille aux toilettes.
Ich muss Wasser lassen.	Il faut que j'urine.
Ich muss Stuhlgang.	Il faut que j'aille à la selle.

• Ich habe Schmerzen. • brennende Schmerzen. • stechende Schmerzen. • kolikartige Schmerzen. • sehr starke Schmerzen. • leichte Schmerzen.	• J'ai des douleurs. • des douleurs brulantes. • des douleurs lancinantes. • des coliques. • des douleurs très fortes. • des petites douleurs.
Ich möchte mich waschen.	Je voudrais me laver.
Ich möchte aufstehen.	Je voudrais me lever.
Ich möchte ins Bett.	Je voudrais aller au lit.
Ich möchte auf dem Stuhl sitzen.	Je voudrais m'asseoir sur la chaise.
Ich liege nicht bequem.	Je ne suis pas bien allongé.
Ich sitze nicht gut.	Je ne suis pas bien assis.
Ich brauche Ruhe.	J'ai besoin de calme.
Ich möchte schlafen.	Je voudrais dormir.
Ich kann nicht schlafen.	Je ne peux pas dormir.
Ich friere.	J'ai froid.
Mir ist warm.	J'ai chaud.
Bitte öffnen Sie das Fenster.	Ouvrez la fenetre, s'il vous plaît.
Bitte schließen Sie das Fenster.	Fermez la fenetre, s'il vous plaît.
Ich habe Angst.	J'ai peur.
Bitte rufen Sie meine Frau.	Veuillez téléphoner à ma femme.
Bitte rufen Sie meinen Mann.	Veuillez téléphoner à mon mari.
Wie viel Uhr ist es?	Quelle heure est-il?
Wann kommt der Arzt?	Quand passe le docteur?
Ich möchte einen Seelsorger.	Veuillez téléphoner à un ministre.
Ich möchte beten.	Je voudrais prier.
Für das Pflegepersonal	**Pour l'infirmiere**
Guten Tag!	Bonjour!
Wie geht es Ihnen?	Comment allez-vous?
Das sind Ihre Medikamente.	Voilà vos médicaments.
Was möchten Sie essen?	Que voudriez-vous manger?
Was möchten Sie trinken?	Que voudriez-vous boire?
Kann ich Ihnen helfen?	Puis-je vous aider?
Liegen Sie gut?	Etes-vous bien allongé?

3.10 Hilfreiche Sätze auf Spanisch

Für den Gast	Para el paciente
Ich habe Hunger.	Tengo hambre.

Ich habe Durst.	Tengo sed.
Ich muss zur Toilette.	Tengo que ir al servicio/al baño.
Ich muss Wasser lassen.	Tengo que orinar.
Ich muss Stuhlgang.	Tengo que defecar.
Für den Gast	Para el paciente
Ich habe Schmerzen. brennende Schmerzen. stechende Schmerzen. kolikartige Schmerzen. sehr starke Schmerzen. leichte Schmerzen.	Tengo dolores. dolores ardientes. dolores punzantes. dolores como cólicos. dolores muy fuertes. dolores débiles.
Ich möchte mich waschen.	Quiero lavarme.
Ich möchte aufstehen.	Quiero levantarme.
Ich möchte ins Bett.	Quiero acostarme en la cama.
Ich möchte auf dem Stuhl sitzen.	Quiero sentarme en la silla.
Ich liege nicht bequem.	Estoy acostado incómodo.
Ich sitze nicht gut.	Estoy sentado incómodo.
Ich brauche Ruhe.	Necesito tranquilidad.
Ich möchte schlafen.	Quiero dormir.
Ich kann nicht schlafen.	No puedo dormir.
Ich friere.	Tengo frio.
Mir ist warm.	Tengo calor.
Bitte öffnen Sie das Fenster.	Por favor abra la ventana.
Bitte schließen Sie das Fenster.	Por favor cierre la ventana.
Ich habe Angst.	Tengo miedo.
Bitte rufen Sie meine Frau.	Por favor llame a mi esposa.
Bitte rufen Sie meinen Mann.	Por favor llame a mi esposo.
Wie viel Uhr ist es?	¿Qué hora es?
Wann kommt der Arzt?	¿Cuándo viene el médico?
Ich möchte einen Seelsorger.	Por favor llame al sacerdote.
Ich möchte beten.	Quiero rezar.
Für das Personal	**Para la enfermera**
Guten Tag!	Buenos días!
Wie geht es Ihnen?	¿Cómo está usted?
Das sind Ihre Medikamente	Estos son sus médicamentos.
Was möchten Sie essen?	¿Qué quiere usted de comer?
Was möchten Sie trinken?	¿Qué quiere usted de beber?
Kann ich Ihnen helfen?	¿Puedo ayudarle?
Liegen Sie gut?	¿Está cómodo en la cama?

3.11 Hilfreiche Sätze auf Italienisch

Für den Gast	**Per il paziente**
Ich habe Hunger.	Ho fame.
Ich habe Durst.	Ho sete.
Ich muss zur Toilette.	Devo andare in bagno.
Ich muss Wasser lassen.	Devo urinare.
Ich muss Stuhlgang.	Devo andara di corpo.
Ich habe Schmerzen. brennende Schmerzen. stechende Schmerzen. kolikartige Schmerzen. sehr starke Schmerzen. leichte Schmerzen.	Ho dolori. dolori pungenti. dolori lancinanti. dolori tipo colica. dolori molto forti. dolori leggeri.
Ich möchte mich waschen.	Vorrei lavarmi.
Ich möchte aufstehen.	Vorrei alzarmi.
Ich möchte ins Bett.	Vorrei andare a letto.
Ich möchte auf dem Stuhl sitzen.	Vorrei sedermi sulla sedia.
Ich liege nicht bequem.	Non sono comodo.
Ich sitze nicht gut.	Non sono seduto bene.
Ich brauche Ruhe.	Ho bisogno di riposo.
Ich möchte schlafen.	Vorrei dormire.
Ich kann nicht schlafen.	Non riesco a dormire.
Ich friere.	Ho freddo.
Mir ist warm.	Ho caldo.
Bitte öffnen Sie das Fenster.	Per favore apra la finestra.
Bitte schließen Sie das Fenster.	Per favore chiuda la finestra.
Ich habe Angst.	Ho paura.
Bitte rufen Sie meine Frau.	Per favore chiami mia moglie.
Bitte rufen Sie meinen Mann.	Per favore chiami mio marito.
Wie viel Uhr ist es?	Che ore sono?
Wann kommt der Arzt?	Quando passa il medico?
Ich möchte einen Seelsorger.	Voglio vedere il pastore.
Ich möchte beten.	Voglio pregare.
Für das Pflegepersonal	**Per l'infermiera**
Guten Tag!	Buon giorno!
Wie geht es Ihnen?	Come sta?
Das sind Ihre Medikamente.	Queste sono le Sue medicine.
Was möchten Sie essen?	Che cosa vuole mangiare?
Was möchten Sie trinken?	Che cosa vuole bere?
Kann ich Ihnen helfen?	Posso aiutarla?
Liegen Sie gut?	E'comodo?

3.12 Hilfreiche Sätze auf Russisch

Deutsch	Kyrillische Schrift	Aussprache auf Russisch
Für den Gast		
Ich habe Hunger.	Я голоден.	Ja goloden
Ich habe Durst.	Я хочу пить.	Ja chotschu pitj
Ich muss zur Toilette.	Я хочу в туалет.	Ja hotschu w tualet
Ich muss Wasser lassen.	Я хочу по-маленькому.	Ja hotschu po-malenj-komu
Ich muss Stuhlgang haben.	Я хочу по-большому.	Ja hotschu po-boljscho-mu
Ich habe Schmerzen. brennende Schmerzen. stechende Schmerzen. kolikartige Schmerzen. sehr starke Schmerzen. leichte Schmerzen.	У меня боли. жгучие боли. коликие боли. коликообразные боли. очень сильные боли. легкие боли.	U menja boli shgutschije boli koljuschtschije boli kolikoobrasnyje boli otschenj siljnyje boli ljochkije boli
Ich möchte mich wa-schen.	Я хочу помыться.	Ja hotschu pomytsja
Ich möchte aufstehen.	Я хочу встать.	Ja hotschu wstatj
Ich möchte ins Bett.	Я хочу в кровать.	Ja hotschu w krowatj
Ich möchte auf dem Stuhl sitzen.	Я хочу сидеть на стуле.	Ja hotschu sidetj na stule
Ich liege nicht bequem.	Я лежу неудобно.	Ja leshu neudobno
Ich sitze nicht gut.	Я сижу неудобно.	Ja sishu neudobno
Ich brauche Ruhe.	Мне нужен покой	Mne nushen pokoj
Ich möchte schlafen.	Я хочу спать.	Ja hotschu spatj
Ich kann nicht schlafen.	Я не могу спать.	Ja ne mogu spatj
Ich friere.	Мне холодно.	Mne cholodno
Mir ist warm.	Мне тепло.	Mne teplo
Bitte öffnen Sie das Fenster.	Зткройте, пожалуйста, окно.	Otkrojte, poshalujsta, okno
Bitte schließen Sie das Fenster.	Закройте, пожалуйста, окно.	Sakrojte, poshalujsta, okno
Ich habe Angst.	Мне страшно.	Mne straschno
Bitte rufen Sie meine Frau.	Позовите, пожалуйста,мои жену.	Posowite, poshalujs-ta,moju shenu
Bitte rufen Sie meinen Mann.	Позовите, пожалуйста, моего мужа.	Posowite, poshalujsta, mojego musha
Wie viel Uhr ist es?	Который час?	Kotoryj tschas
Wann kommt der Arzt?	Когда придёт врач?	Kogda pridet wratsch
Ich möchte einen Seel-sorger.	Мне бы нужен пастырь.	Mne by nushen pastyrj
Ich möchte beten.	Я хотел бы помолиться.	Ja hotel by pomolitjsja

Deutsch	Kyrillische Schrift	Aussprache auf Russisch
Für das Pflegepersonal		
Guten Tag!	Добрый день!	Dobryj denj
Das sind Ihre Medikamente.	Это Ваши медикаменты.	Eto Waschi medikamenty
Was möchten Sie essen?	Что Вы хотите кушать?	Schto Wy hotite kuschatj
Was möchten Sie trinken?	Что Вы хотите пить?	Schoto Wy hotite pitj
Kann ich Ihnen helfen?	Могу ли я Вам помочь?	Mogu li ja Wam pomotsch
Liegen Sie gut?	Вы удобно лежите?	Wy udobno leshite

3.13 Hilfreiche Sätze auf Polnisch

Deutsch	Polnisch	Aussprache auf Polnisch
Für den Gast		
Ich habe Hunger.	Jestem głodny(m)/Jestem głodna(w).	Jestem guodni (guodna)
Ich habe Durst.	Chce pic'/Jestem spragniony.	Hze pic
Ich muss zur Toilette.	Musze, is'c' do toalety.	Musche ischc do toalety
Ich muss Wasser lassen.	Musze, is'c' do toalety.	Musche ischc do toalety
Ich muss Stuhlgang.	Musze, is'c' do toalety.	Musche ischc do toalety
Ich habe Schmerzen. brennende Schmerzen. stechende Schmerzen. kolikartige Schmerzen. sehr starke Schmerzen. leichte Schmerzen.	Mam bóle. pieka,cy ból. kuja,cy ból. mam koliki. bardzo silne bóle. lekkie bóle.	Mam bule piekontzy bul kujoncy bul mam koliki barzo silne bule lekkie bule
Ich möchte mich waschen.	Chce, sie, myc'.	Hcen schien mytsch
Ich möchte aufstehen.	Chce, wstac'.	Hcen wstatsch
Ich möchte ins Bett.	Chce, is'c' do łozka.	Hcen ischcz do luschka
Ich möchte auf dem Stuhl sitzen.	Chce, siedziec na krzes'le.	Hcen siedtschecz
Ich liege nicht bequem.	Leze, nie wygodnie.	Leschen nje wigodnje
Ich sitze nicht gut.	Nie siedze, dobrze.	Nje siedzen dobsche
Ich brauche Ruhe.	Potrzebuje, spokój.	Potschebujen spokuj
Ich möchte schlafen.	Chce, spac'.	Hce spacz
Ich kann nicht schlafen.	Nie moge, spac'.	Nie mogen spacz

Deutsch	Polnisch	Aussprache auf Polnisch
Ich friere.	Jest mi zimno.	Jest mi simno
Mir ist warm.	Jest mi ciepło.	Jest mi tscheplo
Bitte öffnen Sie das Fenster.	Prosze˛ otworzyc okno.	Prosche otwoschycz okno
Bitte schließen Sie das Fenster.	Prosze˛ zamkna˛c′ okno.	Prosche zamknoncz okno
Ich habe Angst.	Boje˛ sie˛.	Boje schie
Bitte rufen Sie meine Frau.	Prosze˛ zawołac moja˛ z˙one.	Prosche sawolac mojon zone
Bitte rufen Sie meinen Mann.	Prosze˛ zawołac mojego me˛z˙a.	Prosche sawolac mojego menscha
Wie viel Uhr ist es?	Która godzina?	Ktura godschina
Wann kommt der Arzt?	Kiedy przyjdzie doktor?	Kiedy pschijdzie doktor
Ich möchte einen Seelsorger.	Chce˛ ksie˛dza/duszpasterza.	Hcen kschiedsa
Ich möchte beten.	Chce˛ sie˛ modlic′.	Hcen schien modlic
Für das Pflegepersonal		
Guten Tag!	Dzien′ dobry!	Dschien dobri
Wie geht es Ihnen?	Jak panu/(ugs.) pani leci?	Jak panu letsji
Das sind Ihre Medikamente	To sa˛ pana leki	To son pana leki
Was möchten Sie essen?	Co chce˛ pan jes′c′?	Co hce pan jeschc
Was möchten Sie trinken?	Co chce˛ pan pic′?	Co hce pan pic
Kann ich Ihnen helfen?	Czy moge˛ pomóc?	Tschi mogen pomuc
Liegen Sie gut?	Lez˙y pani dobrze?	Leschy pani dobsche

Anmerkungen zur polnischen Aussprache:
a˛ = on (wie bei »Bonbon«)
c = z
c′ = dschj
cz = tsch
dz′ = dschj
e˛ = en (wie bei »Cousin«)
ch = raues ch (wie bei »Bauch«)
ł = wu
n′ = nj (wie bei »Cognac«)
ó = u (wie in »tun«)
sz = sch
y = i
z˙ = dsch
z′ = zch
z = s

3.14 Hilfreiche Sätze auf Syrisch-Ararbisch

Deutsch	arabische Schrift	Aussprache auf Syrisch-Arabisch
Für den Gast		
Ich habe hunger	أنا جوعان	ana dschuan
Ich habe Durst	أنا عطشان	ana ad schan
Ich muss zur Toilette	بدي روح على التواليت	bedi ruh al toilet
Ich muss Wasser lassen	بدي روح على التواليت	bedi ruh al toilet
Ich muss Stuhlgang	بدي روح على التواليت	bedi ruh al toilet
Ich habe Schmerzen	عندي آلم	andi alam
brennende Schmerzen	حرقة	harka
stechende Schmerzen	وخز	uaches
kolikartige Schmerzen	مغص	mares
sehr starke Schmerzen	آلم قوي	alam kaui
leichte Schmerzen	آلم خفيف	alam chafif
Ich möchte mich waschen	انا بدي غسل	ana bedi rasel
Ich möchte aufstehen	انا بدي وقف	ana bedi uakkef
Ich möchte ins Bett	انا بدي روح على السرير	ana bedi ruh ala al-ßarir
Ich möchte auf dem Stuhl sitzen	انا بدي اقعد على الكرسي	ana bedi ok od ala korsi
Ich liege nicht gut	انا مالي متمدد منيح	ana mani metmaded mnih
Ich sitze nicht gut	انا مالي قاعد منيح	ana mani ka ed mnih
Ich brauche Ruhe	انا بدي راحة	ana bedi raha
Ich möchte schlafen	انا بدي نام	ana bedi nam
Ich kann nicht schlafen	انا مافيني نام	ana mafini nam
Ich friere	انا بردان	ana bardan
Mir ist warm	انا مشوب	ana mschoeb
Bitte öffnen Sie das Fenster	أفتح الشباك رجاء	eftah al schubak radscha an
Bitte schließen Sie das Fenster	سكر الشباك رجاء	saker al schubak radscha an
Ich habe Angst	انا خائف	ana chajef
Bitte rufen Sie meine Frau	اتصل بزوجتي رجاء	e tassel bi saudschate radscha an
Bitte rufen Sie meinen Mann	اتصل بزوجي رجاء	e tassel bi saudschi rad-scha an
Wie viel Uhr ist es?	كم الساعة؟	kam al sa-a?
Wann kommt der Arzt?	متى يأتي الدكتور	mata eati al diktor?
Ich möchte einen Seel-sorger	انا بدي قس(مسيحي)إمام(مسلم)	ana bedi kas(christl) imam(musl.)
Ich möchte beten	انا بدي صلي	ana bedi sal li

Deutsch	arabische Schrift	Aussprache auf Syrisch-Arabisch
Für das Pflegepersonal		
Für das Pflegepersonal	**Für das Pflegepersonal**	**Für das Pflegepersonal**
Guten Tag	مرحبا	Marhaba
Wie geht es Ihnen?	كيفك	kifak
Das sind Ihre Medikamente	هذا دوائك	hada dauak
Was möchten Sie essen?	شو بدك تاكل	schu bedak takol
Was möchten Sie trinken?	شو بدك تشرب	schu bedak tischrab
Kann ich Ihnen helfen?	فيني ساعدك	feni ßadak
Liegen Sie gut?	متمدد منيح؟	metmaded mnieh
Ist es gut so?	منيح هيك ؟	mnieh hek

Literatur

Abdullah M. & Khoury A. (2007). Der Koran. Gütersloh: Gütersloher Verlagshaus.

Aeternitas – Verbraucherinitiative Bestattungskultur (2025). Übliche Preisspannen, https://www.aeternitas.de/fuer-betroffene/kosten-und-vorsorge/kostenueberblick/uebliche-preisspannen, Zugriff am 03.01.2026

Alban S., Leininger M. & Reynolds C. L. (1999). Multikulturelle Pflege. München: Urban & Fischer.

Alevitische Gemeinde Deutschland (2025), https://alevi.com/ Zugriff am 03.01.2026

Amnesty International (2024). Syrien: Tausende Jesid*innen gefangen oder vermisst, https://www.amnesty.de/pressemitteilung/syrien-tausende-jesid-innen-gefangen-oder-vermisst Zugriff am 03.01.2026

ATAG e.V. (2025). Anzahl und Verteilung der Aleviten, http://www.alevitentum.de/Alevitentum/14Alevi/14alevi.html, Zugriff am 03.01.2026

Auswärtiges Amt der Bundesrepublik Deutschland: Internationales Abkommen über Leichenbeförderung (Reichsgesetzblatt 1938 II), https://www.auswaertiges-amt.de/blob/241682/8ea0e1765360f9574244f5f6f2f507fe/statusliste-de-data.pdf, Zugriff am 03.01.2026

Bahai Chemnitz (2025). Bahá'í-Weltgemeinde, https://www.chemnitz-bahai.de/bahai-weltgemeinde.html Zugriff am 03.01.2026

Berger,N (2013). Pikuach Nefesch, https://www.juedische-allgemeine.de/article/view/id/16246, Zugriff am 03.01.2026

Beta Institut gGmbh (2024). Bestattungsformen und Bestattungsinstitute, https://www.betanet.de/bestattungsformen-und-bestattungsinstitute.html#:~:text=1.,auf%20Wunsch%20auch%20alle%20Formalit%C3%A4ten. Zugriff am 03.01.2026

Blundon, E.G., et al. (2020). Electrophysiological evidence of preserved hearing at the end of life. Scientific Reports, https://www.nature.com/articles/s41598-020-67234-9 Zugriff am 03.01.2026

Bock V. (2012). Der Verstorbene lebt irgendwie mit – über die Totenrituale der Sinti und Roma, http://gffstream-6.vo.llnwd.net/c1/m/1353490489/radio/neugier_feature/wdr5_neugier_genuegt_das_feature_20121121_1200.mp3, Zugriff am 03.01.2026

Bode S. & Roth F. (2008). Der Trauer eine Heimat geben: Für einen lebendigen Umgang mit dem Tod. 3. Aufl. Bergisch Gladbach: Gustav Lübbe

Bös N. (2008). Was hinter dem Lächeln der Chinesen steckt, http://www.faz.net/aktuell/wirtschaft/karrieresprung-was-hinter-dem-laecheln-der-chinesen-steckt-1695259.html, Zugriff am 03.01.2026

Bohland S. (2019). Madagaskar: Tanz mit den Toten, https://www.daserste.de/information/politik-weltgeschehen/weltspiegel/sendung/madagaskar-tote-100.html Zugriff am 03.01.2026

Bopp M. (2025). Was wir von den Rastafaris lernen können, https://www.jamaikatour.de/rastafaris/ Zugriff am 03.01.2026

Buddhistischer Dachverband Diamantweg e.V. (2025). Zahlen zum Buddhismus in Deutschland, https://buddhismus.de/buddhisten-in-deutschland/ Zugriff am 03.01.2026

Bundesministerium der Justiz (2023). Gesetz zur Verhütung und Bekämpfung von Infektionskrankheiten beim Menschen (Infektionsschutzgesetz), https://www.ge

setze-im-internet.de/ifsg/BJNR104510000.html#BJNR104510000BJNG00010031 0, Zugriff am 03.01.2026

Bundesverband Deutscher Bestatter (2016). Wegweiser im Sterbefall. 2.Aufl. München: Beck.

Bundesverband Deutscher Bestatter (2025). Feuerbestattung, https://www.bestatter.de/wissen/bestattungsarten/feuerbestattung/ Zugriff am 03.01.2026

Bundesverwaltungsamt (2025). Spätaussiedler: Registrierungen/Verteilungen seit dem Jahr 2001 nach Monaten und im Vergleich, https://www.bva.bund.de/DE/Services/Buerger/Migration-Integration/Spaetaussiedler/Statistik/Monatsstatistik/2a_Monatsstatistik.html?nn=522264 Zugriff am 03.01.2026

Bundesverwaltungsamt (2023). Spätaussiedler und ihre Angehörigen- Jahresstatistik 2023, https://www.bva.bund.de/DE/Services/Buerger/Migration-Integration/Spaetaussiedler/Statistik/Jahresstatistiken/Jahrestatistik_Liste.html Zugriff am 03.01. 2026

Bundeszentrale für politische Bildung (2019). Sinti und Roma in Europa, http://www.bpb.de/internationales/europa/sinti-und-roma-in-europa/,Zugriff am 03.01. 2026

Bundeszentrale für politische Bildung (2025). Kurz und knapp: Hinduismus, https://www.bpb.de/kurz-knapp/lexika/das-junge-politik-lexikon/320486/hinduismus/#:~:text=Heute%20gibt%20es%20weltweit%20ungef%C3%A4hr,800%20Millionen%2C%20leben%20in%20Indien. Zugriff am 03.01.2026

Cardinal C. (2013). Sterbe- und Trauerbegleitung – Ein praktisches Handbuch. 3.Aufl. Düsseldorf: Patmos.

Central Intelligence Agency (2018), https://www.cia.gov/library/publications/the-world-factbook/geos/in.html, Zugriff am 03.01.2026

Demir H. (2013). Sahda Dini – Das Glaubensbekenntnis, https://www.ezipedia.de/sahda-dini-das-glaubensbekenntnis/ Zugriff am 03.05.2025

Deutsche Apothekerzeitung (2008). Wann ist ein Arzneimittel koscher?, https://www.deutsche-apotheker-zeitung.de/daz-az/2008/daz-5-2008/wann-ist-ein-arzneimittel-koscher, Zugriff am 03.01.2026

Bundesministerium des Inneren (2025). Christliche Kirchen in Deutschland, https://www.bmi.bund.de/DE/themen/heimat-integration/gesellschaftlicher-zusammenhalt/staat-und-religion/christliche-kirchen/christliche-kirchen-node.html Zugriff am 03.01.2026

Deutsche Islamkonferenz (2025). Anzahl von Musliminnen und Muslimen in Deutschland, https://www.deutsche-islam-konferenz.de/SharedDocs/Anlagen/DE/Publikationen/Flyer/240515-flyer-anzahl.html?nn=598216#:~:text=Anzahl%20von%20Musliminnen%20und%20Muslimen%20in%20Deutschland%2015.05.2024%20Flyer&text=5%2C5%20 Millionen%20Musliminnen%20und,Millionen%20davon%20mit%20deutscher%20Staatsb%C3%BCrgerschaft. Zugriff am 03.01.2026

Deutscher Bundestag (2024). Personenstandsgesetz, http://bundesrecht.juris.de/pstg/index.html, Zugriff am 03.01.2026

Ditib (2025). Die Grundsäulen des Islam, https://www.ditib.de/default1.php?id=7&sid=23&lang=de Zugriff am 03.01.2026

Domin H. (1994). Nur eine Rose als Stütze. 16.Aufl. Frankfurt a.M.: Fischer.

Edmonds, Ennis B. (2012). Rastafari: A Very Short Introduction. Oxford: University Press

Eichelbaum M. & Fischer M. (2001). Pharmakogenetik der Zytochrom-P-450- Enzyme: Bedeutung für Wirkungen und Nebenwirkungen von Medikamenten, http://www.aerzteblatt.de/archiv/30549/Pharmakogenetik der Zytochrom-P- 450-Enzyme: Bedeutung für Wirkungen und Nebenwirkungen von Medikamenten, Zugriff am 03.01.2026

Elberfelder Bibel mit Erklärungen (2016). Witten: Scm R. Brockhaus.

Evangelische Kirche in Deutschland (2025). Das Apostolische Glaubensbekenntnis, http://www.ekd.de/glauben/apostolisches_glaubensbekenntnis.html, Zugriff am 03.01.2026

Gütegemeinschaft Feuerbestattungsanlagen e.V. (2025). Das Verhältnis von Sarg- und Urnenbestattungen in Deutschland in den Jahren 2019–2023, https://feuerbestattungsanlagen-ral.de/wp-content/uploads/2024/09/GFB-umfrage ergebnisse2023.pdf Zugriff am 03.01.2026

Evangelische Landeskirche Württemberg (2025). Abschiedsegen, http://www.elk-wue.de/fileadmin/Downloads/Glauben/Feiern/Bestattungsagende/Gottesdienst buch_Bestattung_S._19-32_Abschiedssegen.pdf, Zugriff am 03.01.2026

Evangelische Landeskirche Württemberg (2025). Nottaufe, https://www.elk-wue.de/glossar/nottaufe Zugriff am 03.01.2026

Ezdi M. (2017). Grundpfeiler der Religion Sherfedin. Selbstverlag, Hannover.

Finger, E (2017). Genozid an den Jesiden: »Rette dein Volk!« – Interview mit Düzen Tekkal, DIE ZEIT Nr. 32/2017, https://www.zeit.de/2017/32/genozid-j esiden-frauen-duezen-tekkal, Zugriff am 03.01.2026

Freie Hansestadt Bremen (2025). Lieblingsorte für die letzte Ruhe, https://umwelt.bremen.de/umwelt/natur/ausbringen-von-totenasche-95023#:~:text=Ausbringen%20von%20Totenasche%20%2D%20Eine%20neue,Ort%20der%20Bestattung%20zu%20entscheiden. Zugriff am 03.01.2026

Freundeskreis zum Erhalt der jüdischen Friedhöfe im mitteleuropäischen Kulturraum e.V. (2025). Jüdische Friedhöfe, https://www.xn--jdische-friedhfe-zwb8g.de/friedhoefe.html Zugriff am 03.01.2026

Gall, David (2004). El Male Rahamim: Gott voller Erbarmen, http://www.schoah.org/religion/rahamim.htm, Zugriff am 03.01.2026

Gebhardt, Ute (2002). GEO-Reportage: Party für eine Leiche, https://www.youtube.com/watch?v=rw8zynFSFJo Zugriff am 03.01.2026

Gellmann M. & Hartmann T. (2002). Wie buchstabiert man Gott? Hamburg: Carlsen.

Gellmann M. & Hartmann T. (2016). Religionen der Welt für Dummies, 2.Aufl., Weinheim: Wiley-VCH.

Erzdiözese München und Freising (2025). Das Sakrament der Krankensalbung, https://www.erzbistum-muenchen.de/glaube/sakramente/krankensalbung/cont/74478 Zugriff am 03.01.2026

Gesellschaft für bedrohte Völker (2025). Yeziden, https://www.gfbv.de/de/informieren/themen/nahost/voelker/yeziden/ Zugriff am 03.01.2026

Goldschmidt L. (2025). Der Talmud, Traktat (Massechet) Joma in deutscher Übersetzung, https://www.talmud.de/tlmd/talmud-uebersetzung/joma/joma-kapitel-8/#blatt-84b Zugriff am 03.01.2026

Gottfreund, Judith (2024). Alkohol Intoleranz, https://www.medicover-diagnostics.de/leistungsverzeichnis/humangenetik/alkohol-intoleranz-genetische-diagnostik Zugriff am 03.01.2026

Hann, M. (2005). Der Beginn des RasTafari, http://www.soulsaver.de/glaube/rastafari-beginn, Zugriff am 03.01.2026

Haverkamp,C.(2022). Ich heiße »Harte Bohne«, www.yanomami-hilfe.de/wp-content/uploads/2022/07/kul-01-25.06.2022.pdf Zugriff am 03.01.2026

Institut für Kirche und Gesellschaft (2025). Russlanddeutsche in neuer Heimat, www.kath.ruhr-uni-bochum.de/mam/notfallseelsorge/downloads/russlanddeutsche.pdf Zugriff am 03.01.2026

Israelitische Kultusgemeinde Zürich (2024). Koscherliste 2024, https://icz.org/wp-content/uploads/2024/08/Koscherliste.Einheitsgemeinden_August-2024.pdf Zugriff am 03.01.2026

Jehovas Zeugen (2025). Jahresbericht 2024, https://www.jw.org/de/jehovas-zeugen/haeufig-gestellte-fragen/wie-viele-mitglieder-zeugen-jehovas/, Zugriff am 03.01.2026

Jehovas Zeugen (2025). Bericht über das Dienstjahr 2024 der Zeugen Jehovas in der ganzen Welt, https://www.jw.org/de/bibliothek/buecher/Bericht-%C3%BCber-das-Dienstjahr-2024-der-Zeugen-Jehovas-in-der-ganzen-Welt/ Zugriff am 03.01.2026

Jewish People Policy Institute (2025). Annual Assessment of the Jewish People 2024, https://jppi.org.il/wp-content/uploads/2024/09/AA2024E.pdf Zugriff am 03.01.2026

Keene M. (2013). Was Weltreligionen zu Alltagsthemen sagen, 2.Aufl., Mülheim an der Ruhr: Verlag an der Ruhr

Keller,M. (2017). Organtransplantationen in China: Bestellter Tod, http://www.sueddeutsche.de/wissen/organtransplantationen-in-china-bestellter-tod-1.3547263?reduced=true, Zugriff am 03.01.2026

Kellnhauser E. (1999). Ausländische Patienten besser verstehen, Stuttgart: Thieme

Kirche Jesu Christi der Heiligen der Letzten Tage (2025). Zahlen und Fakten, https://presse-de.kirchejesuchristi.org/zahlen-und-fakten Zugriff am 03.01.2026

Kolatch A. (2011). Jüdische Welt verstehen, 2.Aufl., Wiesbaden: Marix.

Komitee Kosher Wien e. U. (2025). Kosher Liste 2025: Medikamente für Erwachsene und Kinder, www.kosherwien.com/wp-content/uploads/2025/03/Koscher-Liste-Marz-25.docx-2.pdf Zugriff am 03.01.2026

Kühntopf,M (2019). Liste jüdischer Friedhöfe in Deutschland, https://www.jewiki.net/wiki/Liste_jüdischer_Friedhöfe_in_Deutschland, Zugriff am 03.01.2026

Landtag Nordrhein-Westfalen (2025). Gesetz über das Friedhofs- und Bestattungswesen, https://recht.nrw.de/lmi/owa/br_text_anzeigen?v_id=5320141007092133713 Zugriff am 03.01.2026

Li, H. (2015). Organspende: Was hinter Chinas neuer Ankündigung steckt, https://www.aerztezeitung.de/Panorama/Was-hinter-Chinas-neuer-Ankuendigung-steckt-251449.html Zugriff 03.01.2026

Mediendienst Integration (2024).Wie ist die Situation von Jesiden in Deutschland?, https://mediendienst-integration.de/artikel/wie-ist-die-situation-von-jesiden-in-deutschland.html Zugriff am 03.01.2026

Meadow (2025). Guide To Jamaican Funeral Traditions, https://www.meadowmemorials.com/blog/jamaican-funeral-traditions Zugriff am 03.01.2026

Ministerium für Wissenschaft und Gesundheit Rheinland-Pfalz (2025). Bestattungsgesetz, https://mwg.rlp.de/themen/gesundheit/bestattungsgesetz Zugriff am 03.01.2026Murad N. (2017). Ich bin Eure Stimme. München: Knaur

Nees K. (2009). Wirkt, wirkt nicht, wirkt, https://www.uni-kiel.de/ps/cgi-bin/unizeit/index.php?bid=550802, Zugriff am 03.01.2026

Neuapostolische Kirche Deutschland (2025). Statistik, https://www.nak.de/kirche Zugriff am 03.01.2026

Orthodoxe Rabbinerkonferenz Deutschland (2025). Koscherliste Online, https://koscherliste.ordonline.de/ Zugriff am 03.01.2026

Payer A. (1999). Judentum als Lebensform: Pessach, http://www.payer.de/judentum/jud509.htm, Zugriff am 03.01.2026

Probst, Dr. Stefan M. (2017). Die Begleitung Kranker und Sterbender im Judentum, Berlin: Hentrich&Hentrich

Probst, Dr. Stefan M. (2018). Vom Umgang mit Verlust und Trauer im Judentum, Berlin: Hentrich&Hentrich

Peta (2025). Tierische Inhaltsstoffe und ihre Alternativen, https://www.peta.de/inhaltsstoffe, Zugriff am 03.01.2026

Religionswissenschaftlicher Medien- und Informationsdienst e.°V. (REMID). http://www.remid.de/, Zugriff am 03.01.2026

Reichsministerium des Innern des Deutschen Reiches (1938). Internationales Abkommen über Leichenbeförderung: RGBl 1938 II S. 199, https://www.auswaertiges-amt.de/de/aussenpolitik/regelbasierte-internationale-ordnung/voelkerrecht-internationales-recht/240238-240238, Zugriff am 03.01.2026

Religiöse Gesellschaft der Freunde (2025). Quäkervielfalt weltweit, https://quaeker.org/ueber-quaeker/glaubensfragen/quaekervielfalt-weltweit/, Zugriff am 03.01.2026

Rinpoche S. (2010). Das tibetische Buch vom Leben und vom Sterben, München: Knaur

Roth, F. (2008). Denkanstoß 45: Kirschblüten-Hanami, https://www.puetz-roth.de/denkanstoesse.aspx, Zugriff am 21.04.2019

Sangmo, Ani Jangchub –Center for Higher Tibetan Studies (2025). Tsa Tsur Reinigungszeremonie, http://www.bodhibaum.net/rituale&gedichte/tsatsur.htm Zugriff am 03.01.2026

Schrieber R. (2001). Gelatine, alles klar?, https://www.test.de/Gelatine-Alles-klar-19807-0/, Zugriff am 03.01.2026

Schwickart G. (2010). Tod und Trauer in den Weltreligionen, 2.Aufl., Kevelaer: Topos Plus

Seventh-Day Adventist Church (2025). Annual statistical report 2025, https://documents.adventistarchives.org/Statistics/ASR/ASR2025A.pdf, Zugriff am 03.01.2026

Shirin (2017). Ich bleibe eine Tochter des Lichts. München: Knaur

Shivani (2025). Gayatri Mantra: Die uralte Weisheit für dein modernes Leben, https://madhukar.org/de/gayatri-mantra-die-uralte-weisheit-fuer-dein-modernes-leben/, Zugriff am 03.01.2026

Sikh Verband Deutschland e.V. (2025). Ein Überblick, https://sikhverband.de/ein-ueberblick/, Zugriff am 03.01.2026

Stadt Frankfurt (2025). Friedhofsordnung, https://frankfurt.de/-/media/frankfurtde/service-und-rathaus/verwaltung/aemter-und-institutionen/gruenflaechenamt/friedhofsangelegenheiten/pdf/friedhofsordnung-stadt-frankfurt-2025.pdf, Zugriff am 03.01.2026

Stadt Hannover: Das yezidische Gräberfeld auf dem Stadtfriedhof Lahe (2025), https://www.hannover.de/content/download/221872/file/Informationen-%C3%BCber-Grabst%C3%A4tten-f%C3%BCr-Yezidi.pdf, Zugriff am 03.01.2026

Statista (2025). Islam und Muslime in Deutschland und weltweit, https://de.statista.com/themen/878/muslime-und-islam/#:~:text=Weltweit%20geh%C3%B6ren%20dem%20Islam%20gesch%C3%A4tzte,30%20Prozent%20an%20der%20Weltbev%C3%B6lkerung, Zugriff am 03.01.2026

Statista (2024). Anteil von Sarg- und Urnenbestattungen in Deutschland in den Jahren 2012 bis 2023, https://de.statista.com/statistik/daten/studie/1281529/umfrage/sarg-und-urnenbestattungen-in-deutschland/, Zugriff am 03.01.2026

Statista (2025). Die 20 Länder mit der größten Einwohnerzahl im Jahr 2025, https://de.statista.com/statistik/daten/studie/1722/umfrage/bevoelkerungsreichste-laender-der-welt/#:~:text=Anfang%20des%20Jahres%202025%20lebten,geht%20Chinas%20Bev%C3%B6lkerung%20bereits%20zur%C3%BCck, Zugriff am 03.01.2026

Statistisches Bundesamt Deutschland (2025). Ausländische Bevölkerung nach Geschlecht und ausgewählten Staatsangehörigkeiten, https://www.destatis.de/DE/Themen/Gesellschaft-Umwelt/Bevoelkerung/Migration-Integration/Tabellen/auslaendische-bevoelkerung-geschlecht.html, Zugriff am 03.01.2026

Statistisches Bundesamt (2025). Bevölkerung mit Migrationshintergrund- Mikrozensus 2024, https://www.destatis.de/DE/Themen/Gesellschaft-Umwelt/Bevoelkerung/Migration-Integration/Publikationen/_publikationen-innen-migrationshintergrund.html, Zugriff am 03.01.2026

Sunderbrink, J /Weber, S. (2013). Krankheit und das Warum des Leidens, https://www.talmud.de/tlmd/krankheit-und-das-warum-des-leidens/, Zugriff am 03.01.2026

Tagay, S./Ortac, S. (2016). Die Eziden und das Ezidentum – Geschichte und Gegenwart einer vom Untergang bedrohten Religion, https://epub.sub.uni-hamburg.de/epub/volltexte/2016/60975/pdf/eziden_und_ezidentum.pdf, Zugriff am 03.01.2026

Thomas C. (1994). Berührungsängste? Vom Umgang mit der Leiche, 3.Aufl. Köln: vgs

Towfigh S.A. & Enayati W. (2014). Die Bahá'í-Religion. Ein Überblick, 5.Aufl., Reinbek: Lau

Urban E. (2013). Kultursensibler Umgang mit Palliativpatienten. Best Practice Onkologie, Nr. 4/2013

Uyar, Serdarhan (2025). Quran-Übersetzung: Sure 1: al-Fatiha (Die Eröffnende), https://islam.de/13827.php?sura=1, Zugriff am 03.01.2026
Wachtturm Bibel- und Traktatgesellschaft (1989). Du kannst für immer im Paradies auf Erden leben. Wiesbaden: Deutscher Zweig e. V.
Wagemann G. (2014). Feste der Religionen – Begegnung der Kulturen. München: Kösel.
Wagschal S. (2004). Koscher durch das Jahr. Hamburg: Mezada.
Wang, Shaofa/Chen, Xiaoping (2024). Development of organ transplantation in China and organ donation, https://journals.lww.com/otm/fulltext/2024/12000/development_of_organ_transplantation_in_china_and.1.aspx,Zugriff am 03.01.2026
Wawatschek, V (2017). Völkermord an Jesiden- »Besser sie hätten uns alle umgebracht«, https://www.deutschlandfunk.de/jesiden-im-nordirak-besser-sie-haetten-uns-alle-umgebracht-100.html, Zugriff am 03.01.2026
Werner, D. (2025). Bestattungsrituale & Bräuche in Papua Neuguinea, https://www.stilvolle-grabsteine.de/ratgeber/bestattung-papua-neuguinea/?srsltid=AfmBOorWmwtrNu63H0UmZEFU59x8vHz7TCN6eYOHDEl9GezgyeN3fktI#Br%C3%A4uche, Zugriff am 03.01.2026
Willmann, U (2003). Müde Böden, zähe Leichen, Die Zeit Nr. 45/2003, http://www.zeit.de/2003/45/Wachsleichen, Zugriff am 03.01.2026
Wolter G. (2003). Die Zone der totalen Ruhe, Augsburg: Waldemar Weber
Yangchen S. (2006). Wolkenkind, München: Droemer Knaur
Yezidische Gemeinde Osterholz-Scharmbeck e. V (2025). Die Yeziden in Deutschland – Religion und Leben, https://www.yeziden-ohz.de/yezidentum/ Zugriff am 03.01.2026
Zacker C. (2005). Richtiges Verhalten im Trauerfall, München: Heyne Verlag
Zentralrat der Juden in Deutschland (2015). Ethik im Judentum, Berlin: Hentrich&Hentrich

Anhang

Anlage 1 – Ansprechpartner für weitere Informationen

Bahá'í
Gemeinde in Deutschland, K. d. ö. R.
Generalsekretariat
Eppsteiner Straße 89
65719 Hofheim-Langenhain
Tel.: 06192/9929–0
https://www.bahai.de
E-Mail: info@bahai.de

Buddhismus
Deutsche Buddhistische Union (DBU)
Dachauer Str. 140e
80637 München
Telefon 089/69 31 587
http://www.buddhismus-deutschland.de
E-Mail: info@dbu-brg.org

Christentum
Arbeitsgemeinschaft Christlicher Kirchen in Deutschland (ACK)
Ökumenische Centrale
Ludolfusstraße 2–4
60487 Frankfurt am Main
Telefon 069/24 70 27–0
http://www.oekumene-ack.de
E-Mail: info@ack-oec.de

Evangelische Kirche im Rheinland
Hans-Böckler-Straße 7
40476 Düsseldorf
Telefon 0211/45620
http://www2.ekir.de
E-Mail: lka@ekir.de

Hinduismus
Tamilengemeinde Krefeld e.V.
Elisabethstr 103–105
47799 Krefeld
Telefon 02151/5650045
https://www.facebook.com/tempelkrefeld/?locale=de_DE
E-Mail: Sri-Nagapoosanee-Ampal@hindutempel-krefeld.com

Islam
Zentralrat der Muslime in Deutschland
Postfach 680264
50677 Köln
Tel.: 0221/1394450
http://www.zentralrat.de
E-Mail: sekretariat@zentralrat.de

Informationen über Halal-Zertifizierung
Halal Control GmbH
Gesellschaft für Konformitätsprüfung und Halal-Zertifizierung
Stahlstr. 44
65428 Rüsselsheim am Main
Telefon 06142/3019870
http://www.halalcontrol.de
E-Mail: info@halalcontrol.de

m-haditec GmbH
Zum Huchtinger Bahnhof 31
28259 Bremen
Telefon 0421/16112763
https://halal-zertifikat.com/
E-Mail: info@halal-zertifikat.de

Jehovas Zeugen
Jehovas Zeugen in Deutschland, K.d.ö.R.
Am Steinfels 1
65618 Selters
Telefon 06483/41–0
http://www.jehovaszeugen.de/

Jesiden
Yezidisches Forum e.V.
Eidechsenstraße 19
26133 Oldenburg-Kreyenbrück
Telefon: 0441/4850555
http://www.yeziden.de
E-Mail: info@yeziden.de

Judentum
Zentralrat der Juden in Deutschland
Leo Baeck Haus
Postfach 040207
10061 Berlin
Telefon 030/28 44 56–0
http://www.zentralratdjuden.de
E-Mail: info@zentralratdjuden.de

Informationsmaterial über koschere Lebensmittel
Orthodoxe Rabbinerkonferenz
Roonstraße 50
50674 Köln
Telefon 0221/92 15 60 20
http://www.ordonline.de/
E-Mail: info@ordonline.de

Informationen über Koscher-Zertifizierung
KC – International Certification e. K.
Günhan Kaplan
Brudermühlstr. 12
80371 München
Telefon 0179/423 98 03
http://www.kosherzert.de/
E-Mail: info@kosherzert.de

Mormonen
Kirche Jesu Christi der Heiligen der Letzten Tage
Berner Str. 119
60437 Frankfurt am Main
Telefon 0800/2950 2950
https://de.kirchejesuchristi.org/
E-Mail: impressum@ChurchofJesusChrist.org

Quäker
Religiöse Gesellschaft der Freunde
Deutsche Jahresversammlung e.V.
Planckstraße 20
10117 Berlin
Telefon 030/20 82 284
https://quaeker.org/
E-Mail: berlin@quaeker.org

Neuapostolische Kirche
Neuapostolische Kirche Westdeutschland K.d.ö.R.
Hauptverwaltung Dortmund
Kullrichstr. 1
44141 Dortmund
Telefon 0231/57 7000
E-Mail:info@nak-west.de

Rastafari
Touchin'Jamaica
Birsstraße 52
CH-4052 Basel
Schweiz
https://www.touchinjamaica.com
E-Mail: touchinjamaica@gmail.com

Russlanddeutsche/Spätaussiedler
Die Bundesgeschäftsstelle der LMDR e.V.
Raitelsbergstraße 49
70188 Stuttgart
Telefon 0711/1 66 59–0
http://lmdr.de/
E-Mail: kontakt@LmDR.de

Siebenten-Tags-Adventisten
Freikirche der Siebenten-Tags-Adventisten in Deutschland
Senefelderstr. 15
73760 Ostfildern
Telefon 0711/448 19 10
http://www.adventisten.de
E-Mail: info@adventisten.de

Sikh
Sikh Verband Deutschland e.V.
Kermeterstr. 6a
50935 Köln
Telefon (0177) 7704807
https://sikhverband.de/
E.mail: info@sikhverband.de

Sinti und Roma
Zentralrat Deutscher Sinti und Roma
Bremeneckgasse 2
69117 Heidelberg
Telefon 06221/98 11 01
https://zentralrat.sintiundroma.de/
E-Mail: zentralrat@sintiundroma.de

Zu Fragen von Religion und Weltanschauung

Rat der Religionen
Mainzer Landstraße 293
60326 Frankfurt
Telefon 0176/ 47625144
http://rat-der-religionen.de
E-Mail: kontakt@rat-der-religionen.de

Bestattungen/Feuerbestattungen
Aeternitas e.V.-Verbraucherinitiative Bestattungskultur
Dollendorfer Straße 72
53639 Königswinter
Telefon 02244/92537
http://www.aeternitas.de
E-Mail: info@aeternitas.de

Bundesverband Deutscher Bestatter e.V.
Cecilienallee 5
40474 Düsseldorf
Telefon: 0211/16 00 8–10
http://www.bestatter.de/
E-Mail: info@bestatter.de

Thanatologie
VDT Deutsche Einbalsamierer e.V.
Waldstrasse 80
49808 Lingen
Telefon 01803/125512
www.thanatologen.de
E-Mail: vdt@thanatologen.de

FriedWald/Ruheforst
FriedWald GmbH
Im Leuschnerpark 3
64347 Griesheim
Telefon 06155/848–100
http://www.friedwald.de/
E-Mail: info@friedwald.de

Reerdigung
MEINE ERDE (Circulum Vitae GmbH)
Hobrechtstraße 65
12047 Berlin
Telefon 030/209 655 888
www.meine-erde.de
E-Mail: info@meine-erde.de

RuheForst GmbH
RuheForst GmbH
Marktplatz 11
64711 Erbach
Telefon 06062/9592 50
https://www.ruheforst-deutschland.de
E-Mail: kontakt@ruheforst.de

Seebestattung
Deutsche See-Bestattungs-Genossenschaft e. G.
Am Jägersberg 18b
24161 Altenholz
Telefon 0431/66 67 870
http://www.dsbg.de
E-Mail: info@dsbg.de

Tree of Life – Lebensbaumbestattung
Tree of Life GmbH
Am Markt 11
39615 Hansestadt Seehausen (Altmark)
Telefon 039/386795160
https://www.tree-of-life-baumbestattungen.de/
E-mail: info@tree-of-life-baumbestattungen.de

Körperspende zur Plastination
Institut für Plastination e. K.
Im Bosseldorn 17
69126 Heidelberg
Telefon 06221/331110
https://koerperspende.de
E-Mail: koerperspende@plastination.com

Die genannten Bibelquellen beziehen sich auf die Elberfelder Bibel.

Besonderer Dank

Mein besonderer Dank gilt denjenigen, die mir Informationen aus erster Hand gegeben haben.

Bahá'í: Nationaler Geistiger Rat der Bahá'í in Deutschland e. V., Hofheim
Buddhismus: Deutsche Buddhistische Union (München), Ayya Agganyani (Theravadanetz München)
Chinesische Kultur: Christian Hellmann, Dr. med (F) Teh-Shing Kuan (Gelsenkirchen)
Christentum: Pfarrer Hermann Josef Reckenthäler (Kenn), Prälat Johannes Knoblauch (Bottrop)
Hinduismus: Herr Ramanrantan (Münster)

Islam: Institut für Arabistik und Islamwissenschaft der Westfälischen Wilhelms-universität Münster, Dr. Hüseyin S. Cosar, Muhammet Mertek und Musa Bagrac (Hamm)
Jesiden: Yunus Cengiz, Sait Cengiz, Hadi Khalaf, Amer Tozo (Osterholz-Scharmbeck), Ilyas Yanc (Oldenburg)
Judentum: Rabbiner Chaim Kornblum und Judith Neuwald-Tasbach von der Jüdischen Gemeinde Gelsenkirchen, Rabbiner Dr. Joel Berger, Dr.Stephan Probst (Bielefeld)
Mormonen: Holger Rudolph, Georg Schmid, Gabi Mager und Gunar Werner
Neuapostolische Kirche: Peter Kälin und Urs Huerlimann (Neuapostolische Kirche Schlieren-Urdorf, Schweiz)
Quäker: Herbert Möller (Religiöse Gesellschaft der Freunde, Bad Pyrmont)
Rastafari: René Jäger (Dresden)
Russlanddeutsche: Dr. Heinrich Neugebauer, Dieter Grimmsmann, Edgar Born, Waldemar Axt (Landsmannschaft der Deutschen aus Russland, Stuttgart), Paul Ebel, Dr. Alexander Hoffmann (Seelsorgestelle für GUS Deutsche, Bonn)
Siebenten-Tags-Adventisten: Holger Teubert (Adventistischer Pressedienst, Ostfildern)
Sikhs: Redaktion des Sikh-Forums Deutschland
Sinti und Roma: Jacques Delfeld (Dokumentations- und Kulturzentrum Deutscher Sinti und Roma, Heidelberg), Farija Shakolli, R. Jovanovic, F. Biela, R. Czory, M. Laubinger, D. Mijailovic, R. Glonacki
Jehovas Zeugen: Wolfram Slupina (Selters), Ruth Owczarczak (Berlin), Anja Herr
Feuerbestattung: Bernd Leichtweis und Birgit Sendermann (Feuerbestattungen Dülmen)
Verschiedene Bestattungsarten/Überführung eines Leichnams ins Ausland: Angelika Wielens (Bestattungen Wielens, Dülmen) und Bernd Schierenberg (Bestattungsinstitut Schierenberg, Bottrop), Fritz Roth (Bergisch Gladbach)
Thanatologie: Hans-Harald Stokkelaar (Stokkelaar Bestattungen, Münster)

Für die Übersetzungen bedanke ich mich sehr herzlich bei:

Domenico Suraci (Italienisch), K. Schliehe (Französisch), Romana Piatek, Maryna Daus und Anna Freese (Polnisch), Dr. Mangold und Maryna Daus (Russisch), Carlos Krüger (Spanisch), Metin Kirten, Yelda Kaylant und Dilek Kama (Türkisch), Aamer Almahmoud (syrisch-arabisch)

Ein besonderer Dank gilt Herrn Dr. Jörg Rövekamp (Billerbeck) für seine Anregung zu diesem Buchprojekt!